全国高职高专医药院校护理专业
"十三五"规划教材(临床案例版)

供护理、助产、康复治疗技术、医学美容技术及相关专业用

丛书顾问 文历阳 沈彬

中医学基础
（临床案例版）

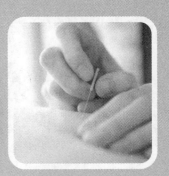

U0200795

主　编　胡鸿雁　曾晓英
副主编　徐　旭　孟　萍　吴　玲
编　者　（以姓氏笔画为序）
于银梅　山西省汾阳医院
王淑芬　四川医科大学附属中医医院
李春梅　随州职业技术学院
吴　玲　山西同文职业技术学院
庞　灿　四川医科大学附属中医医院
陈　辉　随州职业技术学院
孟　萍　江西中医药高等专科学校
胡鸿雁　随州职业技术学院
徐　旭　滁州城市职业学院
黄　霞　随州市中心医院
曾晓英　江西中医药高等专科学校

华中科技大学出版社
http://www.hustp.com
中国·武汉

内 容 提 要

本书是全国高职高专医药院校护理专业"十三五"规划教材(临床案例版)。本书根据护士执业资格考试要求选取内容,使教材内容更加贴近职业岗位。本书内容包括中医基础理论、中医基本知识、中医护理技能三部分。本书适用于护理、助产、康复治疗技术、医学美容技术及相关专业使用。

图书在版编目(CIP)数据

中医学基础:临床案例版/胡鸿雁,曾晓英主编.—武汉:华中科技大学出版社,2015.10(2020.1重印)
全国高职高专医药院校护理专业"十三五"规划教材
ISBN 978-7-5680-1350-5

Ⅰ.①中… Ⅱ.①胡… ②曾… Ⅲ.①中医医学基础-高等职业教育-教材 Ⅳ.①R22

中国版本图书馆 CIP 数据核字(2015)第 263316 号

中医学基础(临床案例版)   胡鸿雁   曾晓英   主编
Zhongyixue Jichu (Linchuang Anli Ban)

策划编辑:周 琳
责任编辑:孙基寿
封面设计:原色设计
责任校对:刘 竣
责任监印:周治超
出版发行:华中科技大学出版社(中国·武汉)
         武昌喻家山   邮编:430074   电话:(027)81321913
录   排:华中科技大学惠友文印中心
印   刷:武汉市籍缘印刷厂
开   本:787mm×1092mm   1/16
印   张:12.75
字   数:323千字
版   次:2020年1月第1版第4次印刷
定   价:32.00元

前言

Qianyan

　　根据《国家中长期教育改革和发展规划纲要(2010—2020 年)》中"以服务为宗旨,以就业为导向"的思想精神,结合医疗卫生事业发展实际需要与高等卫生职业教育教学的需要,我们编写了本书。

　　本书力求做到:"强调实用",内容系统全面,编选中医基础知识及具有中医特色的基本技能,为学生将来运用中医理论进行临床实践打下宽实的基础;"注重技能",以中医护理技术应用能力为主线,注重技能训练,体现职业教育的职业性和实践性;"贴近岗位",把完成中医护理工作需要的知识、能力、素质确定为教学内容,根据护士执业资格考试要求选取内容,使教材内容更加贴近职业岗位。

　　本书主要分为中医基础理论、中医基本知识、中医护理基本技能三部分,共十五章。本书每章包括学习目标、案例导学、正文、案例考核、自测题等内容,另外还穿插相关重点、难点提示等。其中:胡鸿雁编写第一章、第八章、第十五章;王淑芬编写第二章;陈辉编写第三章;徐旭编写第四章、第六章;庞灿编写第五章、第九章;孟萍编写第七章;于银梅编写第十章;李春梅编写第十一章、第十四章;曾晓英编写第十二章;黄霞编写第十三章。

　　参与编写的老师和行业专家本着严谨求实的精神和认真负责的态度,完成了编写任务。在编写过程中我们还得到了参编单位的支持。在此一并表示真诚的谢意。

　　受编者知识经验和学术水平所限,书中难免存在错误,恳请广大师生和读者在使用时给予批评与指正,以便再版时修正。

编　者

目录

Mulu

第一章 绪 论

学习目标

知识目标: 掌握整体观念、辨证论治概念;理解四大经典的意义;了解中医学发展概况。

能力目标: 学会在临床实践中运用整体观念、辨证论治;加强医德修养。

中医学有数千年的悠久历史,是中国优秀文化的重要组成部分。它以独特而完整的医学理论体系、丰富的实践经验、卓越的临床诊疗效果屹立于世界医学之林,为中华民族的繁衍昌盛和人类的健康做出了巨大贡献,对世界医学的发展产生着日益深远的影响。

第一节 中医学的发展概况

中医学理论体系是在中国古代文化及哲学思想的渗透和古代先贤医疗实践积累的基础上逐步形成、发展和完善起来的,中医学源远流长,它经历了起源、形成、发展等各个不同阶段。

一、中医学起源

早在远古时代,我们的祖先在与大自然作斗争中就创造了原始医学。人们在寻找食物的过程中,发现某些食物能减轻或消除某些疾病,这就是发现和应用中药的起源;在烘火取暖的基础上,发现用兽皮、树皮包上烧热的石块或沙土做局部取暖可消除某些病痛,通过反复实践和改进,逐渐产生了热熨法和灸法;在使用石器作为生产工具的过程中,发现人体某一部位受到刺伤后反而能解除另一部位的病痛,从而创造了运用砭石、骨针进行治疗的方法,并在此基础上,逐渐发展为针刺疗法,进而形成了经络学说。

二、中医理论体系初步形成

随着社会的发展和科学文化的进步,先秦两汉时期,政治、经济、哲学、史学、数学、天文、气象、历法等多种学科都有显著发展,为中医理论体系形成奠定了基础。《黄帝内经》《难经》《伤寒杂病论》《神农本草经》等医学经典著作的相继问世,标志着中医学理论体系的基本形成。

重点:中医四大经典著作的成书年代、作者、意义早在两千多年前,中国现存最早的医学专著《黄帝内经》(简称《内经》)问世。《内经》由《素问》和《灵枢》两部分组成,该书系统地总结了春秋战国以前的治疗经验和医学理论,结合当时的其他自然科学成就,运用朴素的唯物论和辩证法思想,对人体的解剖、生理、病理以及疾病的诊断、治疗与预防,做了比较全面的阐述,初步奠定了中医学的理论基础。

　　《难经》是一部重要的古典医籍,成书于汉之前,相传系秦越人所著。《难经》补充了《黄帝内经》之不足,书中论述的内容包括生理、病理、诊断、治疗、护理等多个方面,其辨析精微,理论创新,特别是对脉诊、经络、命门、三焦的论述,补充了《内经》的不足,对中医理论的发展影响颇深。

　　秦汉以来,内外交通日渐发达,少数民族地区的犀角、琥珀、羚羊角、麝香,以及南海的龙眼、荔枝核等,渐为内地医家所采用。东南亚等地的药材也不断进入中国,从而丰富了人们的药材知识。《神农本草经》就是当时流传下来的。《神农本草经》成书于汉代,是我国现存最早的药物学专著。它总结了汉以前人们的药物知识,全书共收载药物365种,并记述了君、臣、佐、使、七情和合、四气五味等药物学理论,为中药理论体系的形成和发展奠定了基础。书中记述的麻黄治喘、常山治疟、黄连治痢、大黄通便、当归调经、海藻治瘿等,都是世界医药史上的最早记载。

　　公元三世纪,东汉著名医家张仲景在深入钻研《素问》《针经》《难经》等古典医籍的基础上,广泛采集前人的有效药方,并结合自己的临床经验,"勤求古训,博采众方",写成了著名的《伤寒杂病论》。该书以六经辨伤寒,以脏腑辨杂病,确立了中医学辨证施治的理论体系,为临床医学的发展奠定了基础。该书经后世医家王叔和、林亿等整理,刊行为《伤寒论》和《金匮要略》。其中,《伤寒论》载方113首(实为112首,因其中的禹余粮丸有方无药),《金匮要略》载方262首,除去重复,两书实收方剂269首,基本上概括了临床各科的常用方剂,被誉为"方书之祖"。

　　华佗是东汉末年著名医家。少时曾在外游学,钻研医术。他医术全面,精通内、妇、儿、针灸各科,外科尤为擅长,精于手术,行医足迹遍及河南、安徽、山东、江苏等地,被后人称为"外科圣手"、"外科鼻祖"。他曾用"麻沸散"使患者麻醉后施行剖腹手术,是世界医学史上应用全身麻醉进行手术治疗的最早记载。模仿虎、鹿、熊、猿、鸟五种动物姿态创造了"五禽戏",开创了体育保健先河。

　　董奉是三国时期著名医生,他"居山不种田,为人治病亦不取钱。重病痊愈者使栽杏五株,轻者一株。如此数年,得十万余株,蔚然成林"。"后杏子大熟,于林中作一草仓,示时人曰:欲买杏不须报奉(不用告诉董奉本人),但将一器(容器)谷置仓中,即自往取一器杏去。""奉每年货杏得谷,旋以账救贫乏,供给行旅不逮者(旅客断了盘费的),岁二万余人……"后来董奉"仙去"了,为了感激董奉的德行,有人写了"杏林春暖"的条幅挂在他家门口。从此,许多中药店都挂上了"杏林春暖"的匾额,"杏林"也逐渐成了中医药行业的代名词。

三、中医理论和实践不断发展

　　晋、隋、唐时期,中医学理论与实践都有显著发展。

晋代医家皇甫谧将《素问》《针经》《明堂孔穴针灸治要》三书的基本内容,进行重新归类编排,撰成《针灸甲乙经》12 卷 128 篇。该书为中国现存最早的一部针灸专书,其内容包括脏腑、经络、腧穴、病机、诊断、针刺手法、刺禁、腧穴主治等。书中经过考查确定了当时的腧穴总数和穴位 349 个(包括单穴 49 个,双穴 300 个),论述了各部穴位的适应证与禁忌,总结了操作手法等,对世界针灸医学影响很大。王叔和著《脉经》,发展了《难经》的寸口诊法,提出了脏腑分配于三部的原则,详述了24 种脉象,是世界上现存最早的脉学专著。公元 610 年,巢元方等人集体编写的《诸病源候论》,是中国现存最早的病因证候学专著。全书共 50 卷,分 67 门,载列证候 1700 余条,分别论述了内、外、妇、儿、五官、口齿、骨伤等各疾病的病因病理和症状,对一些传染病、寄生虫病、外科手术等,有不少精辟论述,对后世医学影响较大,书中记载的肠吻合术、人工流产、拔牙等手术,在世界外科史上为首创,充分反映了当时的外科手术已经达到较高的水平。

隋唐时期医学兴盛。唐代医家孙思邈集毕生之精力,著成《备急千金要方》《千金翼方》。其中,《千金要方》分为 30 卷,合方论 5300 首;《千金翼方》亦 30 卷,载方2571 首。二书对临床各科、针灸、食疗、预防、养生等均有论述,保存了唐以前珍贵的医学文献资料,至今仍具有较高的科学价值,被誉为我国现存最早的一部临床实用百科全书。孙思邈认为"人命至重,有贵千金,一方济之,德逾于此",因而将自己的两部著作冠以"千金"。孙思邈强调"大医精诚",《大医精诚》出自《备急千金要方》第一卷,是中医学典籍中论述医德的一篇极重要文献,为习医者所必读。公元657 年唐政府组织苏敬等二十余人集体编修本草,于公元 659 年完稿,名为《新修本草》(又名《唐本草》),这是中国古代由政府颁行的第一部药典,也是世界上最早的国家药典,它比欧洲纽伦堡政府公元 1542 年颁行的《纽伦堡药典》早 883 年。该书共 54 卷,包括本草、药图、图经三部分,载药 850 种,在国外影响较大。公元 752年,王焘著成《外台秘要》,全书共 40 卷 1104 门(据今核实为 1048 门),载方 6000余首,可谓集唐以前方书之大成。

四、中医理论和实践创新发展

宋元时期,随着活字印刷术的发明和造纸业的兴起,给中医学的传播和发展提供了有利条件。由于金元时期,战争频发,疾病流行,客观地促进了各医家的学术研究,中医学有了突破性的进展,开创了学术争鸣的新局面,出现了各具特色的医学流派。

宋代政府几次组织医官和医家编制专著,主要有《太平圣惠方》《圣济总录》《太平惠民和剂局方》。《太平圣惠方》简称《圣惠方》,是宋朝廷组织编纂的第一部大型方书,属于中国宋代官修方书,全书共 1670 门,方 16834 首,是一部具有理、法、方、药完整体系的医方著作,具有较高临床实用价值。《圣济总录》又名《政和圣剂总录》,是宋徽宗仿宋太宗诏编《太平圣惠方》之意组织编纂,《圣济总录》在编排上已较《太平圣惠方》有明显进步。宋代太医局编印《太医局方》,供依方制药售卖之用。后又五次增补修订,先后改名《和剂局方》《太平惠民和剂局方》,最后达到 10 卷 16

门 788 方的终极规模。《太平惠民和剂局方》剂型以丸、散为主。每方记述功效主治、药物组成、使用剂量、炮制要求、生产工艺、用法用量,有的还有禁忌说明。重视治疗药品、道地药材、加工炮制、安全有效是其特色,影响中国医药行业八九百年之久。

公元 1057 年,宋政府专设"校正医书局",有计划地对历代重要医籍进行了搜集、整理、考证和校勘,历时十余年,在 1068—1077 年陆续进行。目前我们所能读到的《素问》《伤寒论》《金匮要略》《针灸甲乙经》《诸病源候论》《千金要方》《千金翼方》和《外台秘要》等,都是经过此次校订、刊行后流传下来的。

宋代对中医教育比较重视。宋政府设立"太医局",作为培养中医人才的最高机构。学生所学课程包括《素问》《难经》《伤寒论》和《诸病源候论》等。教学方法也有很大改进,如针灸医官王惟一曾设计铸造铜人两具(公元 1026 年),精细刻制了十二经脉和 354 个穴位,作为针灸教学和医师考试之用。考试时,试官将铜人穴位注水,外用蜡封。受试者如取穴正确,可针进水出。这是中国医学教育事业的创举。宋代陈无择的《三因极一病证方论》,在病因学上提出了著名的"三因学说";陈自明著《妇人大全良方》,总结了妇科的诊疗护理经验;钱乙著《小儿药证直诀》,系统地总结了对小儿的辨证施治法,使儿科自此发展成为独立的一门学科,后人视之为儿科的经典著作;王惟一著《铜人腧穴针灸图经》,并铸造针灸铜人,为针灸教学开辟了新途径;宋慈的《洗冤集录》,是世界上第一部法医学专著;公元 11 世纪,开始应用"人痘接种法"预防天花,16 世纪《种痘新书》问世,成为世界上"人工免疫"的先驱。

金元时期,中医学术百家争鸣,出现了许多各具特色的医学流派,其中最具代表性的医家是刘完素、张子和、朱丹溪,后世称之为"金元四大家"。刘完素"火热论",认为"六气一皆从火化","五志过极皆能生火",主张用寒凉药物清热降火,后世称之为"寒凉派";张子和倡"攻邪论",认为病由邪生,治重在驱邪,"邪去则正安",善用汗、吐、下三法,后世称之为"攻下派";朱丹溪倡"相火论",认为"阳常有余,阴常不足",主张治病重在养阴,后世称之为"滋阴派"。这四大医学流派,虽学术观点不同,但均有创见,各具特色,从不同的角度充实和发展了中医学理论。

五、医学集成和深化发展

明、清时期,中医理论体系进一步完善,临床各科理论实践进一步丰富和提高。

明代医药学家李时珍(公元 1518—1593)亲自上山采药,广泛地到各地调查,搜集各种药物标本,观察药用植物的生长形态,并对某些动物药进行解剖或追踪观察,对药用矿物进行比较和炼制,参考文献 800 余种,历时 27 年之久,稿凡三易,写成了《本草纲目》。全书载药 1892 种,绘图 1109 幅,附方 11096 首,对中国和世界药物学的发展作出了杰出的贡献。

公元 17—18 世纪,由于传染病的流行,人们在同传染病作斗争的过程中,形成并发展了研究温病的发生、发展规律及辨证施治的一门临床学科,即温病学。明代吴又可著《瘟疫论》,提出了传染病的病因新见解,他认为传染病的发生,"非风非寒,非暑非湿,乃天地间别有一种异气所感",他称之为"戾气",是特殊的致病因素,他指出"戾气"的传染途径是自口鼻而入,无论体质强弱,触之皆病。这在细菌学尚未出现的 17 世纪中叶,无疑是一伟大创举。

至清代,温病学的理论日臻完善,叶天士创立了卫气营血辨证,被认为是温病学派的创始人;吴鞠通进一步总结和发展了温病学说,著《温病条辨》,创立了三焦辨论;薛生白著《湿热条辨》,王孟英著《温热经纬》,对温病学说的发展亦有一定贡献。

清代医家王清任(1968—1831)根据尸体解剖和临床经验写成《医林改错》,改正了古代医书在人体解剖方面的一些错误,强调了解剖知识对医生的重要性,并发展了瘀血致病理论与治疗方法。

1840 年鸦片战争以后,西方药学传入中国,中药学受到冲击和排斥。通过长期的医疗实践,中西药双方在学术上逐渐沟通。唐容川先提出中西汇通,张锡纯著《医学衷中参西录》,从医学理论、临床各科病证之治疗、用药、护理等方面进行探讨,并大胆使用中西药物,对后人产生了较大的影响。近百年来,随着西医在中国的广泛传播,形成中医、西医、中西医结合并存的局面。一些医家逐渐认识到中西医各有所长,因此试图把两种学术加以汇通,逐渐形成了中西医汇通学派。其代表人物及其著作是唐宗海(1862—1918)之《中西汇通医书五种》、朱沛文(19 世纪中叶)之《华洋脏腑图像合纂》、张锡纯(1860—1933)之《医学衷中参西录》等。

六、政府重视,中医学蓬勃发展

新中国成立后,党和政府十分重视中医工作和中医药事业的发展,制定了"团结中西医,继承发扬祖国传统医学"的方针政策;党的十一届三中全会以后,强调"中医、西医、中西医结合这三支力量,都要大力发展,并被长期共存";全国人民代表大会将"发展现代医药和我国传统医药"载入宪法总纲的二十一条;国务院颁发实施《中华人民共和国中医药条例》等,极大地促进了中医药事业的进一步发展。目前中医学在基础、临床、方药、针灸、中医教育等各个方面都有很大进展,中医学的发展进入了一个崭新的时期,取得了举世瞩目的成绩。其中:中医理论研究在藏象、证候和经络方面的研究在纵深方向有了突破性进展;中医临床研究在运用中医药防治或中西医结合防治脑出血、急性心肌梗死、宫外孕、上消化道出血、高热、急性肾功能衰竭、感染性疾病等方面取得了可喜的成绩;中医教育蓬勃发展;中药研究在品种整理、剂型改革、栽培技术、有效成分、新药开发方面取得很大的进展。尤为瞩目的是中国科学家屠呦呦在 2015 年 10 月获得诺贝尔生理学或医学奖,她的获奖理由是"从传统中草药里找到了战胜疟疾的新疗法。……屠呦呦是第一个发现青蒿素对疟疾寄生虫有出色疗效的科学家。青蒿素能在疟原虫生长初期迅速将其杀死,在未来的疟疾防治领域,它的作用不可限量。"屠呦呦发表获奖感言时说:"青蒿素是传统中医药送给世界人民的礼物,是中国科学事业、中医中药走向世界的一个荣誉。"

第二节　中医学的基本特点

重点：中医学的
两个基本特点

中医学具有独特的理论体系，整体观念、辨证论治是中医学的基本特点。

一、整体观念

整体即是统一性、完整性和密切联系性。中医学认为，人体是一个有机的整体，脏腑之间，脏腑与各组织器官之间，结构上不可分割，功能上相互为用、相互协调，病理上相互影响。中医学同时认为，人与自然环境、社会环境之间是密切相连、息息相关的。这种人体整体性和内外环境统一性的思想，称为整体观念。

（一）人体是一个有机的整体

人体由若干脏腑、组织、器官所组成，这些脏腑、组织、器官，各有其不同的生理功能，但都是整体功能活动的组成部分，因而决定了人体的完整性和统一性。

生理方面：人体整体统一性的形成，是以五脏为中心，通过经络系统"内属于脏腑，外络于肢节"的作用，把五脏、六腑、五官、九窍、四肢百骸及皮、肉、筋、骨等全身组织器官有机地联系起来，构成一个表里相连、上下沟通、密切联系、协调共济、井然有序的统一整体，并通过精、气、血、津液的作用，共同完成人体统一的功能活动，这就是所谓"五脏一体观"。因为五脏代表着整个人体的五大系统，人体所有的脏腑、组织、器官都分属于这五个系统之中，如：心合小肠，主血脉，开窍于舌；肺合大肠，主气，外合皮毛，开窍于鼻；脾合胃，主统血，主肌肉四肢，开窍于口；肝合胆，藏血，主筋，开窍于目；肾合膀胱，藏精，主骨，开窍于耳等。这种五脏一体观反映各脏腑、组织、器官是相互关联而不是彼此孤立的系统整体观。

病理方面：中医在分析病理变化时，十分注重其整体性。脏腑病变可以通过经络反映于体表、官窍；体表和官窍有病也可通过经络影响到脏腑；脏腑之间的病证亦可相互传变。如肝火旺，既可上炎于目，又可侮金犯肺，亦能乘土犯胃等。

诊断方面：从整体出发，采用"见外知内"的方法，通过观察五官、形体、舌脉等外在变化，了解把握内在病变。如通过舌诊、切脉、望面色、听声音等，来推测脏腑的病变状况，进行诊断。

治疗方面：治疗局部病变，必须从整体出发，分清主次，采取适当的措施。如心开窍于舌，心与小肠相表里，所以可用清心泄小肠火的方法治疗口舌糜烂。又如"从阴引阳，从阳引阴，以右治左，以左治右"（《素问·阴阳应象大论》），"病在上者下取之，病在下者高取之"（《灵枢·始终》）等等，都是在整体思想指导下确定的治疗原则。

（二）人与自然环境的统一性

人类生活在自然界中，大自然存在的阳光、空气、水等都是人类赖以生存的必要条件。同时，自然界的变化，如时令交替、气候变迁和地理环境的改变等必然直接或间接地影响着人体的生理活动，使机体相应地产生生理或病理反应。这种人体生命活动与自然界相应的整体观,中医学称之为"天人相应"。

季节变化对人体的影响:季节气候的更替变化使人体表现出规律性的生理适应过程。天气暑热,汗出以泄热;天气寒冷,多余的水液化为尿。所以人们往往在夏季汗多尿少,在冬季汗少尿多,这就是机体自行调节,适应自然,随四季气候的变化所出现的相应变化。又如春温、夏热、秋燥、冬寒之气温变化,可影响人体气血运行的流畅或滞缓,出现春夏脉多浮大,秋冬脉多沉细等。

昼夜晨昏对人体的影响:在昼夜晨昏的阴阳变化中,人体也必须与之相应。如"以一日分为四时,朝则为春,日中为夏,日入为秋,夜半为冬",虽然一昼夜的寒温变化没有四时季节那样明显,但对人体也有一定的影响,"故阳气者,一日而主外,平旦阳气生,日中而阳气隆,日西而阳气已虚,气门乃闭",这种人体阳气白天趋于表,夜晚趋于里的现象,就反映了人体在昼夜阴阳的自然变化过程中,生理活动所发生的适应性变化。

地理环境对人体的影响:因地区气候的差异,地理环境和生活习惯的不同,在一定程度上,也影响着人体的生理活动。如江南多湿热,北方多燥寒。生活在这样的环境中,一旦易地而处,环境突然改变,初期多感不太适应,即"水土不服",但经过一定时间,也就逐渐能够适应了。

人与自然的统一性,时时处处皆可体现。但人与天地相应,不是消极、被动的,而是积极、主动的。人类不仅能主动地适应自然,更能主动地改造自然,从而提高健康水平,减少疾病的发生。

(三)人与社会环境的统一性

人类生活在自然环境和社会环境之中,人体的生命活动,不仅受到自然环境的影响,也必然受到社会环境的影响,因而在生理上可表现为其身心机能和体质特点有一定差异。在病理上,剧烈、骤然变化的社会环境,可破坏原有的生理和心理的协调和稳定,则可引发某些身心疾病或使原发疾病恶化。社会环境对人体生理机能、病理变化、疾病防治有着不可忽视的影响。人体必须进行自我调节,与之相适应,才能维持人体生理活动的稳定、有序、平衡和协调,这就是人与社会环境的统一性。

案例考查

人生活在大自然中,不正常的气候和有害的致病因素,经常会侵袭人体引起脏腑、气血、经络功能失常而发病。人体自身是一个整体,内在的五脏"肝、心、脾、肺、肾"和外在的五体"皮、肉、筋、骨、脉"是通过经络联系的整体,故内在脏腑、气血、经络功能失常的病变则可能发于体表,上攻颜面,影响美观。如盛夏不慎感受湿热之邪,湿热蕴结中焦,阻滞肝胆,可致肝失疏泄,气血瘀滞发于颜面,形成淡褐色或咖啡色的色素沉着,即黄褐斑。热蕴肝胆,火热上攻,发于颜面可形成丘疹、黑头粉刺、脓疱、结节、囊肿及瘢痕等多种损害,即痤疮,损及美观。只有顺应四时气候,起居有常,饮食有度,精神内守,法于自然,保持自身与自然的统一性,才能及时地避免邪气侵袭。

请思考:运用整体观念说明黄褐斑、痤疮的发病机理。

二、辨证论治

辨证论治是中医学诊断和治疗疾病的基本原则,是中医学对疾病的一种独特的研究和处理方法,包括辨证和论治两个过程,也是中医学的基本特点之一。

(一)辨证论治的基本概念

辨证就是中医诊断的过程。所谓辨证,就是将望、闻、问、切四诊所收集的病情资料如症状、体征等,通过分析、综合,辨清疾病的原因、性质、部位、病机和邪正关系,概括、判断为某种性质的证候。论治又称施治,是根据辨证的结果,确定相应的治疗方法。辨证和论治是诊治疾病过程中相互联系不可分离的两部分。辨证是决定治疗的前提和依据,论治是治疗的手段和方法。通过论治的效果可以检验辨证的正确与否。辨证论治是诊断疾病和治疗疾病的过程,是理法方药在临床上的具体运用,是指导中医临床工作的基本原则。

(二)病、证、症的基本概念

"证"是疾病不同阶段和不同类型的病机概括,在外表现为一定的临床症状,易与"病"、"症"发生混淆。"病"是指有特定病因、发病形式、病理变化、发展规律和转归的一种完整的病变过程,是机体发生病理变化的全过程。"证"即证候,只是对疾病过程中的某一阶段和某一类型病机的概括,是机体在疾病发展过程中某一阶段的病理概括。"症"即患者的主观感觉,是疾病的具体表现。

病、证、症三者的联系表现为:均统一在人体病机演变的基础上,"病"与"证"都是对疾病本质的认识。区别在于"病"是对疾病全过程的特点与规律所作的概括,"病"是各种病因作用于人体,出现机能或形态等方面异常变化的全过程。每个具体的病,都有具体的病因、病机,因而也有具体的症状和证,以及相应的治则方药,并有一定的预后可测。"证"是对疾病所处一定阶段,或一定阶段的某种类型的病因、病性、病位等所作的概括,是机体在疾病发展过程中的某一阶段的病理概括,由于它包括了病变的部位、原因、性质,以及邪正关系,反映出疾病发展过程中某一阶段的病理变化的本质,因而它比症状更全面、更深刻,更正确地揭示了疾病的本质。而"症"只是病证的外在表现。

(三)辨证与辨病相结合

中医临床认识和治疗疾病,既辨病又辨证,但主要不是着眼于"病"的异同,而是将重点放在"证"的区别上,通过辨证而进一步认识疾病。例如,感冒是一种疾病,临床上可见恶寒、发热、头身疼痛等症状,但由于引发疾病的原因和机体反应性有所不同,又表现为风寒感冒、风热感冒、暑湿感冒等不同的证型。只有辨清了感冒属于何种证型,才能正确选择不同的治疗原则,分别采用辛温解表、辛凉解表或清暑祛湿解表等治疗方法给予适当的治疗。辨证与那种头痛给予止痛药、发热给予退烧药,仅针对某一症状采取具体对策的对症治疗完全不同,也与用同样的方药治疗所有患同一疾病的患者的单纯辨病治疗不同。

中医认为,同一疾病在不同的发展阶段,可以出现不同的证型;而不同的疾病在其发展过程中又可能出现同样的证型。因此在治疗疾病时就可以分别采取"同病异治"或"异病同治"的原则。"同病异治"即对同一疾病不同阶段出现的不同证型,采用不同的治法。例如:麻疹初期,疹未出透时,应当用发表透疹的治疗方法;麻疹中期通常肺热明显,治疗则须清解肺热;而至麻疹后期,多有余热未尽,伤及肺阴胃阴,此时治疗则应以养阴清热为主。"异病同治"是指不同的疾病在发展过程中出现性质相同的证型,因而可以采用同样的治疗方法。比如,心律失常与闭经是两种完全不同的疾病,但均可出现血瘀的证型,治疗都可用血府逐瘀汤进行活血化瘀。这种针对疾病发展过程中不同质的矛盾用不同的方法去解决的原则,正是辨证论治实质的体现。

第三节 中 医 护 理

一、中医护理学的概念

中医护理学是中国医药学的重要组成部分。它是以中医理论为指导,结合预防、保健、养生、康复等医疗活动,对患者及老、弱、幼、残加以照料,并施以独特的护理技术,以保护、维持、恢复人类的健康的一门新兴的应用学科。

中医护理学学术内涵及指导思想源自浩瀚的中医学宝库,有着自身独特的理论体系和十分丰富的内容,包括预防、保健、养生、康复等多方面的知识。中医护理通过历代医家的临床实践和经验的积累,在中医学中占有十分重要的地位,辨证施护贯穿于疾病治疗的全过程。

中医护理独特的生活起居护理、情志护理、饮食护理、用药护理、针灸、推拿、拔罐、刮痧等,是有效的护理技术与方法,可以达到康复保健,防止疾病复发的作用。

二、中医护理学科的发展现状

(一)中医护理学科的确立

在护理学尚未形成一门独立的学科以前,中医护理的基础理论都蕴藏在中医学理论之中,始终保持着医护不分的状态,医生是集看病、抓药、煎药、护理于一身的,医、药、护三者统一于庞大的中医学理论体系之中,呈现出医中有护、药中有护、医护合一的明显特征。随着中医药事业的不断发展,中医护理学逐步系统化、具体化,内容更加丰富,理论日臻完善,从而逐步成为一门相对独立的新兴学科。新中国成立以后,为了中医护理的发展,医护工作进行了详细的分工,中医护理所发挥的作用现已被民众所接纳。自古就有"三分治,七分养"的说法,这充分说明护理在疾病康复过程中起着十分重要的作用。

(二)中医护理学科的发展及现状

1840年鸦片战争以后,随着西方医学的逐渐传入,医院、医护学校的设立,中医护理开始吸收了新的科学知识。鸦片战争以后,中国逐步沦为半殖民地、半封建社会,这一时期,中医学及中医护理学处于停滞不前阶段。中医护理发展到清代,虽趋向成熟时期,但由于历史条件的限制,长期处在医护不分的状态,使中医未能形成一支专门的护理队伍。

20世纪50年代,我国政府提出"中、西医并重"的卫生工作方针,全国各地建立了许多中医医院和培养中医人才的学校,中医药学得到长足发展。有了中医医院,建立了护理专业队伍,中医的治疗与护理开始有了分工,中医护理从中医学中分化出来,形成独立的学科。

新中国成立以后,随着中医事业的蓬勃发展,中医护理有了很大发展。主要表现为如下几点。

(1)初步培养了一支中医护理专业队伍 目前在全国2100多个中医医疗机构中,有6万余名护师以上技术职务的人员从事护理工作。

(2)中医临床护理逐步发展 中医临床护理通过几十年的实践,已总结出一套从理论到临床的辨证施护方法和具有中医特色的操作技术。

(3)中医护理的专业教育与在职教育已初具规模 从20世纪50年代开始,为了培养中医护理专业人才,江苏、北京、上海等地先后开办了中医护士学校、中医护士班。直到1991年,全国已有7所中医护士学校,在25所中医药学校中开设了中医护理专业。据统计,1990年上述学校培养了1513名护士。20世纪80年代中期,南京、北京等中医学院增设了高级护理班和护理系,培养高级护理人才。

(4)中医护理学术活动生机勃勃 随着中医护理学科的发展,中医护理学术活动也搞得十分活跃。自1984—1990年间,共组织了六次全国性学术交流会。对外学术活动也有所开展,先后接待来自世界各地护理代表团体的参观访问。在1986、1989年两次国际学术会议上,中医护理学方面的论文受到国际护理界的关注与好评。

(5)中医护理研究已经起步 近年来,部分省、市级中医医院相继建立了中医护理研究室(组),不少单位已开展护理科研工作。各地从不同角度,对中医护理内涵、概念、模式等进行了有益的探讨,并取得了可喜的成果。北京、南京、上海、江西、陕西等地相继出版了有关护理的专著,其中有的著作已获得部级科技成果奖。新中国成立后,党和政府十分重视中医工作,大力扶持和发展中医事业。1955年,中医研究院成立后,全国各省相继成立了中医院校与中医医院,并在综合性医院开设中医科,从此中医护理工作开始受到重视,中医护理教育事业发展迅速,中医护理队伍日益壮大,涌现出一大批具有献身精神的中、高级中医护理专业人才。中医护理学的各类教材和各种专著相继出版,护理理论的研究与临床护理实践的总结已进入了一个崭新的时期。

三、中医护理的基本特点

(一)整体观念

整体观念是中医学的基本特点,也是中医护理的基本特点,具体见第一章第二节。

（二）辨证施护

辨证施护是中医辨识疾病和护理疾病的基本原则，是中医学对疾病的一种独特的研究和处理方法，也是中医护理学的基本特点之一。

辨证是决定治疗护理的前提和依据；施护是根据辨证的结果，确定相应的护理原则和方法。辨证和施护，是诊治疾病、护理患者过程中相互联系，不可分割的两个方面，是理、法、方、药、护在临床上的具体运用，体现了中医理论与临床实践相结合的基本原则。

辨证施护不同于"辨病施护"和"对症护理"，既区别于见痰化痰，见血止血，见寒散寒，见热退热，头痛护头，脚痛护脚的局部对症护理，又区别于不分主次、不分阶段的一方一药一种措施对一病的治疗护理方法。例如感冒，临床上常出现风寒感冒、风热感冒等不同的证，只有把感冒所表现出来的症状加以分辨，才能根据治疗原则采用相应的护理措施。所以辨证施护的主要特点，就是针对疾病的发展过程中不同本质的矛盾，用不同的方法去解决。

辨证施护能正确地处理病与证的关系，既看到同一种病可以出现几种不同的证，又注意到几种不同的病在其发展过程中可以出现同一种证，因此在临床护理时，可采用"同病异护"或"异病同护"的方法：由于发病的时间、地区及患者机体的反应性不同，或出于不同的发展阶段，可出现不同的证候，因而护理方法也就不同，这就是所谓"同病异护"；不同的疾病，在其发展过程中，如果产生了相同的病理变化，出现了相同性质的证候，就可采用相同的护理方法，这就叫做"异病同护"。总之，针对疾病过程中出现的不同情况，具体问题具体分析，因人、因时、因地制宜，确定最佳的护理方法，这就是辨证施护的实质和精髓。

四、独特的护理方法

中医临床护理通过几十年的实践，已总结出一套从理论到临床的辨证施护方法和具有中医特色的操作技术。

中医独特的护理技术具有简便易行、直观安全的特点。常用中医护理方法包括针刺法、灸法、中药用药护理法、推拿法、拔罐疗法、刮痧疗法、蜡疗法及气功法等。针刺法的护理包括毫针刺法、水针疗法、梅花针疗法、电针疗法、三棱针刺法、穴位埋线法与耳穴疗法等。灸法包括艾炷灸法、艾条灸法、温针灸法及天灸疗法。中药用药护理包括外敷法、外涂法、塌渍法、烟熏法、熏蒸法、药熨疗法、全身药浴法、坐药法、吹药法、擦浴降温法、中药煎煮法、中药服药法、中药口腔护理法、中药灌肠法、中药静脉用药法、中药雾化吸入法、中药离子导入法等。

中医护理学独特的护理方法包括生活起居护理、病情观察、情志护理、饮食护理、预防护理等，随着疾病谱的改变与科学技术的发展，中医护理技术在继承的基础上勇于创新，一些新中医护理法，如中药离子导入术、中药雾化吸入法、针灸的电针与水针、埋线等，都是融合了中医学与现代科学理论的创新技术，体现了中医护理操作技术发展的强大生命力。

（胡鸿雁）

自测题

一、单项选择题

1.我国现存最早的一部医学专著是(   )。

　　A.《黄帝内经》　　　　　B.《肘后备急方》　　　　C.《诸病源候论》

　　D.《伤寒杂病论》　　　　E.《难经》

2.我国医学史上,开创临床辨证施护先河的著作是(   )。

　　A.《黄帝内经》　　　　　B.《肘后备急方》　　　　C.《诸病源候论》

　　D.《伤寒杂病论》　　　　E.《难经》

3.创造"五禽戏"的医家是(   )。

　　A.张仲景　　B.华佗　　C.孙思邈　　D.葛洪　　　E.扁鹊

4.我国现存最早的药物学专著是(   )。

　　A.《灵枢》　　　　　　　B.《难经》　　　　　　　C.《神农本草经》

　　D.《中脏经》　　　　　　E.《金匮要略》

5.我国第一部针灸专著是(   )。

　　A.《灵枢》　　　　　　　B.《难经》　　　　　　　C.《针灸甲乙经》

　　D.《中脏经》　　　　　　E.《金匮要略》

6.《脉经》的作者是(   )。

　　A.王叔和　　B.李时珍　　C.崔紫虚　　D.巢元方　　E.孙思邈

7.证的概念是(   )。

　　A.疾病的名称　　　　　　B.疾病过程中出现的症状

　　C.疾病过程中出现的体征　D.疾病过程中某一阶段的病理概括

　　E.体征

8.中医治疗和护理的依据是(   )。

　　A.病　　　B.证　　　C.症　　　　D.病因　　　E.病位

9.人体整体统一性形成,是以什么为中心的?(   )

　　A.五脏　　B.六腑　　C.经络　　　D.气血　　　E.形体

10.属于中医学基本特点的是(   )。

　　A.方法多样　B.效果确切　C.整体观念　D.未病先防　E.科学严谨

二、问答题

1.什么是辨证论治?

2.为什么说人体是一个有机的整体?

第二章 阴阳五行学说

 学习目标

> **知识目标**:掌握阴阳五行的概念和阴阳五行学说的基本内容、阴阳学说在中医学中的应用,了解五行学说在中医学中的应用。
>
> **能力目标**:从患者的临床表现辨明疾病的阴阳属性、确立相应的治法。

情景导学

现实生活中,我们时常听到风水、运气、阴盛阳衰等,这些概念都是阴阳五行学说在房屋的选址、预测自然灾害等方面的应用。那么,中医学是如何运用阴阳五行学说的呢?

第一节 阴 阳 学 说

阴阳五行,是阴阳学说和五行学说的合称,是古人认识世界的哲学方法,阴阳学说认为物质世界是在阴阳二气的相互作用下资生、发展和变化的。五行学说认为世界是由木火土金水这五种基本物质构成的,物质世界的变化是由这五种基本物质之间相互资生、相互制约而成的。中国古代医家运用这种哲学方法来阐释人体的生理规律和病理现象,指导临床的诊断与治疗,成为中医学理论体系的一个重要组成部分。

一、阴阳的基本概念与特性

(一)阴阳的含义

阴阳是对自然界相互关联的事物或现象对立双方属性的概括,它既可以代表相互对立又相互关联的两种事物或现象,又可以代表同一事物内部相互对立又相互关联的两个方面。

阴阳的最初含义是指日光的向背,向日为阳,背日为阴,《老子·第四十二章》说:万物负阴而抱阳。向着太阳的一面明亮、温暖,植物生长茂盛,背着太阳的一面阴暗、寒冷,植物生长缓慢,通过取类比象、援物比类的方法,进一步推衍、引申,把

重点:阴阳的概念

具有与"向日"特征相类似的事物或现象归属于"阳",把具有与"背日"特征相类似的事物或现象归属于"阴"。如温热的、明亮的、上升的、外向的、运动的、无形的、兴奋的属阳,寒凉的、晦暗的、下降的、内收的、静止的、有形的、抑制的属阴。"阳化气,阴成形",即成形的物质属阴,物质产生的无形的功能属阳。古代哲学家观察到自然界一切事物和现象都存在正、反两个方面,于是就用"阴阳"这个概念来进行解释,《素问·阴阳应象大论》说:阴阳者,天地之道也,万物之纲纪,变化之父母,生杀之本始,神明之府也。

（二）阴阳的基本特征

阴阳的普遍性:自然界万事万物间都存在阴阳关系。阴阳的对立统一是天地万物运动变化的内在规律,任何事物和现象,或同一事物的内部,都可以用阴阳来概括。如《素问·阴阳应象大论》说:天地者,万物之上下也;阴阳者,血气之男女也;左右者,阴阳之道路也;水火者,阴阳之征兆也;阴阳者,万物之能始也。天在上属阳,地在下属阴;男子以气为用属阳,女子以血为本属阴;左属阴,右属阳;水属阴,火属阳,天、地、人等世间一切事物皆可以分阴阳。

阴阳的相关性:用阴阳来概括或区分事物的属性,必须是相互关联的一对事物,或者是同一事物内部矛盾的两个方面。不具有这种关联性的事物或现象,就不能分阴阳。如白天与黑夜可以分阴阳,但白天与地不是一对相互关联的事物,所以不能用阴阳来解释。

阴阳的相对性:各种事物或现象的阴阳属性不是绝对的、一成不变的,在一定条件下是可以相互转化的。阴阳可以向各自的相反方向转化,即阴可以转化为阳,阳也可以转化为阴。另一方面,阴阳具有无限可分性,即阴中有阳,阳中有阴。而每一事物中的阴或阳的任何一方,还可以再分阴阳,并且可以不断地一分为二,以至无穷,《素问·阴阳离合论》说:阴阳者,数之可十,推之可百,数之可千,推之可万,万之大不可胜数,然其要一也。如昼为阳,夜为阴,上午为阳中之阳,下午为阳中之阴;前半夜为阴中之阳,后半夜为阴中之阴,所以说阴阳之中仍可分阴阳。

二、阴阳学说的基本内容

重难点:阴阳学说的基本内容

（一）阴阳的对立制约

对立即统一体中阴阳两个方面的属性相反。制约即阴阳双方在一定限度内相互牵制、互为胜负,最终对立与制约达到动态平衡,称之为"阴平阳秘"。如春夏秋冬,有温热、凉寒的气候变化,春夏之所以温热,是因为春夏阳气上升,抑制了秋冬的凉寒之气;秋冬之所以寒冷,是因为秋冬的阴寒之气上升,抑制了春夏的温热之气的缘故,自然界这种阴阳相互对立制约的结果,出现春、夏、秋、冬四季的气候变化。

（二）阴阳的互根互用

互根即阴阳相互依存、互为根本,双方各以对方为自己存在的前提。互用即在阴阳相互依存的基础上,部分范畴的阴阳双方体现出相互资生、相互为用的特点。

NOTE

如机体的物质与功能之间,物质是生命的基础,物质属阴,功能是生命的表现,功能属阳;物质基础丰富,功能活动增强;功能活动增强,又可获得丰富的物质,如《医贯·阴阳论》中说:阴阳又各互为其根,阳根于阴,阴根于阳;无阳则阴无以生,无阴则阳无以化。如果阴和阳之间这种互根互用的关系遭到破坏,就会导致"孤阴不生,独阳不长","阴阳离决,精气乃绝"。

(三)阴阳消长平衡

消,减少;长,增加。阴阳消长是阴阳双方数量的对比变化,其形式包括两类:一类是阳消阴长或阴消阳长,表现为阴阳双方的你强我弱、我强你弱的关系,这种关系与阴阳的对立制约关系密切;另一类是阴阳俱长或阴阳俱消,它表现为阴阳双方你强我也强、你弱我也弱的关系,它和阴阳的互根互用相关。例如,人体内气血双方均可因一方的不足而引起另一方的耗损,出现气血两虚证。阴阳的消长运动稳定在一定范围、一定限度、一定时间内,这就是阴阳的消长平衡,平衡是相对的,消长是绝对的,阴阳在绝对的消长之中维持着相对的动态平衡。

以人体的生理功能而言:白天阳盛,故机体的生理功能以兴奋为主;黑夜阴盛,机体的生理功能以抑制为主。子夜一阳生,日中阳气隆,机体的生理功能由抑制逐渐转向兴奋,即是"阴消阳长"的过程;日中至黄昏,阳气渐衰,阴气渐盛,机体的生理功能也从兴奋逐渐转向抑制,即是"阳消阴长"的过程。阴阳的消长平衡维持着人体正常的生命活动。

(四)阴阳的相互转化

阴阳对立双方在一定的条件下,可以向相反的方向转化,即阴可以转化为阳,阳也可以转化为阴。如果说"阴阳消长"是一个量变的过程,那么"阴阳转化"则是一个质变的过程,当阴阳消长变化超过一定范围时,就向其相反方向转化,即"物极必反"。

阴阳的转化,必须具备一定的条件。"四时之变,寒暑之胜,重阴必阳,重阳必阴"(《灵枢·论疾诊尺》),"寒极生热,热极生寒"(《素问·阴阳应象大论》)。从四季气候变迁来看:由春温发展到夏热之极点,就是向寒凉转化的起点;秋凉发展到冬寒之极点,就是逐渐向温热转化的起点。在疾病的发展过程中,如某些急性热病,在持续高热的状态下,可突然出现体温下降,面色苍白,四肢厥冷,脉微欲绝等阳气暴脱的危象,这种病情变化,即属于阳证转化为阴证。此时若抢救及时,处理得当,四肢转温,色脉转和,阳气得以恢复,病情好转,若体内的热邪再燃,病证又由阴证转化为阳证。

综上所述,阴阳是相关事物之间的相对属性,因而存在着无限可分性,阴阳的对立制约、互根互用、消长平衡和相互转化,说明阴阳之间是互相联系、互相影响、相反相成的。

三、阴阳学说在中医学中的应用

中国古代医家运用阴阳学说来说明人体的组织结构、生理功能及病理变化,并指导临床诊断与治疗。

(一)说明人体的组织结构

《素问·宝命全形论》说:"人生有形,不离阴阳。"人体的一切组织结构都可以依据其所在的部位和功能特点来划分其阴阳属性,如以人体而言:上半身属阳,下半身属阴;体表属阳,体内属阴;背为阳,腹为阴;四肢外侧为阳,内侧为阴。就脏腑而言,六腑"传化物而不藏"为阳;五脏"藏精气而不泻"为阴。就五脏本身而言:心肺居于胸中,位置在上为阳,心为阳中之阳,肺为阳之阴;脾、肾位于腹中,位置在下为阴,肝为阴中之阳,肾为阴中之阴,脾为阴中之至阴。而且每脏中还可再分阴阳,如心有心阴、心阳,肾有肾阴、肾阳,胃有胃阴、胃阳,《灵枢·寿夭刚柔》说:是故内有阴阳,外亦有阴阳。在内者,五脏为阴,六腑为阳;在外者,筋骨为阴,皮肤为阳。总之,人体组织结构的上下、内外、表里、前后各部分以及内部脏腑之间,无不包含着阴阳的对立统一关系。

(二)说明人体的生理功能

人体的正常生命活动,是阴阳两个方面保持着对立统一的协调关系的结果。以物质与功能而言,物质属阴,功能属阳,物质是生理活动的基础,而生理活动又促进物质的化生,物质与功能的关系是阴阳消长平衡的关系。以气血而言,气属阳,血属阴,气为血之帅,血为气之母,气能生血、行血和摄血,气的功能正常能确保血的运行,而血又具有载气和养气的功能,血的功能正常又有助于气充分发挥其生理效应,气与血的功能关系是阴阳互根互用的关系。

(三)说明人体的病理变化

《素问·生气通天论》说:"阴平阳秘,精神乃治,阴阳离决,精气乃绝。"人体内阴阳之间的消长平衡是维持正常生命活动的基础,是健康的表现,如果这种平衡遭到了破坏,出现阴阳失调,就会产生疾病。阴阳失调,概括起来主要有以下几个方面。

阴阳偏胜:即阴胜、阳胜,是属于阴或阳任何一方高于正常水平的病变。《素问·阴阳应象大论》说:"阴胜则阳病,阳胜则阴病。阳胜则热,阴胜则寒。"

阳胜则热,阳胜则阴病:阳胜一般是指阳邪致病,是阳的绝对亢盛;但阳长则阴消,阳偏胜必然导致阴伤,故说阳胜则阴病。如温热邪气侵入人体,出现高热、汗出、烦躁、面赤、脉数等阳胜则热的实热证,但同时又伴见汗出、口干唇燥、小便短少,舌红苔燥等阴液耗损的伤阴表现,故说"阳胜则阴病"。若病情进一步发展,阴液耗损加重,则可致"亡阴"之变。

阴胜则寒,阴胜则阳病:阴胜一般是指阴邪致病,是阴的绝对偏盛,但阴长则阳消,阴偏胜必然导致阳衰,故说阴胜则阳病。如寒邪直中伤胃,可出现脘腹冷痛,泻下清稀,舌淡苔白,脉沉等"阴胜则寒"的实寒证,阴寒胜则伤阳,导致阳气不足,故同时伴见形寒肢冷、喜温畏寒的表现,故说"阴胜则阳病"。若病情进一步发展,阳气耗伤加重,则可致"阴盛阳衰"之证。

阴阳偏衰:即阴虚、阳虚,是阴或阳任何一方低于正常水平的病变。《素问·调经论》说:"阳虚则外寒,阴虚则内热。"根据阴阳消长平衡的原理,阴或阳任何一方的不足,必然导致另一方相对亢盛。

阳虚则寒:阳虚是人体的阳气虚损,阳虚不能制约阴,则阴相对地偏盛而出现寒象,所以称"阳虚则寒"。如体弱久病之人,阳气虚弱,出现畏寒肢冷,神疲倦卧,短气懒言,脉虚等虚寒之证。

阴虚则热:阴虚是人体的阴液不足,阴虚不能制约阳,则阳相对地偏亢而出现热象,所以称"阴虚则热"。如久病或者素体阴虚者,可出现潮热盗汗,五心烦热,口干咽燥,舌红少苔,脉细数等虚热之证。应当指出,阳胜则热与阴虚则热皆可见热象,阳胜则热是实热证,阴虚则热是虚热证。阴胜则寒与阳虚则寒皆可见寒象,但阴胜则寒是实寒证,阳虚则寒是虚寒证。

阳损及阴,阴损及阳,阴阳俱损:根据阴阳互根的原理,机体的阴或阳任何一方虚损到一定程度,必然导致另一方的不足,阳虚到一定程度,因阳虚不能化生阴液,可同时出现阴虚的现象,称"阳损及阴"。同样,阴虚至一定程度,因阴虚不能化生阳气,可同时出现阳虚的现象,称"阴损及阳"。"阳损及阴"或"阴损及阳",最终导致"阴阳两虚","阴阳两虚"常常存在着偏于阳虚或偏于阴虚的主次之分。

阴阳的转化:人体阴阳失调而出现的病理现象,还可在一定的条件下,各自向相反的方向转化,即阳证可以转化为阴证,阴证可以转化为阳证,所谓"重阴必阳,重阳必阴"、"重寒必热,重热必寒"(《素问·阴阳应象大论》)。

(四)用于疾病的诊断

由于疾病发生发展变化的根本原因在于阴阳失调,所以任何疾病,尽管它的临床表现错综复杂,千变万化,但都可以用阴或阳来加以概括说明,故曰:"善诊者,察色按脉,先别阴阳。"即在临床四诊中,首先要分清阴阳,才能抓住疾病的本质,做到执简驭繁。如:以色泽分阴阳,色泽鲜明者属阳,色泽晦暗者属阴;语声高亢洪亮,多言而躁动者,属阳;语声低微无力,少言而沉静者,属阴。呼吸有力,声高气粗,属阳;呼吸微弱,属阴。脉浮大洪滑为阳;沉小细涩为阴。总之,望、闻、问、切四诊,都应以分别阴阳为首务,只有掌握住阴阳的属性,才能在辨证中正确区别阴证和阳证,如:患者出现高热、汗出、烦躁、面赤、气粗,脉数等症属阳证、热证;患者出现脘腹冷痛,泻下清稀,舌淡苔白,脉沉等症属阴证、寒证。

(五)确定治疗原则

由于疾病发生发展变化的根本原因在于阴阳失调,因此,调整阴阳,补其不足,损其有余,恢复阴阳的相对平衡,就是治疗的基本原则,故曰"谨察阴阳所在而调之,以平为期"《素问·至真要大论》。

损其有余:阳胜则热的实热证,宜用寒凉药以制其阳,治热以寒,即"热者寒之"。阴胜则寒的实寒证,宜用温热药以制其阴,治寒以热,即"寒者热之"。

补其不足:阴虚则热的虚热证,须用"壮水之主,以制阳光"的滋阴壮水之法,以抑制阳亢火盛。阳虚则寒的虚寒证,须用"益火之源,以消阴翳"的扶阳益火之法扶助阳气。

对阴阳偏衰的治疗,张景岳根据阴阳互根的原理,提出了阴中求阳,阳中求阴的治法,《景岳全书·新方八阵·补略》说:善补阳者,必于阴中求阳,则阳得阴助而生化无穷;善补阴者,必于阳中求阴,则阴得阳升而泉源不竭。

总之,治疗的基本原则,是损其有余,补其不足。阳盛者泻热,阴盛者祛寒;阳虚者扶阳,阴虚者补阴;阴阳两虚者,则阴阳两补,以使阴阳从偏胜偏衰的异常状态恢复到平衡协调的正常状态。

(六)归纳药物的性能

药物的性能,一般地说,由药物的气(性)、味和升降浮沉来决定。药物的寒、热、温、凉"四气"中,寒凉属阴,温热属阳。辛、甘、酸、苦、咸五味中,辛甘发散为阳,酸苦咸涌泻为阴。升降浮沉中,大抵质轻,具有升阳发表、祛风散寒、涌吐、开窍等功能的药物,多上行向外,其性升浮,属阳;而质重,具有泻下、清热、利尿、重镇安神、潜阳熄风、消导积滞、降逆、收敛等功效的药物,多下行向内,其性沉降,属阴。

总之,治疗疾病,就是根据病证的阴阳偏胜偏衰的情况,确定治疗原则,再结合药物性能的阴阳属性,选择相应的药物,以纠正由疾病引起的阴阳失调状态,从而达到治愈疾病的目的。

第二节 五行学说

我国古代人民在长期的生活和生产实践中,认识到木、火、土、金、水五种物质是生活中不可缺少的最基本物质,如《尚书》中说:水火者,百姓之所饮食也;金木者,百姓之所兴作也;土者,万物之所资生,是为人用。并且认识到这五种物质在运动变化中相互资生、相互制约,以维持彼此之间协调平衡,并以这五种物质的特性为基础,对自然界的事物、现象加以归纳、推演,用以说明物质之间的相互联系和变化,这是五行学说的基本含义。五行学说被中国古代医家运用来阐释人体脏腑的生理功能、病理变化及其与外界环境的相互关系,并指导临床诊断与治疗。

一、五行的基本概念与特性

重点:五行的概念

(一)五行的概念

五,是指木、火、土、金、水这五种基本物质。行,即运动变化。五行,即指木、火、土、金、水这五种基本物质的排列秩序及其运动变化规律。

(二)五行各自的特性

木的特性:"木曰曲直","曲直"是指树干曲直,向上、向外舒展的特征,引申为凡具有生长、升发、条达、舒畅等性质或作用的事物和现象,均归属于木。

火的特性:"火曰炎上","炎上"是指火具有温热、上升的特性,引申为凡具有温热、升腾、向上等特性或作用的事物和现象,均归属于火。

土的特性:"土爱稼穑","稼"指播种,"穑"指收获,是指土地具有播种和收获农作物的作用。引申为凡具有生化、承载、受纳等性质或作用的事物和现象,均归属于土。

金的特性："金曰从革"，"从革"是指"变革"的意思，是指金属具有肃杀、威慑的特性，引申为凡具有潜降、肃杀、收敛等性质或作用的事物和现象，均归属于金。

水的特性："水曰润下"，是指水具有滋润和向下的特性，引申为凡具有滋润、下行、寒凉、闭藏等性质或作用的事物和现象，均归属于水。

（三）事物属性的五行归类

以五行的基本特性为基础，运用取象比类和推演络绎法，将自然界的事物、现象以及人体脏腑组织分别归属于五行之中，形成人与自然相通、天人相应的整体观；就人体来说，形成以五脏为中心的五个生理、病理系统，即以五脏为中心的整体观（表 2-1）。

重点：事物属性的五行归类

表 2-1　事物属性的五行归类表

自然界						五行	人体					
五味	五色	五化	五气	五季	五方		五脏	五腑	五官	形体	情志	五声
酸	青	生	风	春	东	木	肝	胆	目	筋	怒	呼
苦	赤	长	暑	夏	南	火	心	小肠	舌	脉	喜	笑
甘	黄	化	湿	长夏	中	土	脾	胃	口	肉	思	歌
辛	白	收	燥	秋	西	金	肺	大肠	鼻	皮	悲	哭
咸	黑	藏	寒	冬	北	水	肾	膀胱	耳	骨	恐	呻

二、五行学说的基本内容

五行学说并不是静止、孤立地将事物归属于五行，而是以五行之间的相生和相克关系来探索和阐释事物之间正常的相互关系，以相乘和相侮来阐释事物之间协调平衡被破坏后异常的相互影响。

重难点：五行学说的基本内容

（一）五行的生克制化

1. 相生　生即资生、助长、促进之意。五行之间某一行对另一行具有相互资生、助长和促进的关系称为相生。五行相生的次序是，木生火，火生土，土生金，金生水，水生木。如金属的工具可以开掘水源，所以叫金生水。

"生我"者为母，"我生"者为子，五行中的相生关系又可称为"母子"关系。以火为例，木生火，"生我"者木，则木为火之母；火生土，"我生"者土，则土为火之子。余以此类推。

2. 相克　克即克制、制约之意。五行之间某一行对另一行具有克制、制约的作用，称为相克。五行相克的次序是，木克土，土克水，水克火，火克金，金克木。

"克我"者为所不胜，"我克"者为所胜，五行中相克关系又称为"所胜"、"所不胜"关系，比如以火为例，水克火，"克我"者水，水为火之"所不胜"；火克金，"我克"者金，金为火之"所胜"。余以此类推（图 2-1）。

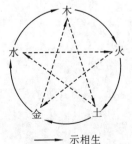

图 2-1　五行相生相克

3.制化 制,制约;化,化生。制化是指五行之间既相互资生,又相互制约,从而维持平衡协调,推动事物彼此间稳定有序的变化与发展。任何个体,都会受到它所处系统的整体调节,生中有克,克中有生,防止了各行的太过与不及,从而维持系统的稳定。

相生和相克,是自然界的正常现象;对人体来说,属于正常的生理现象。没有生,就没有事物的发生和生长;没有克,就不能维持事物在发展变化中的平衡与协调,五行之间处于相互化生、相互制约的制化调节状态,称为"五行制化"。

(二)五行的相乘相侮

1.相乘 即相克太过。五行相乘的次序与相克相同,即木乘土,土乘水,水乘火,火乘金,金乘木。如正常情况下木克土,当木太旺,克土太过,造成土的不足时,称为木乘土;或由于土本身不足,木因土虚而乘之,使土更加不足,称为"土虚木乘",这样,两者间正常的制约关系就遭到破坏。

2.相侮 又称反侮,反克,即指五行中的某一行对原来"克我"的一行进行反克。例如正常情况下金克木,当木过度亢盛,金不仅不能制约木,反而被木所克,称为木侮金或木火刑金;或由于金本身虚弱,不能对木进行克制,反而受到木的反克,称为金虚木侮或金囚木旺。

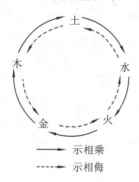

图 2-2 五行相乘相侮

相乘和相侮,都是不正常的相克现象,相乘是按五行的相克次序发生过强的克制,相侮是与五行相克发生相反方向的克制。在发生相乘时,也可同时发生相侮;发生相侮时,也可同时发生相乘,《素问·五运行大论》说:气有余,则制己所胜而侮所不胜;其不及,则己所不胜,侮而乘之,己所胜,轻而侮之。如木气有余时,则过度克制自己所胜的土,即木乘土;又可以反克自己所不胜的金,即木侮金。金气不足时,则会受自己所不胜的火相克太过,即火乘金,又会受到自己所胜的木的反克,即木侮金(图2-2)。

三、五行学说在中医学中的应用

五行学说在中医学中的应用,主要是以五行的特性来分析研究脏腑、经络等组织器官的五行属性;以五行的相生相克来分析脏腑、经络各系统正常生理功能之间的相互关系;以五行的相乘相侮来阐释病理情况下的相互影响。

(一)阐释生理功能

1.说明五脏的生理特性 五行学说将人体的内脏分属于五行,以五行的特性来说明五脏的生理功能。如木性曲直,枝叶条达,具有生长、舒展的特性,肝喜条达而恶抑郁,肝主疏泄,所以肝属于木。火性温暖,其性炎上,心主血脉,心阳有温煦之功,故心属于火;土爱稼穑,有生化万物的特性,脾主运化,为气血生化之源,故脾属土。金性清肃、收敛,肺为娇脏,具清肃之性,肺气以肃降为顺,故肺属金。水性润下,有寒润、下行、闭藏的特性,肾藏精、主水,故肾属水。肝主筋,开窍于目,肝属木,则五体中的"筋"、五官中的"目",亦属于木。心在体合脉,开窍于舌,心属火,则"脉"和"舌"亦属于火。脾主肌肉,开窍于口,脾属土,则"肉"和"口"亦属于土。肺主皮毛,开窍于鼻,肺属金,则"皮毛"和"鼻"亦属于金。肾主骨,开窍于耳,肾属水,则"骨"和"耳"亦属于水。通过五脏配五行,五脏联系着自己所属的五体、五官等,从而把机体各部分联络在一起,从而形成以五脏为中心的整体观。

五行学说不仅将人体的组织结构配属五行,还把自然界的五季、五方、五气、五味、五色等与人体的五脏六腑相联系,认为同一五行属性的事物之间有着"同气相求"的关系,体现了人与自然的相关性和统一性。如以肝为例,《素问·阴阳应象大论》说:"东方生风,风生木,木生酸,酸生肝,肝生筋……肝主目。"这样把自然界的东方、风、酸等,通过五行的木与人体的肝、筋、目联系起来,表达了天人相应的整体观。

2. 说明五脏之间的相互关系 五脏的功能不是孤立的,而是相互联系的。中医学运用五行生克制化的理论,说明脏腑生理功能之间相互资生、相互制约的关系。

五脏相互资生:肝藏血以济心,故肝生心(木生火);心阳温煦有助脾之运化,故心生脾(火生土);脾运化精微上输于肺,故脾生肺(土生金);肺清肃下行以助肾纳气,故肺生肾(金生水);肾藏精以滋养肝血,故肾生肝(水生木)等。

五脏相互制约:肝之疏泄可以通达脾气,令其不致壅塞,以助脾之运化,故肝制约脾(木克土);脾之健运可以防止肾水泛滥,故脾制约肾(土克水);肾水滋润可防心火之亢烈,故肾制约心(水克火);心阳温煦可防止肺清肃太过,故心制约肺(火克金);肺的肃降可防止肝气的升发太过,故肺制约肝(金克木)等。

(二)阐释病理上的相互传变

五脏在生理上相互影响,在病理上相互传变。本脏之病可以传至他脏,他脏之病也可以传至本脏,这种病理上的相互影响称为传变。中医学运用五行学说的生克乘侮理论来说明病理传变。

1. 相生关系传变

母病及子:疾病的传变从母脏传及子脏,如水生木,肾属水,肝属于木,若肾病及肝,即是母病及子,临床上称之为"水不涵木",由于肾阴不足,不能滋养肝木,从而形成肝肾阴虚、肝阳上亢证。

子病犯母,又称子盗母气:疾病的传变从子脏传及母脏,如木生火,肝属木,心属火,心病及肝,即是子病犯母,临床上常见的心肝血虚证,由于先有心血不足,然后累及肝脏,而致肝血不足,从而形成心肝血虚。

2. 相克关系传变

相乘:相克太过而为病。如木乘土,肝属木,脾(胃)属土,肝气郁结太盛,横逆犯脾,脾失健运,称为木郁乘土、肝郁乘脾。也可由于脾失升清,胃失降浊,中焦脾胃气机升降失调,进而影响肝调畅气机的功能,造成肝失疏泄,出现肝气郁结表现,称为"土虚木郁证"。

相侮：反向克制而为病。如木侮金，肝属木，肺属金，在正常的生理情况下，肺的肃降可防止肝气的升发太过，由于肝火炽盛，上逆犯肺，造成肺失清肃称为木火刑金。也可由于肺金受火刑，肝木无所制，出现肝风内动，称为金囚木旺。

（三）用于疾病的诊断

人体是一个有机整体，内脏病变可以反映到体表，可通过体表组织器官的色泽、形态、声音、脉象等方面的异常变化来推测内在脏腑病变，正如《灵枢·本脏》篇所言："有诸内者必形诸外。""视其外应，以知其内脏，则知所病矣。"临床上通过综合分析望、闻、问、切四诊所收集的资料，根据五行归属及生克乘侮变化规律对病情作出诊断。如：患者面赤，口苦，舌红赤起刺，小便短赤，脉数，多为心火亢盛；患者面色青灰，喜食酸味，两胁胀痛，脉弦，提示可能与肝病有关；若患者兼见胃纳欠佳，腹胀便溏，四肢倦怠，多是由于肝木乘脾土所致。

（四）指导临床治疗

1. 控制疾病的传变　在病变过程中，一脏之病常可波及他脏而使疾病发生传变。因此，治疗时除对已病的脏腑进行治疗、处理外，还应在五行生克制化理论指导下，调整各脏腑之间的相互关系，防止疾病的进一步传变，即既病防变，先安未受邪之地，《难经·七十七难》所说的"见肝之病，则知肝当传之于脾，故先实其脾气"就是对这一理论的概括。肝脏有病，肝气太过，肝木旺盛易乘脾土，为防止肝病传脾，在治疗肝病的同时，使用健脾化湿药以助脾运化之功，脾气健旺则不易传变，缩短肝病的疗程。

2. 确定治则和治法　根据五行相生理论制定的治疗原则是"虚则补其母，实则泻其子"《难经·六十九难》。

"虚则补其母"用于母子关系的虚证；"实则泻其子"用于母子关系的实证。常见治法如下。

滋水涵木法：通过滋肾阴以养肝阴的方法，又称滋补肝肾法，适用于肾阴虚而致肝阴虚的肝肾阴虚证，以及肝阳上亢证。

培土生金法：通过培补脾气以益肺气的方法，适应用于脾胃虚弱，不能滋养肺脏而出现的肺脾气虚证。

金水相生法：滋养肺肾阴虚的治法，适用于肺虚不能输布津液以滋肾，或肾阴虚，肾精不能上滋于肺，而致肺肾阴虚证。

益火补土法：通过温肾阳以补脾阳的方法，适用于肾阳虚而致脾阳不振的脾肾阳虚证。这里的火原本指心火，但从明代命门学说兴起以后，"火不生土"多指命门之火（肾阳）不能温煦脾土的脾肾阳虚证。

根据五行相克理论制定的治疗原则是扶弱抑强。常见治法如下。

抑木扶土法：通过疏肝健脾或平肝和胃的方法，以治疗肝郁脾虚证或肝气犯胃证，又称疏肝健脾法或平肝和胃法。

培土制水法：通过健脾除湿、温阳利水的方法，以治疗脾虚不运，水湿泛滥而致水肿之证，又称敦土利水法。

佐金平木法：通过滋肺阴、清肝火以治疗肝火犯肺病证，即木火刑金，也可称为"滋肺清肝法"。或通过清肺热、凉肝风以治疗肺热引动肝风之金囚木旺证。

泻南补北法：通过泻心火、滋肾阴以治疗肾阴不足，心火偏亢之阴虚火旺证，又称为滋阴降火法。因心属火，南方亦属火，泻南即泻心火；肾属水，北方亦属水，补北即滋肾阴。

此外，五行学说还可用于指导针灸取穴以及情志疾病的治疗。

案例考查

患者，男，8 岁。全身浮肿已 3 个多月，尤以面目及四肢为甚，求医殆遍，多以五苓散、五皮饮一类方剂施治。又兼西药利尿剂屡用，不但无效，反而病势日增。某医院诊断为慢性肾炎。

请余会诊。诊见患者面青暗滞，精神萎顿，四肢不温，口不渴，浮肿按之凹陷久而不起，舌白滑，脉沉细。脉症合参，已显露元阳衰惫之象。急宜扶阳抑阴。用《伤寒论》茯苓四逆汤去人参。此方旨在峻扶元阳，温肾行水。二诊：小便通，肿势减。继用《伤寒论》理中汤加附子。此方重在温肾理中，扶助元阳。三诊：肿胀续减，唯小便量尚少，显系温阳之力犹嫌不足。药用：附片 90 g，干姜 24 g，葱白 3 个。四诊：服二剂后，小便通畅，肿势减。嘱原方再服五剂，症状消失。

按评：慢性肾炎，多属脾肾两虚，元阳衰惫。《黄帝内经》云："善诊者察色按脉，先别阴阳。"临证时宜把握阴阳，权衡利弊。临床上，凡遇本病属阳虚者，直接温补阳气，宣通气化，不利尿而尿自通，不消肿而肿自退。摘自《戴丽三医疗经验选》。

请思考：

1. 案例多处出现"阴""阳"，请用阴阳学说说明人体组织结构。

2. 用五行学说说明脾肾两脏的病理影响。

尽管五行学说对于临床工作具有一定的实用价值，但是并非所有疾病都能用五行生克规律来解释，临床工作中既要正确地掌握五行生克规律，又要根据具体病情进行辨证论治。

（王淑芬）

自测题

一、单项选择题

1. 中医学理论体系的哲学基础是（　　　）。

　　A. 阴阳学说　　　　B. 五行学说　　　　C. 唯物辩证观　　　D. 精气学说

2. 阴阳属性的征兆是（　　　）。

　　A. 寒热　　　　　　B. 上下　　　　　　C. 晦明　　　　　　D. 水火

3. "阴在内，阳之守也；阳在外，阴之使也"这句话主要说明了阴阳之间的何种关系？（　　　）

　　A. 对立　　　　　　B. 消长　　　　　　C. 互根　　　　　　D. 转化

4.阴邪盛而导致的寒实证,其治疗方法是(　　)。

A.热者寒之　　　　　　　　　B.益火之源,以消阴翳

C.虚者补之　　　　　　　　　D.寒者热之

5.五行相侮的基本概念是(　　)。

A.子病其气亢盛,反侮其母　　　B.母病其气不足,子反侮母

C.其气有余,则侮己所胜　　　　D.其气不足则己所胜者,转而侮之

6.按五行相克乘侮的关系,肾病及脾者属于(　　)。

A.母病及子　　　B.相侮　　　C.子病犯母　　　D.相克

7.病若先见高热持续,面红目赤,后又突然有肢厥面白,脉微欲绝者,当属(　　)。

A.重阳必阴　　　B.阴盛则寒　　　C.阳盛则热　　　D.寒极生热

8.根据五行生克乘侮规律,以下哪种说法是错误的?(　　)

A.木火刑金　　　　　　　　　B.肝木乘土

C.心火过亢,可以反侮金　　　　D.心火不足,肾水可乘之

9.根据五行生克乘侮规律来制定治疗法则,以下哪一项方法不妥?(　　)

A.培土生金　　　　　　　　　B.培土制水

C.泻心火以降肝火　　　　　　　D.补火制土

二、问答题

1.为什么说"人生有形,不离阴阳"?

2.如何理解"壮水之主以制阳光,益火之源以消阴翳"?

第三章 藏 象

学习目标

> **知识目标**：掌握五脏、六腑的生理功能；理解五脏、六腑之间的关系。
> **能力目标**：学会运用五脏、六腑的生理、病理以及脏腑的关系解决护理临床问题。

案例导学

王某，男，41岁，公务员。2014年6月5日初诊。主诉：纳差、腹胀、便溏、消瘦1年5个月。病史：2013年1月因"胃溃疡"行"胃大部切除术"。术后身体日益虚弱，胃纳不佳，口淡无味，食后胃脘胀满。大便溏薄，1天3～4次。体重日减，四肢疲乏无力。头昏目花，清晨牙龈出血。诊见：面色萎黄，口唇淡白，舌质淡胖，有齿印，脉缓无力。查体：周身轻度浮肿，以下肢为甚。

请思考：如何应用藏象学说解释患者临床症状的发生机制。

中医学中，藏象的"藏"是指藏于人体内的脏腑器官，即内脏。象：一是指形象，体内脏腑的形态；二是指现象，体内脏腑的生理功能，病理变化表现于外的生命现象。"藏象"即指人体内的脏腑生理功能和病理变化表现于外的征象。通过对表现于体表的"象"的观察，可以测知"藏之"于内的脏腑功能，如通过观察面色、目、爪甲等可了解肝的状态。"藏"和"象"是不可分割的整体。

藏象学说，是研究脏腑的生理功能、病理变化，以及脏腑与形体、官窍的关系，脏腑与自然界关系的学说，是中医基础理论的重要组成部分。其基本内容是，以表知里，以象测脏。

藏象学说形成主要来源于四个方面：一是古代粗浅的解剖知识；二是长期生活实践的观察；三是古代哲学思想的渗透；四是医疗实践经验的积累。以五脏为中心的整体观是藏象学说的基本特点，这主要体现在以下两个方面，即以五脏为中心的人体自身的整体性以及五脏与自然环境的统一性。以五脏为中心的人体自身的整体性强调五脏生理系统的整体性和五脏生理活动与精神活动的整体性；五脏与自然环境的统一性强调五脏与四季气候的整体性和五脏与地域的整体性。

脏腑分为五脏、六腑、奇恒之腑。五脏有五,即肝、心、脾、肺、肾。六腑有六,即胆、胃、大肠、小肠、三焦、膀胱。奇恒之腑包括脑、髓、骨、脉、胆、女子胞。

古代医家把具有藏蓄阴精的脏器归属于一类,即五脏。"脏"古代医书写作"藏",即闭藏或储藏之意。也就是说这类器官具有储藏精气的功能,精气贵在盈满,而且精气与有形的水谷相比,是无形的。所以其生理特点为"藏而不泻,满而不实";所以,五脏共同的生理功能是主"藏精气",即化生和储藏精气。五脏共同的生理功能特点是藏而不泻,满而不实。

古代医家把具有传化水谷的脏器归属于一类,即六腑,其共同特点是中空有腔,主持饮食物的受纳、消化和糟粕的排泄。这一活动自上而下进行,不能停滞,加上水谷与精气相比,是有形的物质,所以其生理特点为"泻而不藏,实而不满"。因此,六腑的病变主要是传导失常,导致水谷糟粕停滞于体内,形成实性病变。所以,六腑共同的生理功能是主"传化物",即受盛、传化水谷。六腑共同的生理功能特点是泻而不藏,实而不满。

奇恒之腑形态类似于六腑,中空有腔。功能类似于五脏,储藏精气且多与精神活动有关。奇恒之腑的功能多隶属于五脏,彼此无阴阳、表里的配属关系;奇恒之腑的病变多从五脏论治。

第一节 五 脏

重点:五脏的生理功能

一、心

心位于胸中,膈膜之上,有心包裹护于外。心的主要生理功能为主血脉,主藏神。心与小肠相表里。

(一)主血脉

心主血脉即指心气推动血液在脉管中运行,流注全身,发挥营养和滋润作用。心主血脉有三方面的内容。一是行血,指心气推动血液在脉管中运行,流注全身,发挥营养和滋润作用。心气是推动血液运行的动力,只有心气充沛,才能维持正常的心力、心率、心律,从而保证血液运往全身,发挥其营养和滋润作用。二是生血,指脾胃化生的水谷精气,经心阳化赤,而变生血液,所以心阳参与血液的化生过程。三是主脉,指心在推动血液运行的同时,还对脉管的舒缩、通畅起到主宰和调节作用。

心主血脉实际上是对"心"、"血"、"脉"三位一体功能的综合表述。三者之中,心气的充沛是关键,血的充盈、脉管的完整与畅通是重要条件。任何一方产生病变,均可导致"心主血脉"的功能异常。

若心主血脉功能正常,则心搏均匀有序,面色红润光泽,脉象均匀和缓有力。若心血亏虚或心脉瘀阻,则心悸,面色苍白,舌质淡,脉细弱;若心脉瘀阻,则胸闷刺痛,面色紫暗,舌上有瘀点、瘀斑、脉涩、结代。

（二）主藏神

主藏神又称主神志，即心有主宰人体一切生理活动和精神、意识、思维活动的功能。人的精神、意识、思维活动，虽分属于五脏，但为心所主。《素问·灵兰秘典论》说："心者，君主之官也，神明出焉。"同时神有狭义和广义之分。狭义是指人的精神意识和思维活动。广义是指整个生命活动的主宰和总体现。

"心主神志"与"心主血脉"的生理功能也有密切的联系。这是因为，血液是神志活动的物质基础。所以，心的气血充盛，心神得养，神志活动才能正常，则精神振奋，神志清晰，思维敏捷，反应迅速，能与外界环境协调统一。若心有病变，主神志的功能失常，即可出现精神、意识、思维活动的异常。例如，心的气血不足，则必然影响到心神，表现为失眠、多梦、健忘、神志不宁；如血中有热，扰动心神，则表现为烦躁、谵语，甚至昏迷，不省人事；若痰火扰动心神，神志昏乱，则表现为狂躁不安、哭笑无常、打人毁物、登高而歌、弃衣而走。以上这些论述，都表明心有病变，则会出现神志活动的异常表现。

若心藏神正常则意识清楚，思维敏捷，精神饱满。若心藏神失常则意识模糊，反应迟钝，精神萎靡。

（三）心与形、窍、志、液的关系

1. 心在体合脉，其华在面　脉是指血脉。心合脉，即是指全身的血脉都属于心。心气的强弱，心血的盛衰，可从脉象反映出来。内在脏腑的精气盛衰、功能强弱，可以显露在体表组织器官上，称为荣华外露。五脏各有其华。心其华在面，是说心血的盛衰和心神的变化，可以显露于面部色泽的变化上，所以望面色常作为推断心脏气血盛衰的依据。若心气旺盛，心血充盈，则面色红润有光泽。若心的气血不足，可见面色㿠白、晦滞；心血瘀阻，则面部青紫；如血分有热，则面色红赤；心血暴脱，则面色苍白或枯槁无华。十二经脉、奇经八脉及全身脉络的血气皆上养于面。

2. 心在窍为舌　心开窍于舌，是指舌为心之外候，又称舌为心之苗。舌主司味觉、表达语言。心的功能正常，则舌质柔软、语言清晰、味觉灵敏。若心有病变，可以从舌上反映出来。故临床上常通过观察舌的形态、色泽的变化，来推断心的病理变化。例如：心血不足，则舌质淡白；心火上炎，则舌尖红赤，甚至舌质糜烂生疮；心血瘀阻，则舌质紫暗或有瘀斑；热入心包或痰迷心窍，则可见舌强语謇。

3. 心在志为喜　心在志为喜是指心的生理功能与精神情志的"喜"有关。一般来说，对外界信息的反应，喜是属于良性的刺激，有益于心主血脉等生理功能。心主喜、血养神正常，则喜而不过。若喜乐过度，则又可使心神受伤。

4. 心在液为汗　由于汗为津液所化生，血与津液又同出一源，因此有"汗血同源"之说。而血又为心所主，心藏神，心神可以启闭汗孔，调节出汗。反之汗出太多则心慌。

附:心包络

心外面有一层包膜,称心包络,简称心包,为心脏的外围组织。其经络与手少阳三焦经相连而成为表里关系。在生理功能方面,心包能通行气血,保护心脏免受伤害。

由于心包裹护心脏,为心之屏障,所以中医学认为邪气伤心时,必首先伤害心包,代心受邪。如温病学将外感温热病中因热邪引起的神志昏迷、谵语等神志症状称为"热入心包"、"痰蒙心窍"。实际上,心包受邪所出现的病证,就是心的病证。因此,一般认为心包不是一个独立的器官,它是附属于心的。

二、肺

肺位于胸腔,左右各一。由于肺位最高,故称"华盖"。因肺叶娇嫩,不耐寒热,易被邪侵,故又称"娇脏"。肺的主要生理功能是,主气,司呼吸,主宣发、肃降,主通调水道,主朝百脉而主治节。肺与大肠相表里。

(一)主气,司呼吸

肺主气,司呼吸,包括肺主一身之气和主呼吸之气。

肺主一身之气,是指一身之气都归属于肺,由肺所主,是指肺有主司一身之气的生成和运行的作用。肺主一身之气体现于气的生成方面,特别是宗气的生成,主要依靠肺吸入的清气与脾胃运化的水谷精气相结合。因此,肺的呼吸功能健全与否,直接影响着宗气的生成,也影响着全身之气的生成。其次,肺主一身之气,还体现于对全身的气机具有调节作用。肺的呼吸运动,即是气的升降出入运动。肺有节律的一呼一吸,对全身之气的升降出入运动起着重要的调节作用。

肺主呼吸之气,是指肺是体内外气体交换的场所,通过肺的呼吸,吸入自然界的清气,呼出体内的浊气,实现体内外气体的交换。肺通过呼浊吸清,吐故纳新,促进气的生成,调节气的升降出入运动,从而保证人体新陈代谢的正常进行。

肺主一身之气和呼吸之气,实际上都隶属于肺的呼吸功能。肺的呼吸均匀和调,是气的生成和气机调畅的根本条件。反之,呼吸功能失常,必然影响宗气的生成和气的运动,肺主持一身之气和呼吸之气的作用也就减弱;如果肺丧失了呼吸的功能,清气不能吸入,浊气不能排出,则人的生命活动也就终结了。所以说,肺主一身之气的作用,主要取决于肺的呼吸功能。

(二)主宣发和肃降

所谓"宣发",即是宣发和布散,也就是肺气向上的升宣和向外周的布散作用。所谓"肃降",即是清肃、洁净和下降,也就是肺气向下的通降和使呼吸道保持洁净的作用。

肺主宣发的生理作用,主要体现于三个方面。一是通过肺的气化,排出体内的浊气。二是将脾所转输的津液和水谷精微,向上布散,外达于皮毛,即是《灵枢·决气》所说的"上焦开发,宣五谷味,熏肤、充身、泽毛,若雾露之溉,是谓气"。三是宣发卫气,调节腠理之开合,将代谢后的津液化为汗液,排出体外。因此,肺失于宣散,即可出现呼气不利、胸闷、咳喘,以及鼻塞、喷嚏和无汗等病理现象。

肺主肃降的生理作用,主要体现于三个方面:一是吸入自然界的清气;二是由于肺位最高,为华盖之脏,故将肺吸入的清气和由脾转输至肺的津液和水谷精微向下布散;三是肃清肺和呼吸道内的异物,以保持呼吸道的洁净。因此,肺失肃降,即可出现呼吸短促或表浅、咳痰、咯血等病理现象。

肺的宣发和肃降,是相反相成的矛盾运动。在生理情况下相互依存和相互制约;在病理情况下,则又常常相互影响。宣发与肃降正常,则气道通畅,呼吸调匀,体内外气体得以正常交换。如果二者的功能失去协调,就会发生"肺气失宣"或"肺失肃降"的病变,而出现喘、咳、肺气上逆之证。所以《素问·至真要大论》亦说:"诸气膹郁,皆属于肺。"

(三)通调水道

通,即疏通;调,即调节;水道,是水液运行和排泄的道路。肺的通调水道功能,是指肺的宣发和肃降对体内水液的输布、运行和排泄起着疏通和调节的作用。肺主宣发,不但将津液和水谷精微宣发至全身,而且主司腠理的开阖,调节汗液的排泄;肺气肃降,不但将吸入之清气下纳于肾,而且也将体内的水液不断地向下输送,而成为尿液生成之源,经肾和膀胱的气化作用,生成尿液而排出体外。这就是肺在调节水液代谢中的作用,也就是肺的通调水道的生理功能。所以说"肺主行水""肺为水之上源"。如果肺的通调水道功能减退,就可发生水液停聚而生痰、成饮,甚则出现水泛为肿等病变。

(四)朝百脉

朝,即聚会的意思;肺朝百脉,即是指全身的血液,都通过经脉而聚会于肺,通过肺的呼吸,进行气体的交换,然后再输布到全身。《素问·经脉别论》说:食气入胃,浊气归心,淫精于脉,脉气流经,经气归于肺,肺朝百脉,输精于皮毛。

全身的血和脉,均统属于心,心脏的搏动,是血液运行的基本动力。而血的运行,又依赖于气的推动,随着气的升降而运行至全身。肺主一身之气,由于肺主呼吸,调节全身的气机,所以血液的运行,亦有赖于肺气的敷布和调节。

(五)肺与形、窍、志、液的关系

1. 肺在体合皮,其华在毛 所谓"合",即配合之意。皮毛,包括皮肤、汗腺、毫毛等组织,为一身之表,是抵御外邪侵袭的屏障。肺与皮毛的相合关系主要体现在下述两个方面:一是肺主气属卫,具有宣发卫气,输津于皮毛等生理功能,从而滋润、温养皮毛;二是皮毛与肺配合,协调肺的呼吸作用。皮毛汗孔的开合,具有宣散肺气和调节呼吸的作用,《黄帝内经》称汗孔为"气门",即气体出入之门。

因为肺与皮毛在生理方面具有相互配合的密切关系,所以在病理方面,也常相互影响。例如,外界邪气伤人,常先从皮毛而入,首先影响到肺的生理功能,出现恶寒、发热、鼻塞、咳嗽等症状;若肺气虚弱,宣发功能失职,卫气、精津布散障碍,则肌肤苍白、憔悴,皮毛枯槁;若卫气机能虚弱,则自汗出,易于感受外邪;若肺气闭塞,毛窍闭敛,则可出现无汗而喘等症状。

2. 肺在窍为鼻　鼻是肺之门户,为气体出入之通道,其生理功能包括通气和嗅觉,而鼻的功能主要依赖肺气的作用。肺气调和,则鼻窍通畅,呼吸通利,嗅觉灵敏。正因为鼻为肺窍,肺与鼻有密切联系,所以若肺或者鼻发生病变时,常相互影响。例如邪气犯肺,肺气失宣,则鼻的功能失常,可见鼻塞,流涕,不闻香臭,或鼻衄等。另外,外邪伤人,多从口鼻而入,可直接影响到肺,特别是温热邪气,多首先侵犯肺脏,从而出现发热,口渴,咳嗽,痰黄,鼻翼煽动等症状;而鼻的症状亦多从治肺入手。

3. 肺在志为忧(悲)　以五志分属五脏来说,肺之志为忧(悲)。忧愁和悲伤,均属非良性刺激的情绪反应,它对于人体的主要影响,是使气不断地消耗。由于肺主气,所以忧(悲)易于伤肺。反之,在肺气虚时,机体对外来非良性刺激的耐受性下降,而易于产生忧(悲)的情绪变化。

4. 肺在液为涕　涕是由鼻黏膜分泌的黏液,并有润泽鼻窍的功能。鼻为肺窍,正常情况下,鼻涕润泽鼻窍而不外流。若肺寒,则鼻流清涕;肺热,则涕黄浊;肺燥,则鼻干。

三、脾

脾位于中焦,在膈之下,脾的主要生理功能是,主运化,主统血,脾气主升。脾与胃相表里。

(一)主运化

脾主运化就是将水谷消化成为精微物质并将其运输、布散到全身。"运",有运输、布散之意,例如体内各种精微物质的运输、布散等;"化",有变化、消化、化生之意,主要指饮食物的消化和水谷精微的吸收等。脾的运化功能可分为运化水谷和运化水湿两个方面。一是运化水谷,水谷,泛指各种饮食物。运化水谷,即是指对饮食物进行消化和吸收。脾运化水谷精微,维持着五脏、六腑、四肢百骸和皮毛筋骨等脏腑组织器官的生理功能。二是运化水液。运化水液是指脾对水液的吸收、转输布散和排泄的作用。说明脾在调节水液代谢、维持水液代谢平衡方面,发挥着重要作用。脾的运化水液功能,可以概括为两个方面。一是摄入到体内的水液,需经过脾的运化转输,气化成为津液,并输布于肺,通过心肺而布达周身脏腑器官,发挥其濡养、滋润作用。二是将全身各组织器官利用后多余的水液,及时地输送到相应的器官(如肺、肾、膀胱、皮毛等),变成汗和尿液而排出体外。因此,在水液代谢的全部过程中,脾都发挥着重要的作用。运化功能,主要依靠脾气的作用,若脾气健运,则饮食水谷的消化、吸收,精微物质的运输布散等功能才能旺盛,水液输布、排泄才能正常,体内的水液才能保持着相对的平衡状态。反之,若脾失健运,不但会出现腹胀、便溏、倦怠等消化失常症状,而且还会引起水液代谢失常,进而产生多种水湿停滞的病变,如浮肿、痰饮、泄泻等。

饮食水谷是机体所需营养的主要来源,也是化生气血的主要物质基础,是生命的根本。而饮食物的消化,水谷精微的吸收、布散,主要靠脾的运化功能才能完成。所以说脾为"后天之本"、"气血生化之源"。

（二）主统血

统,是统摄、控制的意思。脾主统血是指脾能统摄、控制血液,使之正常地在脉内循行而不溢出脉外。脾统血的机理,实际上是脾气对血液的固摄作用。因为脾为气血生化之源,脾气旺盛,就能保证体内气血充足,气能摄血,这样,生成之血就能在脉管内运行,不致溢出脉外。若脾气虚弱,统血功能失职,血液运行将失其常规而溢出脉外,以致出血,如便血、尿血、皮下出血等。中医学将这种因脾虚而引起的出血称为"脾不统血",这种出血的特点是,出血时间较长,血的颜色浅淡,出血多在身体下部等。

（三）脾气主升

所谓"升",即上升之意。脾气主升,即脾气的功能特点以向上升腾为主,它包括两个方面的内容。其一是脾主升清。所谓"清",是指水谷精微营养物质,而"升清"即指精微物质的上升布散。经过脾、胃和小肠等消化后生成的精微物质是在脾的升清作用下,上输于肺,并通过心肺,分布到周身各处。因此,脾的升清功能正常,则各脏腑组织器官得到足够的物质营养,功能活动才能强健。若脾的升清作用失职,则会出现头晕、目眩等症状。若清阳不升,清浊不分,混合下注,可发为遗精、带下、腹胀、腹泻。久泄不愈,常可伴有身倦无力、气短、懒言等症状。其二是维持人体内脏的正常位置。人体的脏腑,在体内都有固定的位置,脏腑之所以能固定于一定的部位,全赖脾气主升的生理作用。若脾气不升,反而下陷,则可出现胃、肾、子宫等内脏的位置下移或脱肛等。

（四）脾与形、窍、志、液的关系

1. 脾在体合肌肉,主四肢,其华在唇　《素问·痿论》说"脾主身之肌肉",这是由于脾胃为气血生化之源,全身的肌肉,都需要依靠脾胃所运化的水谷精微来营养,才能使肌肉发达丰满,臻于健壮,正如《素问集注·五脏生成篇》所说:"脾主运化水谷之精,以生养肌肉,故主肉。"因此,人体肌肉的壮实与否,与脾胃的运化功能相关,脾胃的运化功能障碍,必致肌肉瘦削,软弱无力,甚至萎弱不用。这也是《素问·痿论》所说:"治痿独取阳明"的主要理论依据。

四肢与躯干相对而言,是人体之末,故又称"四末"。人体的四肢,同样需要脾胃运化的水谷精微等营养,以维持其正常的生理活动。四肢的营养输送,全赖于清阳的升腾宣发,故《素问·阴阳应象大论》说:"清阳实四肢。"说明四肢的功能正常与否,与脾的运化水谷精微和升清功能是否健旺密切相关。口唇的色泽,与全身的气血是否充盈有关。由于脾为气血生化之源,所以口唇的色泽是否红润,不但是全身气血状况的反映,而且实际上也是脾胃运化水谷精微的功能状态的反映。所以《素问·五脏生成篇》说:"脾之合肉也,其荣唇也。"

2. 脾在窍为口　脾开窍于口,指饮食口味等与脾运化功能有密切关系。口味的正常与否,全赖于脾胃的运化功能,也即是脾的升清与胃的降浊是否正常。脾胃健运,则口味正常,食欲增进。所以《灵枢·脉度》说:"脾气通于口,脾和则口能知五谷矣。"若脾失健运,则可出现口淡无味、口甜、口腻、口苦等口味异常的感觉,从而影响食欲。

3.在志为思 思,即思考、思虑,是人体精神意识思维活动的一种状态。如《灵枢·本神》说:"因志而存变谓之思。"思为脾之志,亦与心主神明有关,故有"思出于心,而脾应之"之说。若思虑过度、所思不遂,则伤脾,导致气滞和气结,《素问》说:"思则气结。"脾气结滞,则见不思饮食,脘腹胀闷,影响运化升清和化生气血的功能,从而出现头目眩晕、烦闷、健忘、手足无力等。

4.脾在液为涎 涎为口津,唾液中较清稀的称作涎。它具有保护口腔黏膜,润泽口腔的作用,有助于食物的吞咽和消化。《素问·宣明五气篇》说"脾为涎",在正常情况下,涎液上行于口,但不溢于口外。若脾胃不和,则往往导致涎液分泌急剧增加,出现口涎自出等。

四、肝

肝位于腹腔,膈膜之下,右胁之内。肝的主要生理功能为主疏泄,主藏血。肝与胆相表里。

(一)主疏泄

"疏泄",即指疏通、畅达、排泄。主疏泄,是指肝气具有疏通全身气机,进而促进精血津液的运行输布、脾胃之气的升降、胆汁的分泌排泄以及情志的舒畅作用。

肝主疏泄的生理功能主要体现在以下三个方面的内容。

1.调节情志活动 肝的疏泄功能正常,气机调畅,方能保持精神乐观,心情舒畅,气血和平,五脏协调。反之,若肝主疏泄功能障碍,气机失调,就会导致精神情志活动的异常。若肝的疏泄功能减退,导致人体气机阻滞不畅,不但出现胸胁、两乳的胀闷疼痛,同时还可出现郁郁寡欢,闷闷不乐,情绪低沉,多疑善虑等病理现象,中医称之为"肝郁",或"肝气郁结";若肝的疏泄功能太过,情志亢奋,则头胀头痛,面红目赤,急躁易怒,甚至出现不能卧寐的症状。

2.助消化吸收 肝助消化的作用主要体现在两个方面:肝能促进胆汁的生成和排泄胆内储藏的胆汁,具有较强的消化饮食物的作用。胆汁依靠肝之余气,通过疏泄作用,溢入于胆,聚合而成。肝疏泄正常,气机调畅,胆道畅通,胆汁方能顺利排入消化道,以起到帮助消化的作用。若疏泄失职,胆汁分泌和排泄异常,则可出现黄疸,口苦,呕吐黄水,胁肋胀痛,食欲减退等症。肝助消化作用还表现在协调脾胃的正常升降方面。脾与胃同居中焦,脾主升,胃主降,只有脾升胃降协调,饮食物的消化功能才能正常。而脾胃的正常升降不仅与脾胃本身的生理活动相关,而且还和肝主疏泄的功能活动有密切联系。所以肝的疏泄功能正常,是脾胃正常升降,维持消化机能旺盛的一个重要条件。若肝的疏泄功能异常,则不但影响胆汁的生成和排泄,而且还会导致脾胃的升降机能紊乱。如脾不升清,在上发为眩晕,在下发为飧泄;如胃不降浊,在上则发为呕逆嗳气,在中则为脘腹胀满疼痛,在下则为便秘。前者称为"肝脾不和",后者称为"肝气犯胃",二者可统称为"木旺乘土"。

3.促进气、血、津液的正常运行 气、血、津液等物质在体内处于不停的流行状态,气、血、津液流行通利状态和肝的生理功能有密切的关系。气的正常运行,要依靠肝的疏泄功能,因为疏泄功能直接影响气机的调畅。肝主疏泄,气的运行通利,气的升降出入才能正常。肝气疏泄失常的两种表现是肝气郁结和肝气上逆。若肝的疏泄功能失职,气机不畅,气的运行则发生障碍,导致气滞不行的病理变化,出现胸、胁、乳房胀痛等症状。气是血的运行动力,气行则血行,气滞则血瘀。若疏泄正常,则血液循环保持通利状态。若疏泄失职,通利作用失常,则出现血瘀,如胸胁刺痛,癥积肿块,月经不调等。肝的疏泄通利作用在促进水液代谢方面,也发挥着重要作用。肝调节水液代谢,主要体现在调畅三焦气机,维持三焦水道通畅等方面。肝的疏泄失职,气机失调,不仅会影响三焦水道的通利,使水液的输布排泄障碍,而且气滞则血瘀,瘀血阻滞脉道,气机受阻,还可导致水湿停留于人体某些部位,留而为饮,凝而为痰,痰气互结,又可形成痰核、瘰疬。若水湿停留于胸腹腔,则形成胸水和腹水。

(二)主藏血

肝藏血是指肝具有储藏血液和调节血量的功能。人体的血液由脾胃消化吸收来的水谷精微所化生。血液生成后,一部分运行于全身,被各脏腑组织器官所利用,另一部分则流入肝脏而储藏之,以备应急的情况下使用。在一般情况下,人体各脏腑组织器官的血流量是相对恒定的,但又必须随人体的机能状态及气候变化的影响,而发生适应性调节。例如,人体在睡眠、休息等安静状态下,机体各部位对血液的需求量减少,一部分血液可回归于肝而藏之。当活动量增加时,人体对血液的需求量相对增加,肝脏就把其储藏的血液排出,从而增加有效循环血量,以适应机体对血液的需要。

因为肝有储藏血液和调节血量的生理功能,故又有"肝为血海"的说法。所以人体各部位的生理活动,皆与肝有密切关系。肝脏有病,藏血功能失常,不仅会出现血液方面的改变,还会影响到机体其他脏腑组织器官的生理功能。藏血功能失常,主要有两种病理变化:一是若藏血不足,血液虚少,则分布到全身其他部位的血液减少,不能满足身体的生理需要,因而产生肢体麻木,月经量少,甚至闭经等;二是肝不藏血,则可导致各种出血,如吐血、咳血、衄血、崩漏等。若肝血不足,心血亏损,则魂不守舍,可见惊悸多梦,夜寐不安,梦游,梦呓以及出现幻觉等症。

另外,女性月经的来潮和周期、经量等正常与否,以及男子的排精等,均与肝的疏泄功能关系密切。肝气畅达,血脉流通,则月经通调,表现为周期、经量均正常。男子精液的储藏与施泄,以及女子的按时排卵,是肝肾闭藏与疏泄等作用相互协调的结果。由于妇女月经及生育与肝的功能关系密切,所以古人有"女子以肝为先天"的说法。

(三)肝与形、窍、志、液的关系

1.肝在体合筋,其华在爪 筋附着于骨而聚于关节,是连接关节、肌肉的一种组织。故《素问·五脏生成篇》说:"诸筋者,皆属于节。"筋和肌肉的收缩和弛张,即是肢体、关节运动的屈伸或转侧。《灵枢·九针论》说的"肝主筋"和《素问·痿论》说的"肝主身之筋膜",主要是由于筋膜有赖于肝血的滋养。肝的血液充盈,才能养筋;筋得其所养,才能运动有力而灵活。如果肝的气血衰少,筋膜失养,则表现为筋力不健,运动不利。此外,肝的阴血不足,筋失所养,还可出现手足震颤、肢体麻木、屈伸不利、瘈疭等症。故《素问·至真要大论》说:"诸风掉眩,皆属于肝。"爪,即爪甲,包括指甲和趾甲,乃筋之延续,故称"爪为筋之余"。肝血的盛衰,可影响爪甲的荣枯。《素问·五脏生成篇》说:"肝之合筋也,其荣爪也。"肝血充足,则爪甲坚韧明亮,红润光泽。若肝血不足,则爪甲软薄,枯而色夭,甚则变形脆裂。

2.肝在窍为目　目又称"精明",是视觉器官。如《素问·脉要精微论》说:"夫精明者,所以视万物、别白黑、审短长。"肝的经脉上联于目系,目的视力,有赖于肝气之疏泄和肝血之营养,故说"肝开窍于目"。如《素问·五脏生成篇》说:"肝受血而能视。"《灵枢·脉度》亦:"肝气通于目,肝和则目能辨五色矣。"由于肝与目的关系非常密切,因而肝的功能是否正常,往往可以从目上反映出来。肝之阴血不足,则两目干涩,视物不清或夜盲;肝经风热,则可见目赤痒痛;肝火上炎,则可见目赤生翳;肝阳上亢,则头目眩晕;肝风内动,则可见目斜上视。目虽为肝之窍,但五脏六腑之精气皆上注于目,因此,目与五脏六腑都有内在联系,其他脏腑之精气盛衰亦可从目上反映出来。

3.肝在志为怒　由于肝主疏泄,阳气升发,为肝之用,故说肝在志为怒。如因大怒,则势必造成肝的阳气升发太过,故又说"怒伤肝"。反之,肝的阴血不足,肝的阳气升泄太过,则稍有刺激,即易发怒。如《素问·脏气法时论》说:"肝病者,两胁下痛引小腹,令人善怒。"

4.肝在液为泪　肝开窍于目,泪从目出,故《素问·宣明五气篇》说:"肝为泪。"肝、目的功能正常,泪濡润而不外溢;若肝的阴血不足,则两目干涩;如肝经湿热,则目眵增多,迎风流泪。

五、肾

肾位于腰部,在脊柱两旁,左右各一,肾的主要生理功能是藏精、主生长发育和生殖,主水,主纳气。肾与膀胱相表里。

(一)藏精

肾精肾气,主机体的生长发育,肾精肾气主司人体的生殖功能,推动和调节脏腑气化。肾藏精的生理功能,即是肾对于精气具有闭藏作用。肾所藏的精,包括"先天之精"和"后天之精"两部分。所谓"先天之精",即禀受于父母的生殖之精,它是构成胚胎发育的原始物质,具有生殖、繁衍后代的基本功能,并决定着每个人的体质、生理、发育,在一定程度上还决定着寿命。在出生离开母体后,先天之精藏于肾,成为肾精的一部分,它是代代相传、繁殖、生育的物质基础。"后天之精"来源于饮食水谷,依赖于脾胃所化生的精微物质。它是维持人体生命活动的营养物质,用来营养五脏、灌溉六腑、滋养濡润皮毛筋骨。所余部分藏之于肾。

后天之精的化生,依赖于先天之精的资助,先天之精亦依赖于后天之精的补充,才不致耗尽。先天之精与后天之精是相互依存、相互补充、相互促进的,二者相辅相成,从而保证了肾精的充盛。先天之精与后天之精的来源虽然有异,但均藏于肾,二者是不能截然分开的。所以肾精的盛衰,除了和先天条件有关外,还和后天营养是否充盛有密切关系。

肾藏精的生理功能十分重要,是生养身体的根本。而肾所藏之精属于物质,这种物质又可转化为功能,即肾精能化气,肾精所化之气,称为肾气。肾气保证了人体的健康功能。肾中精气的盛衰,决定着人体的生长、发育过程和生殖机能的旺盛与衰减。

肾主生殖。人体的生殖机能包括两个方面,即性功能和生殖能力,它是繁衍后代、代代相传的根本保证。人体的生殖机能,主要和肾有关。一方面,肾藏精,肾精是人体胚胎发育的基本物质,是生命起源的物质基础。另一方面,肾精又能促进生殖器官发育,使生殖机能成熟并维持生殖机能旺盛不衰。

肾主生长发育。人体的整个生长、发育过程,均和肾中精气的盛衰存在着极其密切的内在联系。人从幼年开始,肾中精气开始充盛,人体生长、发育迅速,生机活泼,在七、八岁时,由于肾中精气的逐渐充盛,出现了齿更发长的生理变化。到了青壮年,肾中精气更加充盛,不仅具备了生殖能力,而且身体强壮,筋骨坚强,精神饱满,牙齿坚固,头发黑亮,处于人生中身体最强壮的时期。进入老年,由于肾中精气开始衰减,人的形体逐渐衰老,不仅生殖机能丧失,而且头发斑白,牙齿动摇,弯腰驼背,步履不稳,耳聋失聪,面憔无华。肾中精气的盛衰,决定着人体的生长、发育。若肾中精气不足,则出现生长发育方面的异常。如在幼年时期,肾中精气不足,则可致生长、发育迟缓,智力低下,甚至出现"五迟"(立迟、行迟、齿迟、语迟、发迟)、"五软"(手足软、头软、颈软、肌肉软、口软);在成年时期,如肾中精气亏损过度,则可未老先衰,表现为发脱齿摇,头晕耳鸣,记忆力减退,性功能衰弱。

肾藏精,肾精化生肾气,肾精充足,则肾气旺盛;肾精亏损,则肾气衰弱。肾精与肾气相互为用,故有时将二者合称为精气。肾中精气是机体生命活动的根本,对机体各种生理活动均起着极为重要的作用,故肾被看作"先天之本":从阴阳属性来分,精属有形,为阴;气属无形,为阳。所以亦称肾精为肾阴,称肾气为肾阳,又称"元阴"和"元阳"。肾阴是一身阴液的本源,对机体各脏腑组织器官起着滋润、濡养作用。肾阳是一身阳气的根本,它对机体各脏腑组织器官起着温煦和推动作用。肾之阴阳是人体各脏腑阴阳的根本。由于阴阳同居肾中,故肾又被称为"水火之宅"。

(二)主水

肾主水,主要是指肾脏具有主持和调节人体水液代谢的生理机能。

肾主水功能主要是通过肾的气化作用来实现的。具体来说,肾主水的作用主要表现在以下三个方面。首先是升清降浊。在水液代谢过程中,水液有清浊之分,所谓"清者",即指含有营养成分的部分水液;所谓"浊者",即指含有各种代谢废物的水液。清者上升,浊者下降,是水液在体内气化的基本规律。水液代谢,首先是通过脾胃的受纳、消化和运化,其精微部分转输于肺,通过宣发肃降,使清者上升,浊者下降归于肾。归于肾的水液虽名为浊,但其中仍含有清的部分,故在肾阳蒸腾气化作用下,浊中之清可进一步蒸腾气化,复上升于肺,再次布散周身。而其中的浊中之浊,则注入膀胱为尿。因此,在肾的气化作用下,清升浊降,促进着体液的代谢,维持着人体水液代谢的平衡。其次是司膀胱开合。膀胱的主要功能是贮尿、排尿,与肾的气化作用密切相关。贮尿要依靠肾气的固摄能力,排尿也要依靠其控制能力,故称此作用为肾司膀胱开合。开,则使尿液顺利排出体外;合,则使水津保留于体内,维持体内水液量的相对恒定。若肾不主水,则会影响水液代谢,出现尿少、水肿等病理表现。若肾阳不足,失去温化蒸腾作用,则表现为小便清长或尿量明显增多等症。

(三)主纳气

肾主纳气,是指肾具有摄纳肺所吸入之清气而调节呼吸的功能,防止呼吸表浅,保证体内外气体的正常交换。人体的呼吸虽然由肺来主司,但必须有肾的参与才能维持正常。具体来说,由肺吸入之清气必须下达于肾,由肾来摄纳,方能保持呼吸运动的深沉和平稳,从而保证体内外气体得以正常交换。只有肺肾协调一致,呼吸功能才会正常。实际上肾主纳气是肾的封藏作用在呼吸运动中的具体体现。因此,肾的纳气功能正常,则呼吸均匀和调。如果肾的纳气功能减退,摄纳无权,则肺吸入之清气上逆而不能下行,即可出现呼吸表浅,动则气喘,呼多吸少,或呼吸困难等。

(四)肾与形、窍、志、液的关系

1.肾在体为骨、主骨生髓,其华在发 肾主骨、生髓的生理功能,实际上是肾中精气具有促进机体生长发育的功能。骨的生长发育,有赖于骨髓的充盈及其所提供的营养。《素问·阴阳应象大论》说的"肾生骨髓",《素问·六节脏象论》说的肾"其充在骨",都是指肾中精气充盈,才能充养骨髓。小儿囟门迟闭,骨软无力,以及老年人的骨质脆弱,易于骨折等,都与肾中精气不足、骨髓空虚有关。

髓,有骨髓、脊髓和脑髓之分,这三者均属于肾中精气所化生。因此,肾中精气的盛衰,不仅影响骨的生长和发育,而且也影响脊髓和脑髓的充盈和发育。脊髓上通于脑,髓聚而成脑,故称脑为"髓海"。肾中精气充盈,则髓海得养,脑的发育就健全,就能充分发挥其"精明之府"的生理功能;反之,肾中精气不足,则髓海失养,而形成髓海不足的病理变化。

"齿为骨之余"。齿与骨同出一源,牙齿也由肾中精气所充养,牙齿的生长与脱落,与肾中精气的盛衰密切相关。肾中精气充沛,则牙齿坚固而不易脱落;肾中精气不足,则牙齿易于松动,甚至早期脱落。

发的生长,全赖于精和血。肾藏精,发的生长与脱落、润泽与枯槁,依赖于肾中精气和血的充养和濡养,故称"发为血之余"。青壮年时,由于精血充盈,则发长而光泽;老年人的精血多虚衰,毛发变白而脱落。若未老先衰,头发枯槁,早脱早白者,则与肾中精气不足和血虚有关。

2.肾在窍为耳及二阴 耳是听觉器官。听觉的灵敏与否,与肾中精气的盈亏有密切关系。肾中的精气充盈,髓海得养,则听觉灵敏,分辨力较高,故《灵枢·脉度》说:"肾气通于耳,肾和则耳能闻五音矣。"反之,肾中精气虚衰时,则髓海失养,而可见听力减退,或见耳鸣,甚则耳聋。人到老年,肾中精气多见衰退,听力每多减退。

二阴,包括前阴和后阴。前阴是排尿和生殖器官,后阴即肛门,是排泄粪便的通道。尿液的排泄虽在膀胱,但须依赖肾的气化才能完成。因此,尿频、遗尿、尿失禁、尿少或尿闭,均与肾的气化功能失常有关。人的生殖功能,亦为肾所主。粪便的排泄,本是大肠的传化糟粕功能,但亦与肾的气化有关,如肾阴不足时,可致肠液枯涸而便秘;肾阳虚损时,则气化无权而致阳虚便秘或阳虚泄泻;肾的封藏失司时,则可见久泄滑脱。

3. 肾在志为恐　恐是人们对事物惧怕的一种精神状态。恐与惊相似,但惊为不自知,事出突然而受惊;恐为自知。惊恐属肾,恐为肾之志,但总与心主神明相关。心藏神,神伤则心怯而恐。《素问·举痛论》说:"恐则气下,惊则气乱。""恐则气下"是指人在恐惧的状态中,上焦的气机闭塞不畅,气迫于下焦,则下焦胀满,甚至遗尿。"惊则气乱"是指机体的正常生理活动,遭到一时性的扰乱,出现心神不定、手足无措的现象。

4. 肾在液为唾　唾为口津,唾液中较稠厚的称作唾。唾为肾精所化,咽而不吐,有滋养肾中精气的作用。若多唾或久唾,则易耗损肾中精气。

第二节　六　腑

中医对六腑的认识,达到了形态与机能的统一。从形态看,六腑中空有腔,多为管状器官,这就是其功能活动的基础;从功能看,六腑传导、运化水谷和糟粕,必在管道内进行。它们共同的生理功能是"传化物",其生理特点是"泄而不藏""实而不能满"。六腑以通为用、以降为和,所以六腑病变多以通、降的障碍为患。六腑病变的治疗,则以恢复通、降之性而设。因此学习六腑的功能,也要从形态和功能的角度来进行理解。

重点:六腑的生理功能

一、胆

胆位于右胁下,附于肝。主要生理功能是储存和排泄胆汁。

胆汁由肝之精气溢于胆而形成,储存在胆囊内的胆汁又在肝气疏泄的推动作用下进入小肠,帮助饮食物的消化吸收。若肝疏泄下行,胆液泄于小肠,可以促进食物消化。若胆汁泌泄失常则出现厌食、腹胀、腹泻;湿热蕴结肝胆,胆汁不循常道则出现面目、肌肤黄染;胆气不利,气机上逆则出现口苦、吐黄绿苦水。此外,胆汁助脾胃消化是木疏土的重要内容之一,胆汁排泄异常往往是脾胃运化失调的重要因素。

胆汁清纯,为肝之精气所化生,故称为"精汁"。胆虽为六腑之一,它储藏精汁而不接受水谷和糟粕,与其他五腑不同,故又归属于奇恒之腑。作为奇恒之腑的胆,它的主要生理功能是主决断,胆主决断指胆有判断事物并作出决定的功能。《黄帝内经》中称胆为"中正之官"。有关"判断""果断""决断""武断""寡断"都与人的勇怯相联系,胆的这一功能对于防御和消除某些精神刺激的不良影响,以维持气血运行,确保脏腑功能的协调有重要作用。若胆气足则人善断、言行准确、勇敢;若胆气虚则人寡断、言行失误、胆小。

二、胃

胃位于腹腔上部,上连食管,下通小肠。胃腔称为胃脘,分为上、中、下三部:胃的上部为上脘,包括贲门;胃的下部为下脘,包括幽门;上、下脘之间的部分称为中脘。主要生理功能是主受纳、腐熟水谷。

食物首先纳于胃,后进行初步消化,所以称"胃为水谷之海"。胃内腐熟的饮食水谷是化生气血的物质基础,所以又称"胃为水谷气血之海"。胃受纳、腐熟水谷功能与脾运化功能相结合,统称为胃气。中医非常重视胃气在人体生命活动中的重要作用,认为"人以胃气为本",在疾病判断时认为"有胃气则生,无胃气则死";在疾病治疗时认为"留得一分胃气,便存一分生机";在养生时注重保胃气。若胃受纳失职则出现纳呆、厌食、胃脘胀闷;若腐熟无能,食滞胃脘,则出现胃脘胀痛,嗳腐食臭;若受纳、腐熟功能亢进则出现消谷善饥,胃中嘈杂。

胃有主通降的生理特性。胃的通降是相对脾的升清而言的,这是胃的生理特性,胃气降食物于小肠,故称胃气以降为顺,贵在畅通。胃失和降则出现纳呆脘闷,胃脘胀痛,大便秘结;胃气上逆则出现恶心,呕吐,呃逆,嗳气。

三、小肠

小肠位于腹中,其上口与胃在幽门相接,下口与大肠在阑门相连。主要生理功能是主受盛化物,泌别清浊。

小肠受盛化物是指盛纳胃初步消化的饮食物,进一步消化饮食物,将食糜变为水谷精微和糟粕。"小肠者,受盛之官,化物出焉。"若小肠受盛失职,食糜留滞则出现腹部疼痛;化物失常,消化吸收障碍则出现腹胀、腹泻、便溏。

小肠泌别清浊的功能,是对由胃传输来的食糜进行处理功能的概括,它体现在三个方面:将受盛的饮食物进一步消化,分为清浊两部分;将食糜中的精微(清)吸收后由脾输往全身,食糜中的糟粕(浊)下输大肠;同时将食糜中水液吸收、代谢后渗入膀胱。小肠功能正常则精微、水液、糟粕各行其道。水谷精微由脾输往全身,糟粕下输大肠;水液之清者由脾上输于肺,再由肺宣发肃降于全身;水液之浊者,渗入膀胱,再由膀胱排出体外。若清浊不分,水谷混杂而下则出现小便短少,便溏泄泻。故中医治疗有"利小便即所以实大便"的理论。

四、大肠

大肠上连小肠,下接肛门。主要生理功能是传化糟粕。

传化糟粕是指大肠接受小肠的食物残渣,经过处理变为大便经肛门排出体外,大肠接受小肠的食物残渣,再吸收其中多余的水分,使粪便成形。谓之"主津",可见大肠还参与津液代谢过程。若大肠虚寒,无力吸收水分则出现肠鸣、腹痛、溏泄;大肠实热,肠道失润则出现大便干结难解;湿热蕴结大肠则出现腹痛、下痢脓血、里急后重。

大肠传导大便一定以通降为前提。大肠的功能都与肺、脾、胃等脏的功能密切相关,肺气肃降、胃气下行是大肠传导大便的动力,脾气主升、运化水液,保证大肠的"主津"。此外,肾主封藏与肺、胃之降互相协调,保证大肠藏泄有度。综合上述,大肠的功能与肺、胃、脾、肾等脏腑的功能密切相关。

五、膀胱

膀胱又称"脬",位于下腹部,是一个中空的囊状器官,上有输尿管与肾相连,其下有尿道,开口于前阴。膀胱的主要生理功能是贮尿、排尿。

膀胱储存尿液,机体代谢的水液下输膀胱;膀胱排泄尿液,膀胱气化,排尿有序与肾的气化功能密切相关。若膀胱气化失常,则出现小便不利,尿少,癃闭;膀胱不约,则出现尿频,尿多,尿失禁;湿毒下侵膀胱,则出现尿急,尿痛,尿淋涩。

六、三焦

三焦的"焦"有以下三种字义:膲,体内脏器,是有形之物;樵,槌、节,引申为人体有上、中、下三个节段;焦,为无形之气,能腐熟、变化水谷。根据"焦"的以上字义,三焦的含义主要有以下两个方面。

三焦遍布全身,经历五脏六腑,是通行气与水的道路。三焦是人体上、中、下三个部位及其功能的概括:上焦即膈上的心、肺;中焦即膈下脐上的脾、胃、肝、胆;下焦即脐下的肾、膀胱、大肠、小肠。前者是指六腑之一的三焦,后者是指人体部位之三焦。六腑之一的三焦主要生理功能是通行元气,运行水液。

通行元气是指源于肾中的元气,通过三焦运行于全身;运行水液是指三焦是水液运行的通道。

附:奇恒之腑

奇恒之腑包括脑、髓、骨、脉、胆、女子胞六个脏器组织。奇,异也;恒,常也。奇恒之腑是不同于六腑的另一类腑。名称为腑,但在功能上不同于六腑的受盛、传化水谷和"泻而不藏",而类似于五脏的"藏而不泻",既不同于五脏,又区别于六腑,故《黄帝内经》称为"奇恒之府"。

一、脑

脑居颅内,由髓汇集而成,是人体内髓最集中之处,故名"髓海"。

关于脑的生理作用,古人虽未明确,但已初步认识到以下两点:一是把脑与精神活动联系起来了。如明代李时珍明确提出"脑为元神之府",指出脑是神的发源所在。二是认为脑与听觉、视觉、嗅觉及思维、记忆、言语等功能有关。《黄帝内经》指出"髓海不足"或"上气不足"皆可出现"脑转耳鸣""目无所见""懈怠安卧"等视觉、听觉及精神状态的病理变化。

二、髓

髓是分布于骨腔内的一种膏脂样物质。由于髓所在的部位不同,而名称也不相同,如骨髓、脊髓、脑髓。脊髓与脑髓上下相通。

髓的生成和先天之精、后天之精有关系。从根本上来说,髓由肾精所化生,即肾藏精,精生髓。另外,饮食物所化生的精微,经过骨孔而补益骨髓,骨髓又不断地补益脑髓。所以,先天之精不足或后天之精失养,都可直接影响到髓的生成。

髓的生理功能,概括起来有三个方面:一是养脑;二是充骨;三是化血。

三、骨

由于骨为髓之府,髓对骨有滋养作用,所以,骨的生长、发育和骨质的坚脆等都与髓的盈亏有关。

由于骨为髓之府,髓对骨有滋养作用,所以,骨的生长、发育和骨质的坚脆等都与髓的盈亏有关。

髓的生理功能,概括起来,有两个方面:一是储藏骨髓;二是支持形体,保护内脏。

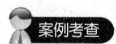案例考查

何某,男,32岁,农民。2014年12月16日初诊。主诉:结婚12年不育。病史:患者为7个月早产儿,自幼体弱多病,发育迟缓,身材矮小(身高1.60 m,体重46 kg)。18岁结婚,性功能低下,阳痿早泄,至今未育(女方生殖系统功能正常)。平日头晕、耳鸣、健忘、头发早秃、神疲、腰酸膝软、怕冷、四肢不温,稍重体力劳动则气促。时有盗汗,手足心热。大便不实,夜尿频繁。诊见:面色㿠白。舌体瘦小,舌质淡红,少苔,脉沉细。请思考:

1.该病的病位在哪一脏?

2.该脏的哪些功能发生了病理变化?

四、脉

脉即血脉、脉管。它密布全身,无处不在。脉与心、肺两脏的关系较为密切。心与血脉相通,构成一个相对独立的系统。而肺主气,朝百脉,助心行血,故心肺两脏的生理、病理都和血脉的功能有密切关系。脉的生理功能,概括起来,有两个方面:一是气血运行的道路;二是运载水谷精微,以布散全身。

五、女子胞

女子胞又称胞宫,即子宫,它位于下腹腔内,与阴道相连,为女性生殖器官。其生理功能,主要有以下两个方面:主持月经;孕育胎儿。

(陈 辉)

自测题

一、单项选择题

1. 肾在液为(　　)。

A. 汗　　　　　B. 涕　　　　　C. 涎　　　　　D. 唾　　　　　E. 泪

2. 以调节气机升降为主要关系的两脏是(　　)。

A. 肺与肾　　B. 肾与肝　　C. 肝与肺　　D. 肾与脾　　E. 心与肾

3. "肝肾同源"的理论依据是(　　)。

A. 同居下焦　　　　　　　B. 藏泄互用　　　　　　　C. 精血互化

D. 阴液互补　　　　　　　E. 阴阳承制

4. 与"气虚"关系最大的两个脏腑是(　　)。

A. 心与肺　　B. 肺与脾　　C. 脾与胃　　D. 肝与脾　　E. 肺与肾

5. "血之余"是指(　　)。

A. 脉　　　　　B. 齿　　　　　C. 髓　　　　　D. 发　　　　　E. 爪

6. 藏象的基本含义是(　　)。

A. 内脏的解剖形象　　　　B. 以五脏为中心的整体观

C. 脏腑的生理和病理　　　D. 内脏及其表现于外的生理病理现象

E. 五脏六腑和奇恒之府

7. 将肺称为"娇脏"的主要依据是(　　)。

A. 肺主一身之气　　　　　　　　B. 肺外合皮

C. 肺气通于天,不耐寒热　　　　D. 肺朝百脉

E. 肺主宣发与肃降

8. 主决断、勇怯的器官是(　　)。

A. 心　　　　　B. 肝　　　　　C. 脾　　　　　D. 胆　　　　　E. 肾

二、问答题

1. 简述脾的主要生理功能及与体、窍、志、液的关系。

2. 简述肝主疏泄的具体表现。

第四章 精、气、血、津液

学习目标

知识目标:掌握精、气、血、津液的概念、生成、输布和功能,熟悉精、气、血、津液之间的相互关系,了解精、气、血、津液代谢异常时的病理变化。

能力目标:能够正确认识中医学的精、气、血、津液的概念、功能及其相互关系,学会指导临床实践。

案例导学

患者,女,35岁。月经量多,淋漓不尽15天。因上月劳动繁重,疲劳过度,本次行经时骤下量多,经注射、口服止血药(药名不详),量虽减少,但仍淋漓不断10余天,血色淡红。患者自觉神疲乏力,气短懒言,心悸,食欲不振,易汗出,头晕,健忘,夜寐多梦,面色虚浮苍白,两目干涩,肢体麻木,二便尚可。舌质淡,苔薄白,脉细弱。请思考:

1.患者出现了哪些方面的健康问题?

2.患者主要存在哪些护理问题?

3.根据治病求本的原则,可采用哪些治疗措施?

精、气、血、津液是构成人体和维持人体生命活动的基本物质。它们既是脏腑、经络等组织器官进行生理活动的物质基础,又是脏腑、经络等组织器官生理活动的产物。机体脏腑、经络等组织器官进行生理活动,必须获得精、气、血的充养;而精、气、血、津液的生成和代谢,又有赖于脏腑、经络等组织器官的正常生理活动。因此,精、气、血、津液和脏腑、经络等组织器官之间,始终存在着相互为用的密切关系,以维持人体正常的生理活动。

第一节 精

一、精的基本概念

重点:精的概念

精有广义和狭义之分。广义之精,泛指一切精微物质,包括肾所藏之精、脾胃所化生的水谷精气、肺所吸入的自然界清气,以及气、血、津液等;狭义之精,是指肾中所藏的生殖之精,即禀受于父母,与生俱来的精微物质,是构成胚胎的原始物质。

二、精的生成

从精的生成来源而言,精有先天之精和后天之精之分。

(一)先天之精

先天之精来源于父母的生殖之精,是构成胚胎脏腑组织的原始生命物质。父母的生命遗传物质,与生俱来,故谓之先天之精。

(二)后天之精

后天之精来源于脾胃所化生的水谷精气。脾气升运,化饮食水谷为水谷之精,是人出生后赖以维持生命活动的精微物质,故称为后天之精。

先天之精与后天之精虽然来源有异,但二者相互依存、相互为用。先天之精需要后天之精不断培育和充养,才能日渐充盛,充分发挥其生理效应;后天之精又需先天之精的活力资助和激发,方能不断地摄入和化生。

三、精的生理功能

(一)繁衍生殖

先天之精与后天之精相互依存为用,密切结合构成肾中之精。随着肾中精气逐渐充盛,产生一种促进性腺发育成熟和维持生殖功能的精微物质"天癸",有利于繁衍后代。若肾精不足,则可致不孕、不育,或使胎儿发育不良等。

重点:精的生理功能

(二)生长发育

人出生之后,既需要先天之精作为动力,又需要后天之精充养。随着肾中精气由盛而衰,人则从幼年、青年、壮年,逐渐步入老年,呈现出生、长、壮、老、已的生命运动规律。若肾精不足,则可见小儿生长发育迟缓,成人早衰,老年人则表现为衰老得特别快。

(三)生髓化血

肾藏精,精生髓,髓能化血。肾精充足,髓海充,髓充养骨骼,则骨骼强健、牙齿坚固;髓充养于脑,则耳聪目明、神思敏捷。若肾精亏虚,不能生髓,骨骼失养,则骨骼松脆易折、牙齿脱落松动;髓海不足,则耳目失聪、记忆力减退,甚则导致老年痴呆。

(四)濡养脏腑

精能营养滋润人体各脏腑组织器官。先天之精与后天之精充盛,则脏腑之精充盈,因而全身脏腑组织器官得以充养,各种生理功能得以正常发挥。若精血不足,则可致脏腑失养,功能减退。

第二节 气

一、气的基本概念

重点：气的概念

古代哲学认为，气是构成世界的最基本物质；宇宙间的一切事物，都是由气的运动变化而产生的。这种观点被应用到医学领域，与中医学的理论相结合，逐渐形成中医学中"气"的概念：一是指构成人体和维持人体生命活动的最基本物质，如呼吸之气、水谷之气等；二是指脏腑组织的功能活动，如脏腑之气、经络之气等。两者紧密联系、密切相关，前者是后者的物质基础，后者是前者的功能表现。

二、气的分类

人体之气由于其生成来源、分布部位和功能特点的不同，而具有不同的名称。主要有元气、宗气、营气、卫气。

（一）元气

元气又称"原气"、"真气"，是人体最基本、最重要的气，是人体生命活动的原动力。

1. 生成 元气根源于肾，由肾中精气所化生，有赖脾胃化生的水谷精气的滋养补充。因此，元气的盛衰与肾和脾胃的功能密切相关。

2. 分布 元气发于肾，以三焦为通道循行于全身，内而五脏六腑，外而肌肤腠理，无处不至。

3. 生理功能 元气的主要生理功能有两个方面。一是推动和调节人体的生长发育和生殖功能。元气的盛衰变化体现于机体生、长、壮、老、已的自然规律。元气不足则易于出现生长发育迟缓、生殖机能低下及早衰等病理改变。二是激发和调节各脏腑、经络等组织器官的生理活动。元气充沛，则各脏腑、经络等组织器官功能旺盛，机体强健；反之，元气不足，则各脏腑、经络等组织器官的生理功能减退。

（二）宗气

宗气是积于胸中之气。宗气在胸中积聚之处，称为"气海"，又名"膻中"。

1. 生成 由肺吸入的自然界清气与脾胃运化生成的水谷精气结合而成。因此，宗气的盛衰与肺、脾胃的功能密切相关。

2. 分布 宗气积聚于胸中，贯注于心肺。宗气向上出于肺，循咽喉而走息道；向下注于丹田，并注入阳明之气街而下行至足；宗气贯入心者，经心脏入脉，在脉中推动血气的运行。

3. 生理功能 宗气的主要生理功能有两个方面。一是走息道而司呼吸。宗气上走息道，推动肺的呼吸，凡呼吸、语言、发声的强弱等皆与宗气盛衰有关。宗气充盛，则呼吸徐缓而均匀、语言清晰、声音洪亮；反之则呼吸短促微弱、语言不清、声音低微。二是贯心脉而行气血。宗气贯注于心脉之中，协助心气推动血液循环。凡气血运行、心搏的强弱及节律等皆与宗气盛衰有关。宗气充盛则脉搏徐缓、节律一致而有力;反之则脉搏虚弱、节律失常。

(三)营气

营气又称"荣气",是行于脉中且富有营养作用的气。营气行于脉中,为血液的重要组成部分,故常"营血"并称。营气与卫气相对而言,属于阴,故又称"营阴"。

1.生成 营气来源于脾胃运化的水谷之精气,由水谷精气中精华部分化生。饮食水谷,在脾胃的作用下,化生为精微物质,并由脾上输于肺,在肺的作用下,水谷精微中精专柔和的部分进入脉中,成为营气。

2.分布 循行于脉中,成为血液的重要组成部分,并循着血流周流不息,运营全身。

3.生理功能 营气的主要生理功能有两个方面。一是化生血液。营气经肺注入脉中,成为血液的重要组成部分。二是营养全身。营气循血脉流注于全身,内至脏腑,外达皮毛筋骨,为脏腑、经络等组织器官的生理活动提供营养物质。若营气亏少,则会引起血液亏虚,以及全身脏腑组织因得不到足够营养而致生理功能减退的病理变化。

(四)卫气

卫气是行于脉外而具有保卫作用的气。卫气与营气相对而言,属于阳,故又称"卫阳"。

1.生成 来源于脾胃运化的水谷之精气,由水谷精气中慓疾滑利部分化生。饮食水谷,在脾胃的作用下,化生为精微物质,并由脾上输于肺,在肺的作用下,水谷精微中慓疾滑利部分被敷布到经脉之外,成为卫气。

2.分布 卫气为"慓疾滑利之气",即活动力强劲,流动迅速。故其不受脉道的约束,运行于脉外,外而皮肤肌腠,内而脏腑筋骨,布散全身。

3.生理功能 卫气的主要生理功能有三个方面。一是护卫肌表,防御外邪入侵。卫气布达于肌表,起着保卫作用,抵抗外来的邪气,使之不能入侵人体。卫气充盛则肌表固密,外邪不易入侵。若卫气虚弱,肌表不固,常易感受外邪而发病。二是温养脏腑、皮毛、肌腠。卫气温煦全身,内而脏腑,外而肌肉皮毛,从而保证了脏腑肌表的生理活动得以正常进行。卫气充足,温养机体,则可维持人体体温的相对恒定。若卫气亏虚,则温煦作用减弱,易致风寒湿等阴邪乘虚侵袭肌表,出现阴盛的寒性病变。三是调节控制腠理的开阖。卫气能够调节控制腠理的开阖,促使汗液有节制地排泄,以维持人体体温相对恒定和机体内外环境之间的协调平衡。若卫气虚弱,则调控腠理功能失职,可见无汗、多汗或自汗等病理现象。

营气与卫气,皆来源于脾胃运化的水谷之精气。营气性质精专柔和,富有营养,卫气性质慓疾滑利,活动力强;营气行于脉中,卫气行于脉外;营气有化生血液和营养全身的功能,卫气有防卫、温养和调控腠理开阖的功能。营气属阴,卫气属阳。营卫和调才能维持正常的体温和汗液分泌,人体才能有旺盛的抗邪力量和正常的脏腑生理活动。

三、气的生成与运动

(一)气的生成

人体之气,由来源于父母的先天之精气、饮食物中的水谷之精气和存在于自然界中的清气,通过肺、脾胃和肾等脏腑生理功能的综合协调作用而生成。

1.肾为生气之根 肾藏先天之精,所化生的先天之气,是人体之气的根本,因此肾藏精的生理功能对于气的生成尤为重要。

2.脾胃为生气之源 脾主运化,胃主受纳,二者纳运结合,将饮食水谷化生为水谷精气。脾气升转,将水谷精气上输到心肺,布散至全身脏腑经络,成为人体之气的主要来源,故称脾胃为生气之源。

3.肺为生气之主 肺主呼吸之气,吸清呼浊,保证体内之气的生成及代谢。此外,肺将吸入的清气与脾胃化生的水谷精气两者结合起来,生成宗气。宗气走息道而司呼吸,贯心脉而行气血,通达内外,周流全身,以维持脏腑组织的正常生理功能,从而又促进一身之气的生成。

总之,人体气生成的基本条件主要有两个方面:一是物质来源充足,即先天之精气、水谷之精气和自然界清气供应充足;二是脏腑功能正常,尤其是肺、脾胃和肾等脏腑生理功能正常。

(二)气的运动

气在人体内时刻不停地运动着。气的运动称为"气机",升、降、出、入是气运动的四种基本形式。

气的升、降、出、入运动,激发和推动着人体的各种生理活动,具体体现在各脏腑组织器官的功能活动之中。如肺主气、司呼吸,主宣发肃降,一升一降体现为清气的吸入和浊气的排出;脾主升清,将水谷精微上输于心肺,胃主通降,将食糜下传至小肠,并协助大肠传导糟粕;心火必须下降于肾,使肾水不寒,肾水亦须上济于心,使心阳不亢,从而维持心肾之间阴阳的相互协调平衡。虽然各个脏腑的生理活动体现的运动形式有所侧重,但是从整个机体的生理活动来看,升与降、出与入之间必须对立统一、协调平衡,才能维持机体正常的生理功能。气的升降出入运动的协调平衡,称为"气机调畅"。只有气机调畅,各脏腑才能发挥正常生理功能。当气的运动出现异常变化,升降出入之间失去协调平衡时,称为"气机失调"。由于气的运动形式是多种多样的,所以气机失调也有多种表现形式。如:气的运动受阻,运动不利时,称作"气机不畅";气的运动受阻较甚,在某些局部发生阻滞不通时,称作"气滞";气的上升太过或下降不及时,称作"气逆";气的上升不及或下降太过时,称作"气陷";气的外出太过而不能内守时,称作"气脱";气不能外达而郁结闭塞于内时,称作"气闭"。气的运动失调若表现在脏腑上,可见肺失宣降、脾气下陷、胃气上逆、肝气郁结、肾不纳气等。

总之,气的升降出入运动,对于人体生命活动至关重要,是生命活动的根本,气的运动不止,生命不息。气的升降出入运动一旦停止,人的生命活动也就结束而死亡。故中医治疗学中,强调调理气机,其意义也在于此。

四、气的生理功能

气的生理功能主要有以下几个方面。

（一）推动作用

推动作用指气有激发和促进作用。气是活力很强的精微物质,能激发和促进人体的生长发育以及各脏腑、经络的生理功能。此外,气能推动和促进血液的生成、运行,以及津液的生成、输布和排泄等。若气虚,气的推动作用减弱,可致小儿生长发育迟缓,成人早衰及生殖功能减退,亦可使脏腑、经络等组织器官的生理活动减退,出现血液和津液的生成不足,运行迟缓,输布、排泄障碍等病理变化。

（二）温煦作用

温煦作用指气对人体的熏蒸、温暖作用。气是机体热量的来源,是体内产生热量的物质基础。气的温煦作用对机体具有重要的生理意义,人体正常体温的维持,各脏腑、经络等组织器官的正常生理活动,以及血和津液的正常循行、输布等,均依靠气的温煦作用。若气虚,气的温煦作用减弱,则可出现畏寒肢冷、脏腑功能衰退、血液和津液的运行迟缓等寒象。若某种原因影响气的流通,使气滞于局部而不散,气郁而化火,则可见恶热喜冷、面赤身热、心烦、躁扰等热象,称为"气有余便是火"。

（三）防御作用

防御作用指气有护卫全身肌表,防御外邪入侵和驱邪外出的作用。《素问·刺法论》曰:"正气存内,邪不可干。"这说明了气的防御作用正常,人体不易受到外邪的入侵,或虽有外邪入侵,也不易发病,或即使发病,也易于治疗。又如《素问·评热病论》曰:"邪之所凑,其气必虚。"指出若气的防御作用减弱,则人体抗病能力下降,外邪得以入侵人体而发病,或发病以后难以痊愈。因此,气的防御作用与疾病的发生、发展与预后都有着密切的关系。

（四）固摄作用

固摄作用主要指气对体内血液、津液、精液等液态物质的统摄和控制作用,防止无故流失,以及对腹腔脏器有固护作用以维持其正常位置。气的固摄作用主要表现在以下几方面:一是固摄血液,使之循行于脉中,而不溢出脉外;二是固摄汗液、尿液、唾液等,调控其分泌量或排泄量,防止异常丢失;三是固摄精液,使之不因妄动而频繁遗泄;四是固护胃、肾、子宫、大肠等脏器维持正常位置,不致下移。若气的固摄作用减退,则可导致体内液态物质大量流失和脏器下垂等病变。如:气不摄血,可导致各种出血;气不摄津,可导致自汗、多尿、小便失禁、流涎、泛吐清水、泄下滑脱等;气不摄精,可出现遗精、滑精、早泄等;气虚下陷,可致胃、肾、子宫下垂及脱肛等。

（五）气化作用

气化指通过气的运动而产生的各种生理性变化。具体表现在精、气、血、津液

重点:气的生理功能

各自的新陈代谢及其相互转化上。如:饮食物经脾胃的消化吸收,转化为水谷精微,然后再化生为精、气、血、津液等;津液经过代谢,转化成尿液和汗液而排出体外;食物消化吸收后,其残渣转化成糟粕而排出体外等。若气化功能失常,即可影响到气、血、津液的代谢,饮食物的消化吸收,汗液、尿液和粪便等的排泄,导致各种代谢异常的病理变化。

气是人体的基本精微物质,气的几个生理功能之间可分不可离,互相为用,密切配合,维持着人体正常的生理状态。

第三节 血

一、血的基本概念

重点:血的概念

血,即血液,是循行于脉中而富有营养的红色液态物质,是构成人体和维持人体生命活动的基本物质之一。脉是血液运行的管道,称为"血府"。血循脉而流于全身,发挥营养和滋润作用,为脏腑、经络、形体、官窍的生理活动提供营养物质,是人体生命活动的根本保证。

二、血的生成

血液主要由营气和津液组成,营气和津液都来源于脾胃化生的水谷精微,所以说脾胃为"气血生化之源"。血液的生成过程,是饮食物经胃的腐熟和脾的运化,转化为水谷精微,水谷精微再经脾气的升清上输于肺,与肺吸入的清气相结合,通过心肺的气化作用,将营气中的精专物质和有用的津液贯注于脉,化而为血。如《灵枢·决气》所说的"中焦受气取汁,变化而赤,是谓血",即是指血液的整个生成过程。

其次,肾精也是化生血液的基本物质。肾藏精,精生髓,髓生血。精与血之间存在着相互资生和相互转化的关系,肾藏精,肝藏血,肾精充足,则可化为肝血以充实血液;肝血充足,亦能滋养肾精,故有"精血同源"之说。

综上所述,血液是以水谷精微中的营气和津液为主要物质基础,在以脾胃为主,配合心、肺、肝、肾等脏腑的共同作用下生成的。

三、血的循行

血液运行于脉道之中,循环不已,流布全身,对全身各脏腑组织器官起营养和滋润作用。血液正常循行必须具备三个基本条件:一是血液充盈;二是脉道完整通畅;三是全身各脏腑发挥正常生理功能。血液正常循行与心、肺、肝、脾四脏的关系尤为密切。

1. 心主血脉 心气推动血液在脉道中运行,以发挥营养周身的作用。心气的充足与推动功能的正常与否,在血液循环中起着十分重要的作用。

2. 肺朝百脉 肺主一身之气,且肺朝百脉,全身的血脉均聚于肺,肺借助宗气而贯注心脉,协助心推动血液运行周身,循环不息。

3. 肝主藏血　肝具有储藏血液和调节血量的功能。能根据人体动静的不同情况,调节脉道中血液流量,使脉中循环的血量维持在一个恒定水平上。同时,肝藏血的功能也可以防止血溢出于脉外。此外,肝的疏泄功能能调畅气机,对血液循行起着重要作用。

4. 脾主统血　五脏六腑之血全赖脾之统摄。脾气健运,气血旺盛,气之固摄作用健全,统摄血液在脉中运行,防止血溢出于脉外。

综上所述,血液的正常循行,是在心、肺、肝、脾四脏的相互密切配合下共同完成的,任何一脏的功能失调均可导致血行失常而产生病变。

四、血的生理功能

(一)营养滋润

血液由水谷精微所化生,含有人体所需要的各种营养成分。血在脉中循行,内行于五脏六腑,外至于皮肉筋骨,如环无端,运行不息,不断将营养物质输送到全身各脏腑组织器官,发挥营养滋润作用,以维持各脏腑组织器官生理功能,从而保证人体生命活动的正常进行。血液充盈,营养滋润功能正常,则面色红润、肌肉丰满、皮肤和毛发润泽、感觉灵敏、运动自如。若血液亏少,营养滋润功能减弱,则出现面色萎黄、肌肉瘦削、肌肤干燥、毛发不荣、肢体麻木或运动无力等。

重点:血的生理功能

(二)神志活动的物质基础

血液是机体神志活动的主要物质基础。人体的精神活动必须得到血液的营养,物质基础充盛,才能产生充沛而舒畅的精神情志活动。人体气血充盈、血脉调和,神得所养,则精神充沛、神志清晰、感觉灵敏、思维敏捷。不论何种原因造成的血虚、血热或运行失常,都会出现不同程度精神情志方面的症状,如神疲、健忘、失眠多梦,或神志恍惚、烦躁、惊悸不安以及谵妄、昏迷等。

▌ 第四节　津　　液 ▌

一、津液的基本概念

津液,是机体一切正常水液的总称,包括各脏腑组织器官的内在体液及其正常的分泌物,如胃液、肠液、泪、涕、唾、汗和尿液等。津液,同气和血一样,也是构成人体和维持人体生命活动的基本物质之一。

重点:津液的概念

津液是津和液的总称。津和液同属于水液,同源于饮食水谷,均有赖于脾和胃的运化功能而生成;但两者在性状、分布部位及其功能等方面又有一定的区别。一般而言,质地较清稀,流动性较大,布散于体表皮肤、肌肉和孔窍,并能渗入血脉之内,起滋润作用的,称为津;质地较浓稠,流动性较小,灌注于骨节、脏腑、脑、髓等组织,起濡养作用的,称为液。

二、津液的生成、输布和排泄

津液的代谢,也就是津液的生成、输布和排泄过程,是一个涉及多个脏腑一系列生理活动的复杂的生理过程。《素问·经脉别论》所说的"饮入于胃,游溢精气,上输于脾,脾气散精,上归于肺,通调水道,下输膀胱,水精四布,五经并行",即是对津液代谢过程的简要概括。

(一)津液的生成

津液来源于饮食水谷,主要通过脾胃、小肠和大肠吸收饮食水谷的水分和营养而生成。其具体过程如下。

1.脾胃运化 胃主受纳腐熟,赖"游溢精气"而吸收饮食水谷中的部分精微。脾主运化,赖脾气升清,将水谷精微和水液上输于肺,而后输布全身。

2.小肠主液 小肠泌别清浊,吸收饮食水谷中大部分营养物质和水分,上输于脾,而布散全身;并将水液代谢产物经肾输送至膀胱,把食物残渣下输于大肠。

3.大肠主津 大肠接受小肠泌别清浊后所剩的食物残渣,吸收其多余的水液,并促使糟粕成形而为粪便,排出体外。

胃、小肠、大肠所吸收的水谷精微及水液,均上输于脾,通过脾气的转输作用布散到全身。

由此可见,津液的生成,一是与饮食水谷的摄入是否充足有关,二是与胃、小肠、大肠以及脾的生理功能是否正常紧密相关。若饮食水谷摄入不足或脾胃、大小肠等脏腑功能失调,则会导致津液的生成不足,引起津液亏虚的病理变化。

(二)津液的输布

津液的输布主要依靠脾、肺、肾、肝和三焦等脏腑功能的协调配合而完成。

1.脾气散精 脾主运化水湿,通过其转输作用,一方面将津液上输于肺,通过肺的宣发和肃降,将津液输布至全身而灌溉脏腑、形体和诸窍;另一方面,又可直接将津液向四周布散至全身各脏腑,即所谓的"灌溉四旁"。

2.肺主行水 肺主宣发肃降,通调水道。肺接受从脾转输而来的津液后,一方面通过宣发作用,将津液输布至人体上部和体表,另一方面,通过肃降作用,将津液下输于肾、膀胱以及人体下部形体。

3.肾主津液 肾为水脏,对津液输布代谢起着主宰作用,主要表现在两个方面。一是肾中精气的蒸腾气化作用,是脾的散精、胃的"游溢精气"、肺的通调水道以及小肠泌别清浊等作用的动力,推动着津液的输布;二是由肺下输至肾的津液,在肾的气化作用下,清者蒸腾,经三焦上输于肺而布散于全身,浊者下降化为尿液,注入膀胱。

4.肝主疏泄 肝主疏泄,调畅气机,气行则水行,保持了水道的畅通,促进了津液输布的通畅。

5.三焦决渎 三焦为"决渎之官",是水液和诸气运行的通路。三焦的通利保证了诸多脏腑输布津液的道路通畅,于是津液才能升降出入,在体内正常地流注布散。

综上所述,津液的输布主要依赖于肾气的蒸腾气化和调控、脾气的运化、肺气的宣降、肝气的疏泄和三焦的通利。津液的正常输布是多个脏腑生理功能密切协调配合的结果,是人体生理活动的综合体现。

(三)津液的排泄

津液的排泄主要通过排出尿液和汗液来完成。此外,呼气和粪便也会带走一些水分。因此,津液的排泄主要与肾、肺、脾等脏腑的生理功能有关。津液排泄的主要途径如下。

1. 尿 尿液为津液排泄的最主要途径,其形成虽与肺、脾、肾等脏腑密切相关,但尤以肾最为重要。肾中精气蒸腾气化,将代谢后的废水和多余水液化为尿液,并排出体外。肾在维持人体津液代谢平衡中起关键性作用。若肾气的蒸腾气化作用失常,则可引起尿少、尿闭、水肿等津液排泄障碍的病变。

2. 汗、呼气 汗液的排出是津液排泄的另一重要途径。肺气宣发,将津液外输于体表皮毛,津液在气的蒸腾激发作用下形成汗液,并由汗孔排出体外。此外,肺在呼气时也会随之带走一些水液,这是津液排泄的又一途径。若肺的生理功能失常,宣发失司,则会导致汗液排泄的异常。

3. 粪便 大肠排出粪便时,随糟粕带走残余的水分。若脾胃运化及肠道吸收失常,水谷中的精微与糟粕俱下,则粪质稀薄,体内津液损耗,引起伤津脱液的病变。

综观津液的生成、输布和排泄过程,是多个脏腑共同参与的一系列复杂生理过程,其中以脾、肺、肾三脏尤为重要。若三脏功能失调,则可影响津液的生成、输布和排泄过程,破坏津液代谢平衡,从而导致伤津、脱液等津液不足,或水湿、痰饮等津液运行障碍,水液停滞积聚的病理变化。

三、津液的生理功能

(一)滋润濡养

津液源于水谷精微,含有丰富的营养物质,且本身又是液态物质,故津液既有较强的滋润作用,又有着丰富的濡养作用。一般来说,津的质地清稀,其滋润作用较明显,液的质地稠厚,其濡养作用较显著。津液布散于体表,能滋润皮毛肌肉;津液渗入体内,能濡养脏腑;津液输注于孔窍,能滋润鼻、目、口、耳等官窍;津液渗注骨、脊、脑,能充养骨髓、脊髓、脑髓;津液流入关节,能滋润骨节。若津液不足,失去滋润濡养作用,则会使皮毛、肌肉、孔窍、关节、脏腑以及骨髓、脊髓、脑髓的生理活动受到影响,脏腑组织的生理结构也可能遭到破坏。

重点:津液的生理功能

(二)化生血液

津液入脉,成为血液的重要组成部分。津液在营气的作用下,渗注于脉中,化生为血液,以循环全身发挥滋润、濡养作用。脉内外的津液互相渗透,机体因而可以根据生理病理变化来调节血液的浓度,保持正常血量,起到滑利血脉的作用。由于津液和血液都是水谷精微所化生,两者之间又可以互相渗透转化,故有"津血同源"之说。

(三)调节机体的阴阳平衡

津液的代谢,对调节机体内外环境的阴阳相对平衡起着十分重要的作用。如气候炎热或体内发热时,津液化为汗液向外排泄以散热,而天气寒冷或体温低下时,津液因腠理闭塞而不外泄,如此则可维持人体体温相对恒定。

(四)排泄代谢产物

津液在其自身的代谢过程中,能把机体的代谢产物通过汗液、尿液等方式不断排出体外,以维持各脏腑组织器官的正常生理功能。

第五节 精、气、血、津液之间的关系

人体的精、气、血、津液都有自己的功能特点。精、气、血、津液是构成人体和维持人体生命活动的基本物质,均依赖于脾胃化生的水谷精微的不断补充,在脏腑组织的功能活动和神的主宰下,它们之间又相互渗透、相互促进、相互转化。在生理功能上,又存在着相互依存、相互制约和相互为用的密切关系;在病理上,则常常相互影响。

一、精与气、血的关系

精能化气,气能生精,精与气相互资生、相互依存。肾精和肾气互生互化,相互为用,合称为肾中精气。肾精化生元气,水谷精微化生宗气、营气、卫气,全身各脏腑之气都依赖于精的滋养,而精的生成,又依赖于气的充盛。所以,精盈则气盛,气足则精充;若精亏则气衰,气虚则精不足。气不仅生精,又能固精。若气失固摄,精关不固,则可导致男子遗精、滑精、早泄等症。

精能生血,血可化精,精与血相互资生,相互转化;精得血而能充,血得精而能旺,两者共同维持人体生命活动的正常进行。病理情况下,精亏则血少,血虚则精衰,最终导致精血亏虚的病证。

二、气与血的关系

气属阳,主动,主温煦;血属阴,主静,主濡润,这是气与血在属性和生理功能上的区别。但气和血都源于脾胃化生的水谷精微和肾中精气,两者在生成、输布(运行)等方面关系密切。故气与血须臾不可相离,乃阴阳互根,自然之理也。这种关系可概括为"气为血之帅,血为气之母"。

(一)气为血之帅

1. 气能生血 指气的运动变化是血液生成的动力。从摄入的饮食物转化为水谷精微,从水谷精微转化为营气和津液,从营气和津液转化成赤色的血液,其中每一个转化过程都离不开相应脏腑之气的推动和激发作用,这是血液生成的动力。

NOTE

气的运动变化功能强盛,脏腑功能亦强盛,则血液化生充足;反之,则血液化生不足。气能生血还包含了营气在血液生成中的作用,营气与津液入脉化血,使血量充足。所以说气旺则血旺,气虚则血少。故临床上在治疗血虚证时,常配合补气药,意在补气以生血。

2. 气能行血 指气对血液的运行起推动作用。血液的运行有赖于心气的推动、肺气的宣发肃降及肝气的疏泄调畅。气机调畅,气行则血行,血液的正常运行得以保证。若气虚无力推动血行或气机郁滞不通不能推动血行,均可形成血瘀。气的运行发生逆乱,也会影响血液的正常运行,如气逆者血随气升,气陷者血随气下等。因此,临床上在治疗血行失常的病证时,常根据具体情况分别配以补气、行气、降气之品。

3. 气能摄血 指气对血液的统摄、固摄作用,使之循行于脉中而不致外溢。气的这种功能,实质上是通过脾统血的功能来实现的。脾气充足,发挥统摄作用使血行脉中而不致溢出脉外,从而保证了血液的正常运行及其濡养功能的发挥。若脾气虚弱,失去统摄作用,往往导致各种出血病证,临床上称为"气不摄血"或"脾不统血"。故临床上在治疗气虚出血证时,常采用补气摄血之法。

（二）血为气之母

1. 血能养气 气的充盛及其功能活动的发挥离不开血液的濡养。气存血中,血不断地为气的生成和功能活动提供营养。水谷精微是各脏腑和经络之气的生成和维持其生理功能的主要物质基础,而水谷精微又赖血以运之,借以为脏腑的功能活动不断地供给营养,使气的生成与运行正常地进行。所以血盛则气旺,血衰则气弱。

2. 血能载气 指气存在于血液之中,依附于血而不致散失,赖血之运载而布达全身。血是气的载体,气若不附于血中,则浮散无根,无以所归。所以临床上每见大出血时,气亦随之涣散,形成气随血脱之候。

案例考查

患者,女,33 岁,孕 1 产 0。现妊娠 34 周,近 10 天自觉头晕、全身乏力、心悸、食欲减退。查体:面色苍白,心率 100 次/分,胎位、胎心及骨盆测量均正常,血红蛋白 80 g/L,红细胞压积 0.25。请思考:

1. 运用所学知识,分析上述临床表现的机制。
2. 改善这种临床表现的中药,应当具有哪些作用?

三、气与津液的关系

气属阳,津液属阴,其属性不同,但二者都来源于脾胃化生的水谷精微。津液的生成、输布和排泄,有赖于气的升降出入运动和气的推动、温煦、固摄和气化作用,而气在体内的存在及运动变化也离不开津液的滋润和运载。两者在生理上密切联系,在病理上相互影响。

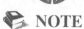
（一）气能生津

气是津液生成的物质基础和动力。津液源于水谷精气,而水谷精气赖脾胃之运化而生成,气推动和激发脾胃的功能活动,使中焦之气旺盛,运化正常,则津液充足。反之,则津液亏少。所以说气旺则津充,气虚则津亏。

（二）气能行津

气是津液在体内正常输布运行的动力。津液的输布、排泄等代谢活动离不开气的推动作用和升降出入的运动。气虚,推动作用减弱,气化无力进行,或气机郁滞不畅,气化受阻,都可以引起津液的输布、排泄障碍,形成水湿、痰饮、水肿等病证,病理上称为"气不行水"。反之,水液的停滞又可使气机不利,而出现胀满不适的表现。故临床上治疗水湿停滞的病证,常常使用理气和利水之法并用。

（三）气能摄津

气的固摄作用可以防止体内津液无故地大量流失,气通过对津液排泄的有节控制,维持着体内津液量的相对恒定。例如,卫气固摄肌表,不使汗液过多外泄;肾气固摄下焦,使膀胱正常贮尿、排尿等,都是气对于津液发挥固摄作用的体现。若气虚,气的固摄作用减弱,则可导致自汗、遗尿、小便失禁等,临床上常采用补气固津之法。

（四）津能生气

津液在输布过程中受到各脏腑阳气的蒸腾温化,化而为气,以敷布于脏腑、组织、形体、官窍,促进正常的生理活动。因此,津液亏耗不足,也会引起气的衰少。

（五）津能载气

津液是气运行的载体之一,气须依附津液而存在。因汗、吐、下太过而引起津液大量丢失时,必将导致气亦随之而外脱,形成"气随液脱"之危候。故《金匮要略·心典》曰:"吐下之余,定无完气。"

四、血与津液的关系

血与津液均是液态物质,都来源于脾胃化生的水谷精微,有滋润、濡养作用。按其形态、性质均属于阴,故可相互渗透、相互转化,关系密切。津液不断渗注于脉中,即成为血液的组成部分;运行于脉中的血液,渗出于脉外便化为有濡润作用的津液,故有"津血同源"之说。

（一）血对津液的关系

血液的清稀部分,若渗于脉外,与营气分离,便化为有濡润作用的津液。血虚时,可出现津液不足的症状。失血过多,则脉中血少,脉外的津液大量渗注于脉中,以补充血容量的不足,可致脉外的津液相对亏损,出现口渴咽干、尿少、皮肤干燥等现象,称为"耗血伤津"。故《灵枢·营卫生会篇》曰:"夺血者无汗。"因此,在临床上治疗失血的患者,不宜采用汗法。

（二）津液对血的关系

津液渗入脉中，与营气相合，便化为血液的组成部分。若津液大量丧失，如大汗、大吐、大泻等，可致脉外津液严重不足，不仅不能进入脉中补充血液，脉中的津液成分也会渗出脉外，以图补充津液的亏耗，因此导致血液的亏少，形成血脉空虚、津枯血燥的病变。故《灵枢·营卫生会篇》曰："夺汗者无血。"因此，在临床上对于多汗夺津或津液大量丢失的患者，亦不可轻用破血、逐瘀之剂。

（徐　旭）

自测题

一、单项选择题

1. 与气的生成密切相关的脏是（　　）。

A. 心、肝、脾　　　　　B. 肺、肝、肾　　　　　C. 肺、脾、肾

D. 肝、脾、肾　　　　　E. 心、肺、肾

2. 促进生长发育是气的何种功能？（　　）

A. 推动作用　　　　　B. 温煦作用　　　　　C. 防御作用

D. 固摄作用　　　　　E. 气化作用

3. 自汗、多尿是气的哪项功能减退？（　　）

A. 推动作用　　　　　B. 温煦作用　　　　　C. 防御作用

D. 固摄作用　　　　　E. 气化作用

4. 易于感冒是气的哪项功能减退？（　　）

A. 推动作用　　　　　B. 温煦作用　　　　　C. 防御作用

D. 固摄作用　　　　　E. 气化作用

5. 行于脉内的气是（　　）。

A. 元气　　　　　　　B. 宗气　　　　　　　C. 营气

D. 卫气　　　　　　　E. 以上都不是

6. 下列各项，属于血液的生理功能是（　　）。

A. 推动作用　　　　　B. 温煦作用　　　　　C. 防御作用

D. 固摄作用　　　　　E. 营养和滋润作用

7. 与津液的代谢关系最为密切的脏腑是（　　）。

A. 肺、脾、肾　　　　　B. 肺、肝、肾　　　　　C. 肝、脾、肾

D. 肝、肾、膀胱　　　　E. 心、肺、肾

8. 治疗血瘀病证时，常配伍行气药，其机制在于（　　）。

A. 气能生血　　　　　B. 气能行血　　　　　C. 气能摄血

D. 血能养气　　　　　E. 血能载气

二、问答题

1. 气的生理功能有哪些？

2. 简述气、血、津液的相互关系。

第五章 经 络

 学习目标

> **知识目标**:掌握经络的基本概念、组成和生理;十二经脉的走向、交接规律、分布与表里关系。理解十二经脉的气血流注次序以及奇经八脉的含义。
>
> **能力目标**:在体表绘制出十二经脉及任督二脉的走向。

情景导学

练气功首先打通小周天,然后打通大周天。小周天是指人体子午线,任督二脉所构成的环状脉路。大周天是相对小周天而言的,是在小周天的基础上继续打通奇经八脉中的其余六脉,以及手足十二正经。请问:

1.什么是十二正经、奇经八脉?

2.任脉、督脉 在体表的循行部位在哪里?

第一节 经络的概念与经络系统

一、经络的概念

经络是人体运行气血的通路,包括经脉和络脉。"经",有路径的含义,为直行的主干;"络",有网络的含义,为经脉所分出的小支。经脉和络脉纵横交错,遍布于全身。《灵枢·海论》说:夫十二经脉者,内属于府藏,外络于肢节。指出经脉内部各属于五脏六腑,并且表里相合;在外部联络皮、肉、筋、骨,从而使脏腑器官与四肢百骸联系成为一个有机的整体,借以运行气血、协调阴阳,使人体各部的功能活动得以保持协调和相对平衡。

经络学说是阐述人体经络系统的组成、循行分布、生理功能、病理变化及其与脏腑相互关系的一门学说,是中医理论的重要组成部分,对中医临床各科尤其是针灸临床实践具有重要的指导作用,凡辨证归经、循经取穴、针刺补泻等,皆以经络为依据。

重点:经络系统的组成

二、经络系统的组成

经络系统由经脉和络脉组成,其中经脉包括十二经脉、奇经八脉,以及附属于

NOTE

十二经脉的十二经别、十二经筋、十二皮部；络脉包括十五络脉和难以计数的浮络、孙络等。《灵枢·脉度》说：经脉为里，支而横者为络，络之别者为孙。经络系统的组成见图5-1。

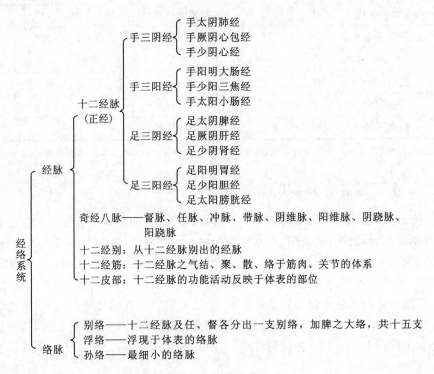

图 5-1　经络系统的组成

第二节　十二经脉

十二经脉是指十二脏腑所属的经脉，即手三阴经（肺、心包、心）、手三阳经（大肠、三焦、小肠）、足三阳经（胃、胆、膀胱）、足三阴经（脾、肝、肾）的总称，它们是经络系统的主体，又称为"正经"。

重点：十二经脉的名称

一、十二经脉的命名

十二经脉的名称是根据十二经脉所属的脏腑、阴阳和手足而确定的。十二经脉内属于脏腑，脏属阴，腑属阳，与六脏相连的经脉属阴，与六腑相连的经脉属阳，经中阴阳之气的多少亦与所属脏腑有关。外络于肢节，位于上焦的三脏（肺、心包、心）及与其相表里的三腑（大肠、三焦、小肠）属于上肢手，位于中下焦的三脏（脾、肝、肾）及与其相表里的三腑（胃、胆、膀胱）属于下肢足。十二经脉的命名见表5-1。

表 5-1　十二经脉的命名

	阴	脏	腑	阳	循行部位（阴经行内侧，阳经行外侧）	
手	手太阴肺经	肺	大肠	手阳明大肠经	上肢	前
	手厥阴心包经	心包	三焦	手少阳三焦经		中
	手少阴心经	心	小肠	手太阳小肠经		后
足	足太阴脾经	脾	胃	足阳明胃经	下肢	前
	足厥阴肝经	肝	胆	足少阳胆经		中
	足少阴肾经	肾	膀胱	足太阳膀胱经		后

注：在小腿下半部和足背部，肝经在前，脾经在中线。在内踝尖上八寸处交叉后，脾经在前，肝经在中线。

二、十二经脉在体表的分布规律

重点：十二经脉的分布、走向和交接规律

十二经脉在体表左右对称地分布于头面、躯干和四肢，纵贯全身。四肢内侧属阴，外侧属阳，胸属阴，背属阳，与六脏相配属的六条阴经，分布于四肢内侧和胸腹，上肢内侧为手三阴经，下肢内侧为足三阴经；与六腑相配属的六条阳经，分布于四肢外侧、头面和躯干，上肢外侧为手三阳经，下肢外侧为足三阳经。按立正姿势，将上下肢的内外侧均分成前中后三条区线，十二经脉在四肢的排列是：手足阳经为阳明在前、少阳在中、太阳在后；手足阴经为太阴在前、厥阴在中、少阴在后，其中足三阴经在足内踝上 8 寸以下为厥阴在前、太阴在中、少阴在后，至内踝上 8 寸以上，太阴交出于厥阴之前。

三、十二经脉表里属络关系

十二经脉在体内与脏腑相连属，互为表里的脏腑的经脉亦构成表里属络的关系，阴经属脏络腑、阳经属腑络脏，阴阳相配，一脏配一腑，一阴配一阳，形成了脏腑阴阳经脉之间六组表里属络关系。如手太阴肺经属肺络大肠，手阳明大肠经属大肠络肺，肺与大肠相表里，手太阴肺经与手阳明大肠经相表里。脾与胃相表里，足阳明胃经与足太阴脾经相表里；心与小肠相表里，手少阴心经与手太阳小肠经相表里；足太阳膀胱经与足少阴肾经相表里；手厥阴心包经与手少阳三焦经相表里；足少阳胆经与足厥阴肝经相表里。互为表里的经脉在生理上密切联系，病理上相互影响，治疗上相互为用。

四、十二经脉的循行走向与交接规律

十二经脉的循行方向：手三阴经从胸走手，手三阳经从手走头，足三阳经从头走足，足三阴经从足走腹（胸）。十二经脉走向交接规律见图 5-2。

十二经脉的交接规律：相表里的阴经与阳经在手足末端交接，同名的阳经与阳经在头面部交接，相互衔接的阴经与阴经在胸中交接。十二经脉交接规律见图5-3。

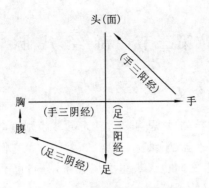

图 5-2 十二经脉走向交接规律

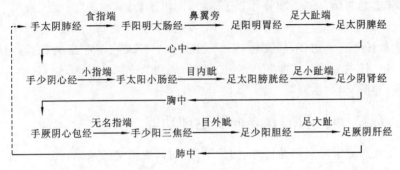

图 5-3 十二经脉交接规律

五、十二经脉的气血循环流注

十二经脉的气血流注从肺经开始,逐经相传至肝经,再从肝经复传到肺经,构成周而复始、如环无端的传注系统,将气血周流全身,使人体各组织器官不断地得到营养物质,以发挥各自的功能活动。十二经脉的气血循环流注规律见图5-4。

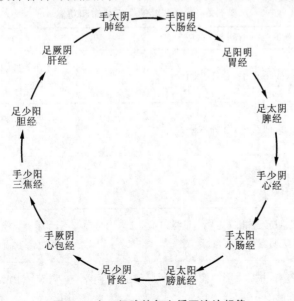

图 5-4 十二经脉的气血循环流注规律

第三节　奇　经　八　脉

一、奇经八脉的含义

重点：奇经八脉
的概念

　　奇经八脉，"奇"有"异"的意思，即奇特、奇异。指别道奇行的八条经脉，包括督脉、任脉、冲脉、带脉、阴维脉、阳维脉、阴跷脉、阳跷脉。它们与十二正经不同，不直接隶属于十二脏腑，相互之间也无表里配属关系，分布也不像十二经脉那样规则。又因其数有八，故曰"奇经八脉"。

　　八脉中的督脉、任脉、冲脉皆起于胞中，同出于会阴，称为"一源三歧"。"督"有总管、统率的意思，能总督一身之阳经，故又称为"阳脉之海"；"任"有担任、任受的意思，能总任一身之阴经，故又称"阴脉之海"。"任"又与"妊"意义相通，与女子妊娠有关，称"任主胞胎"。"冲"有要冲的意思，能调节十二经气血，故有"十二经脉之海"之称，冲脉又称"血海"。

二、奇经八脉的循行、走向及生理功能

重点：任脉、督
脉的循行部位

　　奇经八脉除带脉横向循行外，均为纵向循行，纵横交错地循行分布于十二经脉之间，主要作用体现在两方面：其一，沟通了十二经脉之间的联系，将部位相近、功能相似的经脉联系起来，起到统摄有关经脉气血、协调阴阳的作用；其二，对十二经脉气血有着蓄积和渗灌的调节作用，若把十二经脉之气血比作江河之水，则奇经八脉就犹如湖泊水库，当十二经脉及脏腑气血旺盛时，奇经八脉能加以蓄积。当人体功能活动需要时，奇经八脉的气血又能渗灌供应。奇经八脉的循行分布和功能见表 5-2。

表 5-2　奇经八脉的循行分布和功能

脉名	循行分布概况	功　　能
任脉	腹、胸、颏下正中，总任六阴经	调节全身阴经经气，故称"阴脉之海""任主胞胎"
督脉	腰、背、头面正中，总督六阳经	调节全身阳经经气，故称"阳脉之海"
带脉	起于胁下，环腰一周，状如束带	约束纵行躯干的诸条经脉
冲脉	与足少阴肾经相并上行，环绕口唇，且与任脉、督脉、足阳明胃经等有联系	涵蓄十二经气血，故称"十二经脉之海""血海"
阴维脉	小腿内侧，并足太阴脾经、足厥阴肝经上行至咽喉合于任脉	调节六阴经经气，"维络诸阴"

续表

脉名	循行分布概况	功　能
阳维脉	足跗外侧,并足少阳胆经上行,至项后会合于督脉	调节六阳经经气,"维络诸阳"
阴跷脉	足跟内侧,伴足少阴肾经等上行,至目内眦与阳跷脉会合	调节肢体运动,司眼睑开合
阳跷脉	足跟外侧,伴足太阳膀胱经等上行,至目内眦与阴跷脉会合	

　　奇经八脉中的任督二脉,各有其所属的腧穴,故与十二经相提并论,合称为"十四经"。十四经均具有一定的循行路线、病候和所属腧穴,是经络系统的主要部分。

第四节　经络的生理功能及临床应用

一、经络的生理功能

(一)联系脏腑、沟通内外

　　《灵枢·海论》指出:"夫十二经脉者,内属于府藏,外络于肢节。"人体的五脏六腑、五官九窍、四肢百骸、皮肉筋骨等组织器官,之所以能够保持相对的协调与统一,完成正常的生理活动,是依靠经络系统的联络沟通而实现的。经络中的经脉、奇经八脉与经别、十五络脉,纵横交错,入里出表,通上达下,联系人体各脏腑组织;经筋、皮部联系肢体筋肉皮肤;浮络和孙络联系人体各细微部分,这样,经络将人体联系成了一个有机的整体。

(二)运行气血,濡养周身

　　《灵枢·本藏》指出:"经脉者,所以行气血而营阴阳,濡筋骨,利关节者也。"经络是人体气血运行的通道,能将营养物质输布到全身各组织脏器,使脏腑组织得以营养,筋骨得以濡润,关节得以通利。

(三)抗御外邪、保卫机体

　　由于经络能"行气血而营阴阳",营气行于脉中,卫气行于脉外,卫气具有卫外的功能,卫气和则分肉解利,皮肤调柔,腠理致密。当外邪从皮毛而入,侵犯机体时,卫气首当其冲地发挥其抗御外邪、保卫机体的屏障作用。

二、经络学说在临床上的运用

(一)说明病理变化

　　当经络的生理功能失调时,经络系统发生的相应变化或出现的特殊现象称为经络的病理变化。经络的病理变化主要有两个方面。

1. 成为传注病邪的通路　在正常情况下,经络系统内连脏腑,外络肢节,是气血运行的通路,而在疾病状态下,经络则成为病邪传注的途径。当体表受到病邪侵袭时,可以通过经络而传入内脏。《素问·缪刺论》说:夫邪之客于形也,必先舍于皮毛,留而不去,入舍于络脉,留而不去,入舍于经脉,内连五脏,散于肠胃。这指出了经络是外邪从皮毛腠理内传于脏腑的传变途径。某一内脏有病,可以通过脏腑之间的经络联系而传入他脏,如肝郁乘脾、肺燥肠闭证。

2. 反映内在病候　当内脏有病时,通过经络的特殊联系作用,可以在体表一定的部位反映出来,如在经络循行线上出现明显的压痛或结节状、条索状等反应物,以及相应部位皮肤色泽、形态、温度等变化,通过对这些部位的审视或按压,便可查出内脏的疾病。

(二)指导辨证归经

由于经络有一定的循行部位及所属络的脏腑,故根据体表相关部位发生的病理变化,可推断疾病所在的经脉。如头痛一症,痛在前额者多与阳明经有关,痛在两侧者多与少阳经有关,痛在后项者多与太阳经有关,痛在颠顶者多与督脉、足厥阴肝经有关。这是根据头部经脉分布特点辨证归经。《伤寒论》的六经辨证,就是足六经的循行特点、所属脏腑的生理功能失常所总结出来的辨证方法。

(三)指导针灸治疗

针灸治病是通过针刺和艾灸等刺激体表腧穴,以疏通经气,调节人体脏腑气血功能,从而达到治疗疾病的目的。腧穴的选取,通常根据辨证归经,再根据经络的循行和腧穴的主治特点进行循经取穴,《四总穴歌》所讲的"肚腹三里留,腰背委中求,头项寻列缺,面口合谷收"就是循经取穴的体现。

当前广泛用于临床的针刺麻醉,以及穴位埋线、穴位敷贴、耳针、头针等治疗方法,都是在经络理论的指导下所创立和发展起来的。

(庞　灿)

一、单项选择题

1. 十二经脉的流注形式是(　　)。

A. 直线贯注　　　　　　　　B. 上下贯注　　　　　　　　C. 循环贯注

D. 头足贯注　　　　　　　　E. 手足贯注

2. 按十二经传次序,小肠经是传交给(　　)。

A. 膀胱经　　　B. 胆经　　　C. 心经　　　D. 肾经　　　E. 三焦经

3. "一源而三歧",同起于胞中的奇经是(　　)。

A. 冲、任、带　　　　　　　B. 任、督、带　　　　　　　C. 督、任、冲

D. 督、冲、带　　　　　　　E. 以上都不是

4. 经络系统中,与脏腑有直接络属关系的是(　　)。

A. 奇经八脉　　　　　　　　B. 十二经别　　　　　　　　C. 十二正经

D. 浮络   E. 十二皮部

5. 肝经即（　　）。

A. 手太阳经   B. 足厥阴经   C. 手太阴经

D. 足少阴经   E. 足太阳经

6. 肾经分布在（　　）。

A. 足外侧后线   B. 手内侧中线   C. 足内侧前线

D. 足内侧后线   E. 手内侧后线

7. 任脉的作用是（　　）。

A. 调节十二经气血   B. 孕育胎儿   C. 主一身之阳

D. 约束诸脉   E. 维络诸阴

二、问答题

1. 描述十二月经脉的走向及其交接规律。

2. 简述经络的生理功能。

第六章 病　　因

学习目标

知识目标:掌握外感、内伤病因的致病特点,熟悉继发病因、其他病因的致病特点,了解病因的概念、种类。

能力目标:学会用中医理论解释临床常见的疾病原因。

案例导学

患者,女,30岁。因结婚5年未孕就诊。结婚5年未生育,平素精神忧郁,性急易怒,胸闷,喜叹息。每次行经推迟40余天,量中等,色紫暗夹有血块,经行不畅,经期腹痛剧烈,拒按。经前小腹胀满连及胸胁,乳房胀痛,甚则不能触衣,伴随月经周期而发作,经后逐渐消失。舌紫暗边有瘀点、瘀斑,脉沉弦而细。请思考:

1. 患者出现了哪些方面的健康问题,原因是什么?

2. 患者主要存在哪些护理问题?

重点:病因概念

中医学认为,人体是一个有机的整体,人体各脏腑组织之间,以及人体与外界环境之间,始终保持着既对立又统一的相对动态平衡状态,从而维持着人体正常的生理活动。当这种动态平衡因某些原因而遭到破坏,而又不能自行调节和恢复时,人体就会发生疾病。

破坏人体自身及其外界环境之间的相对平衡状态而引发疾病的原因就是病因,又称"致病因素"、"病邪"等。导致疾病发生的原因是多种多样的,如六淫、疫疠、七情、饮食、劳逸,以及外伤、虫兽伤和寄生虫等,在一定条件下都能使人发生疾病。此外,在疾病发生发展过程中,病因与病理产物是相对的,如痰饮、瘀血、结石等都是在疾病过程中所形成的病理产物,但这些病理产物又可反作用于机体,成为新的致病因素,导致其他病证的发生。

中医认识病因,除了解可能作为致病因素的客观条件外,主要是以病证的临床表现为依据,通过综合分析疾病的症状、体征来推求病因,为治疗用药提供依据,这种方法称为"辨证求因",又称"审证求因"。本章根据病因的发病途径、形成过程,将病因分为外感病因、内伤病因、继发病因以及其他病因四类。

第一节 外感病因

外感病因是指来源于自然界，多从肌表、口鼻侵入机体而发病的病邪。主要包括六淫、疫疠等。

一、六淫

六淫，即风、寒、暑、湿、燥、火六种外感病邪的统称。风、寒、暑、湿、燥、火，在正常的情况下称为"六气"，是自然界六种不同的气候变化。六气的不断运动和变化，决定了一年四季气候的不同，即春风、夏暑（火）、秋燥、冬寒、长夏湿。人们在生活实践过程中，不但认识到六气的变化特点，而且通过自身的调节机制产生了一定适应能力，从而使人体的生理活动与六气变化规律相适应，所以六气一般不会使人致病。但当气候变化异常，超过了一定限度，如六气的太过和不及，非其时而有其气（如春天当温而反寒，冬季当凉而反热），以及气候变化过于急骤（如骤冷、暴热等），超过人体的适应能力，或当人体正气不足，抵抗力下降不能适应基本正常的气候变化时，六气就会成为致病因素，侵犯人体发生疾病，这种情况下的六气称为"六淫"。淫，有太过和浸淫之意，由于六淫是不正之气，故又称其为"六邪"。

六淫致病具有以下共同特点。

外感性：六淫邪气多从肌表、口鼻侵犯人体而发病，故有"外感六淫"之称。六淫所致疾病，又称为"外感病"。

季节性：六淫致病常有明显的季节性。如春季多风病，夏季多暑病，长夏多湿病，秋季多燥病，冬季多寒病等。

地域性：六淫致病常与地域、居住环境密切相关。如西北高原地区多寒病、燥病，东南沿海地区多湿病、温病，久居潮湿环境多湿病，高温环境作业者多易患火热燥病等。

独立性与相兼性：六淫邪气既可单独侵袭人体致病，如寒邪直中脏腑而致泄泻，又可两种以上相兼侵犯人体而致病，如风寒感冒、湿热泄泻、风寒湿痹等。

转化性：六淫致病，在一定条件下，其证候性质可发生转化。如寒邪入里可以化热，暑湿日久可以化燥伤阴，六淫之邪皆可从热化火等。这种转化与机体的体质密切相关。

值得一提的是，临床上还有一些由于脏腑阴阳失调，气、血、津液代谢异常，所产生的类似风、寒、湿、燥、火（热）五种外邪致病特征的病理变化，分别称为"内风"、"内寒"、"内湿""内燥"、"内火"，统称"内生五邪"。

六淫致病从现代科学角度而言，除气候因素外，还包括生物（病毒、细菌等）、物理、化学等多种致病因素作用于机体所引起的病理反应。

（一）风

风为春季的主气，但四季皆有，故风邪致病虽以春季为多，但又不限于春季，其他季节亦可发生。风邪侵袭人体多从皮毛、肌腠而入，是六淫中最主要的致病因

重点：六淫的概念

素;其他外邪(寒湿燥火邪)往往与风结合,依附于风,侵袭人体而发病,故称风邪为"六淫之首"。中医学认为风邪是外感发病中一种极为重要和广泛的致病因素。

风邪的性质和致病特点如下。

(1)风为阳邪,其性开泄,易袭阳位。风邪具有清扬、向上、升发、向外的特性,属于阳邪。其性开泄,是指风邪侵犯人体易使腠理疏泄开张,出现汗出、恶风等症。易伤阳位,是指风邪常易侵犯人体的上部(头面)、肌表、腰背等属于阳的部位,而出现头痛、鼻塞咽痒、咳嗽、项背疼痛等症状,故《素问·阴阳应象大论》曰:"伤于风者,上先受之。"

(2)风性善行而数变。善行,是指风邪致病具有病位游移,行无定处的特性。如痹证中的"风痹",即以游走性关节疼痛,痛无定处为临床特征,又称"行痹"。数变,是指风邪致病具有发病迅速和变幻无常的特性。如风疹之皮肤瘙痒,发无定处,时隐时现,此起彼伏,发病急,消失快;中风之突然昏仆,不省人事等。

(3)风性主动。动,指动摇不定。即风邪致病具有动摇不定的特征。临床所见如眩晕、震颤、四肢抽搐、角弓反张等症状,多属风的病变,故《素问·阴阳应象大论》曰:"风胜则动。"

(4)风为百病之长。长者,始也,首也。风邪为"六淫之首",其他外邪往往与风结合,依附于风,侵袭人体而发病,如外感风寒、风热、风湿等,故风邪常为外邪致病的先导。

(二)寒

寒为冬季的主气,寒邪为病,以冬季多见。其他季节因气温骤降、淋雨涉水、汗出当风或贪凉露宿、过饮寒凉等,也可感受寒邪。感寒有伤寒、中寒之别:寒邪伤于肌表,郁遏卫阳,称为"伤寒";寒邪直中于里,伤及脏腑阳气,则为"中寒"。

寒邪的性质及致病特点如下。

(1)寒为阴邪,易伤阳气。寒为阴气盛的表现,其性属阴,故寒邪致病,最易损伤人体阳气,阳气受损,温煦作用减弱,全身或局部出现功能减退的寒象。如寒邪袭表,卫阳被遏,则见恶寒;寒邪直中脾胃,脾阳受损,可见脘腹冷痛、呕吐、腹泻等症。

(2)寒性凝滞。凝滞,即凝结、阻滞不通之意。寒邪伤人可使人之经脉气血凝滞、运行不畅,"不通则痛",从而出现各种疼痛症状,其痛得温则减,遇寒加剧。如寒邪外束肌表,则周身疼痛;寒邪直中肠胃,则脘腹疼痛;寒邪引起的痹证,关节疼痛剧烈,故又称"痛痹"。

(3)寒性收引。收引,即收缩牵引之意。寒邪侵入人体,可使气机收敛,腠理、经络、筋脉收缩而挛急。如寒邪侵袭肌表,毛窍腠理闭塞,卫阳被郁,不得宣泄,可见恶寒、发热、无汗;寒客血脉,则气血凝滞,血脉挛缩,可见头身疼痛、脉紧;寒客经络关节,筋脉拘急收引,则见关节屈伸不利、拘挛作痛等。

(三)暑

暑为夏季的主气,乃火热之气所化。暑邪有明显的季节性,独见于夏季。暑邪纯属外邪,只有外感而没有内生,故无内暑之说。

暑邪的性质及致病特点如下。

(1)暑为阳邪,其性炎热。暑为夏季的火热之气所化,火热属阳,故暑为阳邪。暑邪伤人,多见壮热、烦渴、面赤、脉洪大等一系列阳热亢盛之症。

(2)暑性升散,伤津耗气。升散,即上升发散之意。暑为阳热之邪,易于上升发散。暑邪侵犯人体,易使腠理开泄而多汗。汗出过多,则易伤津液,津液亏损,即可出现口渴喜饮、尿赤短少等症。在大量汗出的同时,往往气随津脱而致气虚,常见气短乏力、倦怠懒言等,严重者可出现突然昏倒、不省人事的阳气暴脱之危证。

(3)暑多挟湿。夏季不仅炎热,且多雨潮湿,热蒸湿动,使空气的湿度增加,故暑邪为病,常兼挟湿邪以侵犯人体。其临床表现除发热、烦渴等暑热症状外,常兼见四肢困倦、胸闷呕恶、不思饮食、大便溏泻而不爽等湿阻症状。

(四)湿

湿为长夏的主气。长夏,正值夏秋之交,为一年中湿气最盛的季节,故长夏多湿病。此外,淋雨涉水、居住潮湿或工作于水湿环境等均易感受湿邪为病。所以四季均有湿病的发生,且伤人缓慢难察。

湿邪的性质及致病特点如下。

(1)湿为阴邪,易伤阳气,阻遏气机。湿性类水,故为阴邪。湿邪侵犯人体,留滞于脏腑经络,最易阻遏气机,使脏腑气机升降失常,经络阻滞不畅。若湿阻胸膈,气机不畅则胸闷;湿困脾胃,升降不利,气机阻滞则脘痞腹胀、便溏不爽;湿停下焦,气机阻滞,气化不利则小便短涩。因湿为阴土,主运化水湿,性喜燥恶湿,故外感湿邪,常先困脾,而使脾阳不振,运化无权,水湿停聚,出现泄泻、水肿、尿少等症。

(2)湿性重浊。重,即沉重或重着之意。故湿邪为病,其临床表现具有沉重、重着的特点。如湿邪袭表,多见周身困重、四肢倦怠;困遏于头则清阳不升,常见头重如裹、昏昏欲睡;湿邪留滞经络关节,可见关节疼痛重着,称之为"湿痹"或"着痹"。浊,即混浊、秽浊之意。湿邪为病,其分泌物或排泄物等具有秽浊不清的特点。如湿邪上犯,则见面垢眵多;湿邪下注则大便溏泻、小便浑浊不清、下痢黏液脓血、妇女带下过多;湿邪浸淫肌肤,导致疮疡湿疹,多见脓水秽浊等。

(3)湿性黏滞。黏,即黏腻;滞,即停滞。湿性黏滞主要表现在两方面:一是指症状的黏滞性,如大便黏腻不爽、小便滞涩不畅、舌苔黏腻厚浊等;二是指病程的缠绵性,湿病病程较长或反复发作,缠绵难愈,如湿疹、湿痹、湿温病等。

(4)湿性趋下,易袭阴位。湿性类水,水性下行,故湿邪有下趋的特性,其致病易伤人体下部。如湿邪为病的水肿,多以下肢明显;湿邪下注,可见带下、淋浊、痢疾等病。故《素问·阴阳应象大论》曰:"伤于湿者,下先受之。"

(五)燥

燥为秋季的主气。秋天气候干燥,空气中水分缺乏,故多燥病。燥邪多从口鼻、皮毛而入,侵犯肺卫。燥邪为病又有温燥、凉燥之分。初秋尚有夏热之余气,燥与温热结合而侵犯人体,则多见温燥病证;深秋又有近冬之寒气,燥与寒邪结合侵犯人体,则亦见凉燥病证。

燥邪的性质及致病特点如下。

(1)燥性干涩,易伤津液。燥邪为干涩之病邪,故外感燥邪最易耗伤人体的津液,造成阴津亏虚的证候,可见口鼻干燥、咽干口渴、皮肤干涩甚至皲裂、毛发不荣、小便短少、大便干结等症。故《素问·阴阳应象大论》曰:"燥胜则干。"

(2)燥易伤肺。肺为娇脏,喜润而恶燥,外合皮毛,开窍于鼻,直接与自然界大气相通。燥邪多从口鼻、皮毛而入,故最易伤肺。燥邪犯肺,耗伤肺津,影响肺的宣发肃降功能,从而出现干咳少痰,或痰黏难咯,甚至出现痰中带血以及喘息胸痛等症。由于肺与大肠相为表里,燥邪自肺影响到大肠,则可出现大便干燥不畅等症。

案例考查

患者,男,54岁。发热、干咳4天。秋初久晴无雨,始患头痛发热,无汗,干咳少痰等症,经用桑菊饮等未能控制病情,继而气逆而喘,体温高达39.2℃,咽喉干痛,咯痰带血而黏,鼻干唇燥,口干微渴,皮肤干燥,神倦纳呆,胸闷胁痛,心烦失眠,小便短赤,大便干结。舌边尖红,苔薄白而干,脉弦数。请思考:

1.该患者乃燥邪为患,是凉燥还是温燥?病邪主要侵犯哪一脏?

2.用燥邪的特性来分析本病的临床症状。

(六)火

火热为阳盛所生,火为热之极,火热虽程度不同,但性质则一。火热之邪一般旺于夏季,但不如暑邪有明显的季节性,也不受季节气候限制。

火邪的性质及致病特点如下。

(1)火为阳邪,其性炎上。火热之性,燔灼焚焰,升腾上炎,故属于阳邪。阳盛则热,故火邪致病临床可见高热、烦渴、汗出、脉洪数等症。因其性炎上,所以火邪致病证候多表现在人体的上部,如心火上炎,则见舌尖红、口舌生疮;胃火炽盛,可见齿龈肿痛;肝火上炎,常见目赤肿痛等。

(2)火易伤津耗气。火热之邪,最易迫津外泄,消灼津液,耗伤阴津,故常兼有口渴喜饮、咽干舌燥、小便短赤、大便秘结等津伤症状。火邪又能直接损伤人体的正气,或因伤津,气随津脱,故火邪致病,还可兼见体倦乏力、少气懒言等症。

(3)火易生风动血。火热之邪侵袭人体,灼伤津液,使筋脉失其濡养,而致肝风内动,称为"热极生风",表现为高热、神昏谵语、四肢抽搐、目睛上视、项背强直、角弓反张等。同时,火热之邪可以加速血行,灼伤脉络,甚则迫血妄行,而致各种出血,如吐血、衄血、便血、尿血、皮肤发斑及妇女月经过多、崩漏等症。

(4)火易致肿疡。火热之邪入于血分,可聚于局部,腐蚀血肉,发为痈肿疮疡,表现为红肿热痛,甚则化脓溃烂。故《医宗金鉴》曰:"痈疽原是火毒生。"

(5)火易扰心神。心在五行中属火,火热性躁动,与心相应,故火热之邪入营血,易影响心神,轻者心神不宁而心烦失眠;重者可扰乱心神,出现狂躁不安、神昏谵语等症。

二、疠气

疠气,是一类具有强烈传染性的外邪。在中医文献中,疠气又称"疫气"、"戾气"、"异气"、"毒气"、"乖戾之气"等。因疠气引起的疾病则称为"疫病"、"瘟病"或"瘟疫病"。疠气虽属外感病因,但与六淫邪气不同的是,具有强烈传染性。疠气可以通过空气传染,多从口鼻侵入人体而致病,此外,疠气也可随饮食、接触、蚊虫叮咬及其他途径侵入人体而致病。

疠气致病的种类很多,如大头瘟、虾蟆瘟、疫痢、白喉、烂喉丹痧、天花、霍乱、鼠疫等,这实际上包括了现代许多传染病和烈性传染病。

(一)疠气的致病特点

(1)传染性强,易于流行。疠气主要通过空气、饮食、接触、蚊虫叮咬等途径在人群中传播,具有强烈的传染性和流行性。《温疫论》曰:"此气之来,无论老少强弱,触之者即病。"当然,疠气致病既可大面积流行,也可散在发生。

(2)发病急骤,病情危重。一般来说,六淫致病比内伤杂病发病急,但疠气比六淫发病更急。《温疫论》中提及某些疾病,"缓者朝发夕死,重者顷刻而亡",足见疠气发病急骤、来势凶猛、变化多端、病情危笃。

(3)一气一病,症状相似。一种疠气仅导致一种疫病发生,故当某一种疠气流行时,其临床症状基本相似,故《素问·刺法论》称:"五疫之至,皆相染之,无问大小,病状相似。"如痄腮,无论是男是女,患病一般都表现为耳下腮部肿大。

(二)疠气的发生和流行因素

疫病的发生与流行,除与人体正气的强弱有关外,还与以下因素有关。

(1)气候因素。自然气候严重或持久的反常变化,如久旱、洪涝、酷热、湿雾瘴气以及地震之后,均可滋生疠气而导致疾病的发生。

(2)环境与饮食因素。环境卫生不良,如水源、空气污染易滋生疠气;同样,食物污染、饮食不当也可引起疫病的发生与流行。

(3)预防因素。疠气具有强烈的传染性和流行性。预防隔离是防止疫病发生、控制其流行蔓延的有效措施。故如没有及时做好预防隔离工作,也是导致疠气流行的因素。

(4)社会因素。战乱、贫穷落后、社会动荡及现代战争中的细菌战,均可能导致疠气流行。只有社会稳定、做好卫生防疫工作,坚持"预防为主"的医疗卫生工作方针,才能防止控制疠气的发生与流行。

第二节 内伤病因

重点:七情的概念

一、七情

七情即喜、怒、忧、思、悲、恐、惊七种情志变化,是人体对外界客观事物的情绪反应。在正常情况下一般不会使人致病,只有突然、强烈或长期持久的情志刺激,超过了人体自身生理调节范围与耐受能力,造成气机紊乱、脏腑阴阳气血失调时,才会导致疾病的发生。由于它是造成内伤病的主要致病因素之一,故又称"内伤七情"。

(一)七情与脏腑气血的关系

人的情志活动与脏腑有着密切的关系。情志活动必须以五脏精气作为物质基础。《素问》曰:"人有五脏化五气,以生喜怒悲忧恐。"因此,人的不同情志活动与五脏有相对应的规律,即心在志为喜,肝在志为怒,脾在志为思,肺在志为忧,肾在志为恐。"喜怒思忧恐",统称为"五志",分属于五脏,而七情中的悲和惊,分属于肺和肾。脏腑气血的功能变化会影响情志的变化,而不同的情志变化,亦会对脏腑气血产生不同的影响。

(二)七情的致病特点

七情致病不同于六淫,六淫侵袭人体,从肌表、口鼻而入,发病多见于表证;而七情内伤则直接影响相应的内脏,使脏腑气机逆乱,气血失调,导致种种病变的发生。

1. 直接伤及内脏 七情太过,直接损伤相应的脏腑,即怒伤肝,喜伤心,思伤脾,忧伤肺,恐伤肾。由于心主神志,为五脏六腑之大主,心神受损可涉及其他脏腑。心主血藏神,肝主疏泄藏血,脾主运化而位于中焦,是气机升降的枢纽,又为气血生化之源。故情志所伤的病证,以心、肝、脾三脏气血紊乱,功能失调为多见。如惊喜伤心,可致心神不宁,出现心悸、失眠、健忘,甚则精神失常等。郁怒伤肝,肝气郁结,可见两胁胀痛、善太息、咽中似有异物梗阻;气滞血瘀,可出现胁痛、妇女痛经、闭经,或癥瘕等症;思虑伤脾,脾失健运,可见脘腹胀满、食欲不振、大便溏泄等症。若思虑劳神过度,同时损伤心脾时,可致心脾气血两虚,而同时出现上述心神不宁及脾失健运的兼证。

2. 影响脏腑气机 七情内伤常影响脏腑气机,使气机升降失常、气血运行紊乱而发病。不同的情志内伤,对气机的影响也不同,即"怒则气上,喜则气缓,悲则气消,恐则气下,惊则气乱,思则气结"。

(1)怒则气上 怒为肝之志,过度愤怒,影响肝的疏泄功能,可使肝气上冲,血随气逆,并走于上。临床上常见头胀头痛、面红目赤或呕血,甚则昏厥猝倒等症。

(2)喜则气缓 喜为心之志,在正常情况下,喜能缓和精神紧张,使营卫通利,心情舒畅。但暴喜过度又可使心气涣散,神不守舍,出现精神不集中,甚则失神狂乱等症。

(3)悲(忧)则气消 悲为肺之志,过度悲忧,使肺气耗伤,可出现精神萎靡、胸闷气短、倦怠乏力等症。

(4)恐则气下 恐为肾之志,恐惧过度,可使肾气不固,气泄于下。临床上可见二便失禁、遗精等症。

(5)惊则气乱 突然受惊,使心气紊乱,以致心无所依,神无所归,虑无所定而见心悸、惊恐不安等症。

（6）思则气结　思为脾之志,思虑劳神过度,可导致脾气郁结,脾失运化,而见脘腹胀满、纳呆、便溏等症。思虑过度不但使脾胃气机郁结,还可暗耗心血,使心神失养出现心悸、健忘、失眠多梦等症。

3. 影响病情变化　在许多疾病的演变过程中,病情常因较剧烈的情志波动而加重,或急剧恶化。如有高血压史的患者,若遇事恼怒,肝阳暴涨,血压可迅速升高,而出现头晕目眩,甚则突然昏厥,或昏仆不语、半身不遂、口眼㖞斜等。心脏病患者,常因暴喜暴怒,出现胸痹,表现为怔忡、心痛欲绝、大汗淋漓、面色青紫、四肢厥冷等心阳暴脱之危候,甚则导致猝然死亡。相反,若病后情绪豁达乐观,可使五脏安和,气机调畅,有利于缓解病情,恢复健康。因此,正确地调摄精神情志,不仅可祛病康体,且对养生、延缓衰老也有十分重要的意义。

二、饮食

饮食是人体摄取营养,维持生命活动的必要条件。但若饮食失宜,又是导致疾病发生的重要原因。饮食物主要靠脾胃消化,故饮食所伤主要伤及脾胃,导致脾胃功能失职,升降失常,并可聚湿、生痰、化热或变生他病。饮食失宜主要包括饥饱失常、饮食不洁和饮食偏嗜三个方面。

（一）饥饱失常

饮食以适量为宜,过饥、过饱均可发生疾病。

1. 过饥　即摄食不足,气血生化之源匮乏,气血得不到足够的补充,久则气血衰少而为病,临床可出现面色不华、心悸气短、全身乏力、消瘦等症状。同时,气血衰少则正气虚弱,抵抗力降低,易于感受外邪而继发其他病证。

2. 过饱　即饮食摄入过量,超过了脾胃的受纳运化功能,可导致饮食积滞,脾胃损伤,气机升降失常,出现脘腹胀满、嗳腐泛酸、厌食、吐泻等症。小儿由于脾胃功能较弱,又加之食量不能自控,故极易发生食伤脾胃的病证,食积日久可酿成疳积,症见面黄肌瘦、脘腹胀满、手足心热、心烦易哭、毛发干枯等。此外,在疾病初愈阶段,由于脾胃尚虚,若饮食过量或食用不易消化的食物,常可引起疾病的复发,称为"食复"。

（二）饮食不洁

饮食不洁是指食用了不清洁、不卫生,或腐败变质、有毒的食物。进食不清洁、不卫生的食物,可引起多种胃肠道疾病,出现腹痛、吐泻、痢疾等症;或引起寄生虫病,如蛔虫病、蛲虫病等,临床可见腹痛、嗜食异物、面黄肌瘦等症。若蛔虫窜入胆道,还可出现上腹部剧痛、时发时止、四肢厥冷,甚至出现吐蛔、四肢厥冷的蛔厥证。进食腐败变质、有毒的食物,常可出现剧烈腹痛、吐泻等中毒症状,重者可出现昏迷或死亡。

（三）饮食偏嗜

饮食偏嗜指饮食嗜好于某些食物,可因食物营养不均衡,一方面出现部分营养物质缺乏,另一方面又会导致某些物质吸收太过,久之会导致机体阴阳失调而发病。饮食偏嗜主要有寒热偏嗜、五味偏嗜及偏嗜饮酒、肥甘厚味三个方面。

1.寒热偏嗜 饮食之寒热,一般指食物性质的寒性或热性,或包括饮食温度的寒热。饮食偏寒偏热,可引起脏腑阴阳盛衰变化而导致疾病的发生。若过食生冷寒凉之品,则易损伤脾胃阳气,从而寒湿内生,易发生腹痛、泄泻等症;若偏嗜辛温燥热之品,则可导致胃肠积热,出现口渴、口臭、腹满胀痛、便秘,或酿成痔疮。

2.五味偏嗜 五味,即酸、苦、甘、辛、咸五种味道。人体的精神气血都是由饮食五味所资生,五味与五脏,各有其亲和性,如酸入肝,苦入心,甘入脾,辛入肺,咸入肾。如果长期偏嗜某种味道的食物,就会造成与之相应的脏腑功能偏亢,久之可损伤其他脏腑,破坏五脏平衡协调,导致疾病的发生。

3.偏嗜饮酒、肥甘厚味 偏嗜饮酒可损伤脾胃,生湿酿热,可出现脘腹胀满、胃纳减退、口苦口腻、舌苔厚腻等症;而偏嗜肥甘厚味,可助湿、生痰,或酿成疔肿疮疡。

三、劳逸

劳逸,包括过度劳累和过度安逸。正常的劳动和必要的体育锻炼,有助于气血流通,增强体质;适当的休息,可以消除疲劳,恢复体力和脑力,均有利于维持正常人体需要,不会使人发病。只有长期过度劳累或过度安逸,才能成为致病因素使人发病。

(一)过劳

过劳是指过度劳累。包括劳力过度、劳神过度和房劳过度。

1.劳力过度 劳力过度是指长期体力劳动过度而积劳成疾。劳力过度则伤气,久之则气少力衰。表现为四肢困倦、少气懒言、神疲乏力、形体消瘦等症。

2.劳神过度 劳神过度是指脑力劳动过度。劳神过度可暗耗心血、损伤脾气,出现心神失养的心悸、健忘、失眠、多梦等症,以及脾不健运的纳呆、腹胀、便溏等症。

3.房劳过度 房劳过度是指性生活不节,房事过度。房事过度则肾精耗伤,症见腰膝酸软、眩晕耳鸣、精神萎靡,或男子遗精、滑泄、性功能减退甚至阳痿,女子月经不调、带下等。

(二)过逸

过逸是指过度安逸,即长期不参加劳动,又不进行体育锻炼。人体每天需要适当的活动,气血才能流畅,若长期不劳动,缺乏锻炼,可使气血运行不畅,脾胃功能减弱。临床常见精神不振、肢体软弱、食少乏力,动则心悸、气喘、汗出,或发胖臃肿,抗病能力低下,易受外邪侵袭等。

第三节 继 发 病 因

痰饮、瘀血和结石都是在疾病过程中所形成的病理产物,但这些病理产物又可反作用于机体,成为一种新的致病因素,医学上将其称为继发病因。

一、痰饮

(一)痰饮的概念

痰和饮都是机体水液代谢障碍所形成的病理产物。一般较稠浊的称为痰,较清稀的称为饮。痰饮源于内生水湿,当属阴邪。痰不仅是指咯吐出来的有形可见的痰液,还包括瘰疬、痰核和停滞在脏腑经络等组织中而不能排出的痰浊,临床上可通过其所表现的证候来确定,这种痰称为"无形之痰"。饮即水液停留于人体局部者,因其所停的部位和症状不同而有不同的名称,如有"痰饮""悬饮""溢饮""支饮"的区分。由于痰饮均为津液在体内停滞而成,因而在许多情况下,痰和饮并不能截然分开,故常统称为痰饮。

重点:痰饮的概念

(二)痰饮的形成

痰饮多由外感六淫,或饮食及七情内伤等,使肺、脾、肾及三焦等脏腑气化功能失常,水液代谢障碍,以致水津停滞而成。水湿内停,受阳气煎熬则为痰,得阴气凝聚则为饮。痰饮形成后,饮多留积于肠胃、胸胁及肌肤,而痰则随气升降流行,内而脏腑,外至筋骨皮肉,形成多种病证。

(三)痰饮的致病特点

1.阻滞气血运行 痰饮为有形之病理产物,若阻滞于经络,可致气血运行失畅;若停滞于脏腑,可使脏腑气机升降失常。

2.影响水液代谢 痰饮停滞于脏腑,可影响脏腑气机,导致脏腑功能失调,气化不利,水液代谢障碍。

3.易蒙蔽心神 心神以清明为要。痰饮为浊物,随气上逆,易蒙蔽清窍,扰乱心神。

4.致病广泛,变幻多端 痰饮可随气机升降,内而五脏六腑,外而四肢百骸、肌肤腠理,产生各种不同的病变,故有"百病多由痰作祟"之说。

5.病势缠绵,病程较长 痰饮皆由体内水湿停聚而成,故有湿性重浊黏滞之性,因而痰饮致病均表现为病势缠绵,病程较长。

二、瘀血

(一)瘀血的概念

瘀血指体内血液停滞,包括离经之血积存体内,或血行不畅,阻滞于血脉、经络及脏腑内的血液。瘀血是在疾病过程中形成的病理产物,又是某些疾病的致病因素。

重点:瘀血的概念

(二)瘀血的形成

1.气虚 气为血之帅,气能行血、摄血。气虚无力推动血液运行,导致血行迟滞形成瘀血;或气虚不能统摄血液,可导致血溢脉外而为瘀。

2.气滞 气行则血行,气滞则血瘀。气机郁滞,影响血液正常运行,使血行迟滞而致瘀。

3.血寒 血得温则行,得寒则凝。外感寒邪或阳虚内寒,不能温煦推动血液运行,使血行不畅而凝滞成瘀。

4.血热 热入营血,血热互结,使血受热煎熬而黏滞,运行不畅;或热灼脉络,血溢脉外,积存体内,均可形成瘀血。

5.出血 各种外伤,致使脉管破损而出血,成为离经之血;或其他原因,如脾不统血、肝不藏血等而致出血,若所出之血不能及时消散或排出体外,留积于体内则成瘀血。

(三)瘀血的致病特点

1.疼痛 瘀血阻滞经络,不通则痛,其致痛特点为刺痛,痛处固定不移、拒按、夜间痛甚。

2.肿块 瘀血阻内,凝聚不散,会形成肿块。积于体表则可见青紫肿胀,积于体内则多成癥块,触之痞硬,且有压痛,固定难移。

3.出血 瘀血阻滞脉道,使气血运行受阻,血不循经而导致出血,其血色多呈紫暗,或夹有血块。

4.发绀 面色黧黑或紫暗,肌肤甲错,口唇、爪甲青紫。

5.舌象 舌质紫暗,或有瘀点、瘀斑,舌下脉络青紫、曲张、迂曲。

6.脉象 多见脉细涩、沉弦或结代等。

三、结石

(一)结石的概念

凡体内湿热浊邪,蕴结不散,或久经煎熬,形成砂石样的病理产物,即称为结石。常见的结石有胆结石、肾结石、膀胱结石和胃结石等。一般而言,结石小者,临床症状不明显,且易于排出;若结石较大,则难以排出,留滞于体内而引发新的疾病,成为继发性病因。

(二)结石的形成

1.饮食不节 饮食偏嗜肥甘厚味,影响脾胃运化,内生湿热,湿热熏蒸,蕴结于胆,久则而为胆结石;湿热下注,蕴结下焦,日久沉积而形成肾、膀胱结石。若空腹吃柿子、枣子等物,影响胃的受纳通降,又可形成胃结石。此外,某些地域的水质也能成为体内结石的原因,如长期饮用硬水,可导致肾结石。

2.情志内伤 情志失调,肝胆气郁,使肝失疏泄,胆气不达,胆汁蕴结,日久沉积或煎熬,形成结石。

3.服药不当 长期服用钙、镁、铋等药物,与水湿、浊物、热邪结合,酿成结石。

(三)结石的致病特点

1.多发于空腔性脏器 临床虽有肾结石,但以胆结石、膀胱结石、胃结石等常见,因空腔性脏器易形成结石停留。

重点:结石的概念

重点:结石的致病特点

2.病程较长,症状不定 结石多为湿热蕴结,日久煎熬而成,除胃结石外,大多数结石的形成过程缓慢而漫长。由于结石大小不等,停留部位不同,故临床症状亦不相同。一般来说,结石小,病情较轻,有的甚至无任何症状;结石过大,则病情较重,症状明显,发作频繁。

3.阻滞气机,易致疼痛 结石为有形之邪,停留脏腑,多易阻滞气机,影响气、血、津液运行,不通则痛,故结石所致病证,一般可见局部胀痛、酸痛,甚至绞痛。如:胆结石发生梗阻时可见右胁腹绞痛牵及右肩部;肾结石发生梗阻时可见腰及少腹剧烈绞痛并向下放射至两股内侧。结石性疼痛具有间歇性特点,发作时剧痛难忍,而缓解后如常人。

第四节 其他病因

导致疾病发生的原因,除外感病因、内伤病因和继发性病因外,还有外伤、虫兽伤、寄生虫等。

一、外伤

外伤指金疮伤、烧烫伤、冻伤、雷电击伤、溺水等直接侵害人体的损伤。

(一)金疮伤

金疮伤包括枪弹伤、金刃伤、跌打损伤、持重物伤、压轧撞击伤等。这些外伤,均能直接损伤人体的皮肤、肌肉、筋脉、骨骼以及内脏。轻者可引起皮肤肌肉瘀血肿痛、出血或筋伤骨折、脱臼等;重则损伤内脏,或出血过多,可导致昏迷、抽搐,甚至亡阳等严重病变。

(二)烧烫伤

烧烫伤主要由高温物品、沸水、沸油、烈火、高压电流等作用于人体而引起。烧烫伤属火毒致病,机体受到火毒伤害,受伤部位一般立即可以出现各种症状。轻者损伤肌肤,出现创面红肿热痛或起水疱;重者伤及肌肉筋骨,创面呈皮革样,或焦黄,或蜡白,或炭化,痛觉反而消失;更甚者,火毒内侵脏腑,可出现烦躁不安、发热、口渴、尿少尿闭等症。

(三)冻伤

冻伤是指人体遭受低温侵袭引起的全身性或局部性损伤。一般来说,温度越低,冻伤时间越长,则冻伤程度越重。冻伤可分全身和局部两种,全身性冻伤因阴寒内盛,损伤阳气,不能推动、温煦血行而致,初则为寒战,继则体温逐渐下降、面色苍白、唇甲青紫、感觉麻木,逐渐昏迷、呼吸减弱、脉迟细。若不及时救治,易致死亡。局部冻伤多发生在手、足、耳廓、鼻尖和面颊部,受冻部出现皮肤苍白、冷麻,继则肿胀青紫、痒痛灼热,或出现大小不等的水疱,水疱溃破后常易感染。

(四)雷电击伤

雷电击伤是指雷电对人体造成的伤害。雷电击伤包括雷击伤和电灼伤,其实皆为电流击伤。轻者,仅有肌肤灼伤或肢节肌肤不仁,重者可引起机体脏腑及组织器官的损害,可见神志不清、昏迷抽搐、肢体焦灼,甚至死亡。

（五）溺水

由于各种原因沉溺水中,可导致人体窒息,甚至死亡。人体沉溺水中,水入肺道,气道窒塞,呼吸不通。轻者,可经抢救复苏;重者,每致溺死。

二、虫兽伤

虫兽伤包括毒蛇、猛兽、疯狗咬伤,或蝎、蜂蜇伤等。机体被虫兽所伤,轻则损伤皮肉,重则损伤内脏,或出血过多而致死亡。特别是毒蛇咬伤会出现全身中毒的症状,若不及时救治,常可导致中毒死亡。疯狗咬伤,初起仅见局部红肿疼痛、出血,伤口愈合后,经过一段潜伏期,然后可出现烦躁、惶恐不安、牙关紧闭、抽搐、恐水、恐风、恐声等症,多不治而亡。

三、寄生虫

进食被寄生虫卵污染的食物,或接触疫水、疫土等,寄生虫(或卵)侵入人体,内聚寄生于脏腑,即可导致多种疾病发生。因此寄生虫也可归属病因范围。常见的寄生虫有蛔虫、钩虫、蛲虫、绦虫、血吸虫等。

（徐　旭）

自测题

一、单项选择题

1.六淫的概念是（　　　　）。

A.风、寒、暑、湿、燥、火在正常情况下称为"六气"

B.内风、内寒、内暑、外湿、外燥、外火

C.风、寒、暑、湿、燥、火六种外感病邪的统称

D.内风、内寒、内暑、内湿、内燥、内火

E.外风、外寒、外暑、外湿、外燥、外火

2.下列哪项属于风邪的性质及致病特点？（　　　）

A.伤津耗气　　　　　B.凝滞主痛　　　　　C.善行数变

D.重浊黏滞　　　　　E.生风动血

3.下列哪项不属于火邪的性质及致病特点？（　　　）

A.伤津耗气　　　　　B.其性炎上　　　　　C.易致肿疡

D.凝滞主痛　　　　　E.生风动血

4.七情致病影响脏腑气机哪项是错误的？（　　　）

A.怒则气上　　　　　B.喜则气缓　　　　　C.悲则气消

D.思则气结　　　　　E.恐则气乱

5.下列哪项不是瘀血病证临床表现的特点？（　　　）

A. 固定不移的刺痛　　　　B. 疼痛昼轻夜重　　　　C. 局部青紫肿胀

D. 疼痛部位喜温喜按　　　E. 瘀血性出血多紫暗

6. 中医理论中的"疫疠"是指（　　）。

A. 慢性病　　　　　　　　B. 慢性病急性发作　　　C. 烈性传染病

D. 急腹症　　　　　　　　E. 中风

7. 怒伤肝，怒则（　　）。

A. 气上　　　　B. 气下　　　　C. 气乱　　　　D. 气消　　　　E. 气结

8. 与人体情志活动关系最密切的是（　　）。

A. 心、肺、肝　　　　　　B. 心、肝、脾　　　　　C. 肺、脾、肾

D. 心、脾、肾　　　　　　E. 心、肝、肾

9. 中医理论中的病因不包括（　　）。

A. 六淫　　　　B. 七情　　　　C. 疠气　　　　D. 饮食　　　　E. 心理

10. 多挟湿邪的病邪是（　　）。

A. 风邪　　　　B. 寒邪　　　　C. 暑邪　　　　D. 燥邪　　　　E. 湿邪

二、问答题

1. 六淫致病有哪些共同特点？六淫各自的性质和致病特点是什么？

2. 七情的致病特点是什么？痰饮和瘀血的成因及致病特点分别是什么？

第七章 四诊与辨证

 学习目标

> **知识目标**:掌握望神的临床指导意义,掌握面部病色的临床指导意义,掌握正常舌象的临床表现,掌握八纲辨证的概念,熟悉闻诊、问诊、切诊的临床基本意义,理解寸口脉诊的原理。
>
> **能力目标**:学会运用四诊收集症状和体征,并对症状和体征加以分析和综合;学会通过四诊初步判断病情。

案例导学

李某,女,75 岁。1981 年 1 月 22 日初诊。形瘦体弱,素来不禁风寒,不耐劳作,稍受外感则发热咳嗽,未得及时治疗,迁延时日,至今虽外邪自解,但口干咽燥,气喘息促,咳嗽频繁,吐出大量白色涎沫。面色萎黄,纳食少进,口淡乏味,精神疲惫,卧床不起,脉虚缓,舌质淡红,少苔。此属肺萎之证,气阴两伤。治拟《金匮要略》麦门冬汤培土生金,以降冲逆。处方:麦冬 12 g,党参 12 g,制半夏 12 g,炙甘草 5 g,大枣 7 枚,茯苓 12 g,粳米一把。1 月 25 日复诊:服药三剂,纳食三剂,纳食增加,口干、咳嗽大有转机,精神好转,已能起床活动。然仍面色萎黄,脉缓右关虚大,苔薄而略干。脾气大虚,胃阴亦伤,再用前方加山药 12 g,炙黄芪 12 g,服七剂后,诸证悉除,已能操持家务。

——摘自《浙江中医学院学报》1982 年第 2 期

请思考:

1.根据神的旺衰,本案李某在治疗初期当属少神还是失神?

2.少神与失神有什么区别?

第一节　四　　诊

四诊是指运用中医望、闻、问、切四种诊断方法,收集病情资料,诊察疾病,是中医辨别证候、判断病种的主要依据。

四诊虽然从不同角度、不同侧面诊察病变反应,但彼此之间又相互联系、互为补充。因此,四诊之间不能互为取代,临床察病辨证必须四诊合参,将它们有机地结合起来,全面系统地了解病情,方可对病证作出正确的分析和诊断,为治疗和护理提供全面而准确的依据。

一、望诊

望诊,是医护人员运用视觉对患者的神、色、形、态等全局现象及舌、分泌物和排泄物等局部现象进行有目的的观察,以测知病情的一种诊察方法。针对中医临床护理的特殊需求,本书主要探讨望神、望面色、望形态和望舌等内容。

(一)望神

神是中医学对于生命现象的认识,是对人体生命活动各种外在表现的高度概括,也指人的精神、意识、思维和情感活动。望神即是通过观察人体生命活动的整体表现以判断病情的方法。望神时观察的重点是眼神、神情、气色和体态。

根据神的旺衰及病情的轻重可分为得神、少神、失神、假神、神乱五类。

1.得神 又称"有神"。得神之人神志清楚,精神良好,面色荣润,两目灵活,明亮有神,表情自然,言语清晰,呼吸调匀,动作自如,反应灵敏。得神提示精气充盛,体健神旺,为健康之象;或虽病而精气未衰,脏腑未伤,病较轻浅,预后良好。

2.少神 又称"神气不足"。少神者往往精神不振,两目乏神,面色少华,思维迟钝,少气懒言,动作迟缓。少神提示精气轻度损伤,脏腑功能减退。

3.失神 又称"无神",有正虚失神和邪盛失神两种。正虚失神表现为精神萎靡,神情淡漠,面色晦暗,目无光彩,眼球呆滞,反应迟钝,动作艰难,呼吸微弱,语言不清,甚则神识不清者,提示精气衰竭,脏腑功能严重衰减,病势深重,预后不良。邪盛失神则表现为壮热烦躁,神昏抽搐;或神昏谵语,循衣摸床,撮空理线;或猝然昏倒,牙关紧闭,两手握固者,提示邪气亢盛,扰乱心神;或肝风夹痰,上蒙清窍,闭阻经络。

4.假神 重危患者,精气已极度衰竭,突然出现某些症状短暂"好转"的假象。如本已神昏,或精神极度萎靡,不欲言语,突然精神好转,意识清晰,言语不休;或本已目暗呆滞,面色晦暗不泽,突然目现光彩,两颧泛红如妆;或本食欲全无,久不能食,突然食欲大增,欲求进食等。假神提示脏腑精气耗竭殆尽,正气将脱,阴阳即将离绝,多为临终前的预兆。

5.神乱 神识异常,精神错乱,常见于癫、痴、狂、痫等疾病中。如神识痴呆、表情淡漠、寡言少语,或喃喃自语、哭笑无常等,多为痰气郁结,阻闭心神的癫病、郁病等;若狂躁乱动、呼号怒骂、打人毁物、登高而歌、弃衣而走等,多为痰热内扰心神,或心肝火盛之狂病及热性病的极期阶段;若突然昏倒、神识不清、牙关紧闭、口吐涎沫,四肢抽搐伴有怪叫声(如猪、羊叫声),醒后如常等,多为肝风挟痰,阻闭清窍之痫病。

(二)望面色

望面色,是通过观察面部颜色和光泽的变化以了解病情的诊察方法。健康人面部色泽表现为红黄隐隐,明润含蓄,即面部皮肤精气内隐,光明润泽,表示气、血、

重点:望神

重点:望面色

津液充盈,脏腑功能正常。凡在疾病状态下面部出现的色泽,则为病色。病色的特点是晦暗、暴露。晦暗,即面部皮肤枯槁发暗无光泽,说明脏腑精气已衰,胃气不能上荣;暴露,即某种面色异常明显地显露于外,说明病色外现或真脏色外露。面部病色可分为青、黄、赤、白、黑五种。

1.青色 主寒证、气滞、血瘀、疼痛、惊风。多因寒凝气滞,或瘀血内阻,或因热盛而动风,气血运行不畅,经脉壅滞所致。

面色青灰,口唇青紫伴心前区疼痛,多为心脉痹阻的胸痹;面色淡青或青黑者,为寒盛、痛剧;小儿鼻柱、眉间、口唇周围发青,多为惊风或惊风先兆,可见于高热抽搐患儿。

2.黄色 主脾虚、湿证。面色发黄,多因脾虚气血不足,或脾虚湿蕴所致。

面色萎黄,即面色淡黄,枯槁不泽,多为脾胃气虚,气血不足;面色黄而虚浮,称为"黄胖",多为脾虚湿蕴;若面目一身俱黄,称为黄疸,面色黄而鲜明,为湿热熏蒸的"阳黄";面色黄而晦暗,为寒湿郁滞的"阴黄"。

3.赤色 主热证,亦见于戴阳证。多因热盛脉络扩张,血流加速,血液充盈脉络所致。

满面通红多为外感发热,或脏腑阳盛之实热证;两颧潮红多为阴虚阳亢的虚热证;若久病病本见面色苍白,忽见颧赤如妆,游移不定,属阴不敛阳,阴阳格拒,虚阳浮越的戴阳证。

4.白色 主虚证(血虚、气虚、阳虚)、失血证、寒证。多因气血虚少,或阳虚寒盛,面部脉络空虚所致。

面色淡白,伴唇舌淡白,多为血虚证或失血证;面色㿠白,多为阳虚证;面色白而虚浮,多为阳虚水泛;面色苍白,多为亡阳,或气血暴脱,或实寒证。

5.黑色 主肾虚、水饮、寒证、血瘀。多因阳虚寒盛,气血凝滞或水饮停留所致。

面黑暗淡或黧黑,多为肾阳虚衰;面色焦枯干黑,多为肾阴亏虚;面黑而肌肤甲错,多为血瘀日久;眼眶周围暗黑,多为肾虚水泛或寒湿带下。

(三)望形态

望形态,即是观察患者的形体与姿态以诊察病情的方法。

望形体主要观察患者形体的强弱、胖瘦。一般而言,形体强壮者多表现为胸廓宽厚,骨骼粗壮,肌肉结实,皮肤润泽,反映内脏坚实,气血旺盛,抗病力强,不易生病,虽病易治,预后较好。形体衰弱者多表现胸廓狭窄,骨骼细小,肌肉瘦削,皮肤枯槁,反映内脏虚弱,气血不足,抗病力弱,容易生病,患病难治,预后较差。

望姿态主要观察患者的动静姿态、体位动作的异常。一般躁动不安,或仰卧伸足,或卧时面常向外,多为阳证、热证、实证;喜静懒动,或蜷卧缩足,或卧时面常向里,多为阴证、寒证、虚证。

(四)望头部

头的形态异常,多反映脑、肾的病变。小儿头形过大或过小,伴有智力发育不全,均属肾精不足,先天发育不良。

察囟门主要以观察前囟为主。小儿囟门突起,称为"囟填",多为实证、热证,为温热火邪上攻,或脑髓疾病,或颅内水液停聚;小儿囟门凹陷,称"囟陷",多为虚证,常因吐泻伤津或肾精不足或后天失养,气血不充;小儿囟门迟闭,称"解颅",多为肾精不足,发育不良,可见于小儿佝偻病。

望头发,主要观察头发的色泽。头发乌黑润泽浓密,是肾气充盛,精血充足之象;若头发稀疏脱落,色黄干枯无泽,多为肾气虚或血虚不荣;小儿发结如穗,干枯不荣,形瘦腹大,多为疳积,因脾胃虚损所致;片状脱发,露出圆形或椭圆形光亮头皮,称"斑秃",多因血虚受风所致;青壮年头发稀疏易脱落,伴头皮瘙痒,多脂,多屑,为血热化燥所致;青壮年白发,伴耳鸣、腰酸等症者,多属肾虚。

(五)望颈项

望颈项应注意观察颈部的外形和动态变化。

颈侧颌下有肿块如豆,累累如串珠,名为"瘰疬",多为肺肾阴虚,虚火灼津结成痰核,或为外感风热时毒,气血壅阻夹痰结于颈部而成。

在颈前喉结处两旁有肿块突起,或单侧或双侧,或大或小,皮色不变,随吞咽动作上下移动,名为"瘿瘤",多为肝郁气结痰凝而成,或与地方水土有关。

安静时,颈动脉搏动明显,多为肝阳上亢或血虚重证;若取半卧位或坐位时颈静脉怒张,平卧时更甚者,为心血瘀阻,肺气壅滞,或心肾阳衰,水气凌心,见于水肿或臌胀病。

颈项强直,多为温病火邪上攻,或脑髓有病,或风寒滞络所致。

颈项软弱,抬头无力,见于小儿者,为肾精亏少,或脾胃虚弱,致发育不良;久病、重病见颈项软弱,头垂不抬,眼窝深陷,为精气衰竭之危象。

(六)望皮肤

皮肤为一身之表,是保护机体的屏障,脏腑气血通过经络外荣于皮肤。凡感受外邪或内脏病变,皆可引起皮肤发生异常改变。望皮肤主要应观察皮肤的色泽形态变化和表现于皮肤的病证。

1.望白㾦、水痘 白㾦又称白疹。指皮肤出现白色小疱疹,晶莹如粟,高出皮肤,根部皮色不变,擦破流水,多发于颈胸部,偶见于四肢,面部不发,消退时有皮屑脱落。多因湿热郁于肌表,汗出不彻,酝酿而发,乃湿温病湿热之邪透邪外达之象。凡白㾦晶莹饱满,透发后热退症减者属顺证,为津气尚足,正能胜邪,湿热外透之佳象;若白㾦色枯而白,干瘪无浆,透发后身热不退属逆证,为津气已竭,正不胜邪,邪热内陷之兆。

皮肤出现粉红色斑丘疹,很快变成椭圆形小水疱,大小不等,晶莹明亮,浆液清稀,皮薄易破,分批出现,不留瘢痕,兼轻度恶寒发热等症,称水痘。因外感时邪,内蕴湿热所致。

2.望斑疹 斑是指点大成片,平摊于皮肤,抚之不碍手,色红或紫,压之不褪色者。因于外感者,可由温热毒邪,内迫营血,发于肌肤;因于内伤者,可因脾虚血失统摄,或阳虚寒凝气血。疹是指点小如粟,高出皮肤,抚之碍手,色红或紫,压之褪色者。多因风热入络或过敏,或热入营血所致。

3.望痈疽疔疖

(1)痈 患处红肿高大,根盘紧束,热痛明显者。多发病迅速,易于成脓,易溃易敛,属阳热证。多为温热火毒内蕴,气血壅滞,热盛腐肉所致。

(2)疽 患处漫肿无头,不热少痛,皮色少变,局部麻木者。多发病较缓,难于酿脓,难溃难敛,溃后易伤筋骨,属阴寒证。多为气血亏虚,寒痰凝滞所致。

(3)疔 初起患部形小如粟,根深而硬,灼热麻木痒痛者。病势凶险,多发于颜面手足,多为感受火毒、疫毒等邪所致。

(4)疖 起于局部浅表肌肤,患处形小而圆,红肿热痛不甚,脓出即愈。易反复发作,多为湿热内蕴,或外感热毒,气血壅滞肌肤所致。

(七)望分泌物和排泄物

望分泌物和排泄物是观察患者分泌物和排泄物的形、色、量、质的变化,以测知脏腑病变和病邪性质的方法。其变化的一般规律是:凡色白质稀者,多为虚证、寒证、阴证;凡色黄质黏稠者,多为实证、热证、阳证。

1.望痰、涎、涕

(1)痰 痰白清稀或有灰黑点者,多为寒痰;痰色黄,质稠有块者,多为热痰;痰较稠色白量多,滑而易咯者,多为湿痰;痰少而黏,难于咳出者,多为燥痰;痰白清稀多泡沫,伴眩晕胸闷者,为风痰;咳吐脓血痰而气腥臭者,为热毒蕴肺,腐灼成脓所致的肺痈;咳痰带血,血色鲜红者,称为咯血,多为燥热犯肺或肺阴虚火旺,或肝火犯肺,火热灼伤肺络所致。

(2)涎 口流清涎量多者,多为脾胃虚寒,气不摄津;口吐黏涎者,多为脾胃湿热,湿浊上泛;睡中口角流涎不自知者,多为胃热,或宿食,或痰热内蕴;若小儿口角流涎,多为脾虚不能摄津,也可见于胃热、虫积或消化不良;老年人口角流涎,多为肾虚不摄。

(3)涕 鼻塞流清涕,喷嚏,多为外感风寒;鼻塞流涕,色黄而稠,多为外感风热;涕黄而少,质黏带血,多为外感燥邪;阵发性清涕量多,伴喷嚏频作,多为鼻鼽;久流浊涕,质稠量多,腥臭较显,多为鼻渊,多因肺经蕴热或湿热蕴阻所致;年老体弱之人,时流清涕如水,遇冷益甚,多为肺肾气虚。

2.望呕吐物 呕吐物秽浊,有酸臭味者,多为胃热;呕吐物清稀,无酸臭味,伴胃脘冷痛,多为胃阳不足,或寒邪犯胃;呕吐不消化食物,气味馊腐,伴胃脘胀满者,多为饮食积滞;呕吐黄绿苦水,兼胁肋胀满者,多为肝胆郁热或湿热,肝气犯胃;呕吐清水痰涎,伴胃脘振水声,多为饮停于胃,胃失和降;呕吐鲜血或血色紫暗,夹有食物残渣,多为胃中积热,或肝火犯胃,或胃中瘀血;呕吐时发,吐出不消化食物,且与情志变化关系密切者,多为气滞。

3.望二便 大便黄糜臭秽,多为湿热或暑湿泄泻;大便泄出清稀如水,多为寒湿泄泻;大便稀溏,多为脾虚或脾肾两虚;大便夹有脓血黏液,多为湿热毒邪蕴结大肠之痢疾;大便干燥,排出困难,多为热盛伤津,或阴血亏虚所致的肠燥津亏;大便带血,或便血相混,或全为血液,称为"便血"。若血色鲜红,先血后便或血附大便表面者,为"近血",多因风热灼伤肠络,或见于痔疮、肛裂;若血色紫暗或色黑如柏油样便,便血相混者,为"远血",多因脾不统血,或胃肠热盛,或气血瘀滞。

小便黄赤短少,多为热证;小便清长,多为寒证;尿中带血,见于尿血或血淋,多为热伤血络或湿热蕴结膀胱,或脾肾不固;尿有砂石,见于石淋,多见湿热蕴结下焦;小便浑浊如米泔水或滑腻如脂膏,见于尿浊或膏淋,多为脾肾亏虚,或湿热下注。

(八)望舌

望舌,又称舌诊,是观察患者舌质和舌苔的变化以了解病情的方法。望舌是望诊的重要内容,是中医诊法的特色之一,也是护理人员观察病情的重要项目和依据。

重点:望舌

舌诊主要观察舌质和舌苔两个方面的变化。舌质,又称舌体,是指舌的肌肉脉络组织,赖脏腑气血所荣润。舌苔,是舌面上附着的一层苔状物,是胃气上蒸而生。舌质和舌苔的综合征象称为舌象。正常舌象表现为舌体柔软,活动自如,舌色淡红明润,舌苔薄白,干湿适中,简称为"淡红舌,薄白苔"。

病理舌象的诊察内容如下。

1. 望舌质 望舌质包括观察舌神、舌色、舌形、舌态四个方面。

1)望舌神 舌神是通过观察舌质的色泽和动态而得出的总体印象。舌质红活润泽,舌体活动自如者,为有神之舌,说明脏腑未衰,气血充盈,津液未伤,虽病亦轻浅,预后较好;舌体晦暗枯涩,活动不灵者,为无神之舌,说明脏腑已衰,气血亏虚,津液已伤,病情危重,预后较差。

2)望舌色

(1)淡白舌 舌色比正常的淡红舌浅淡。主虚证、寒证。舌色淡白而瘦薄,多为气血两虚;舌色淡白而胖嫩多津,边有齿痕,多为阳虚水湿内盛。

(2)红舌 舌色较正常舌色更为鲜红。主热证。舌红鲜明,舌苔黄而干者,为实热证;舌质嫩红少苔或无苔,或有裂纹者,为虚热证。

(3)绛舌 舌色呈深红色者为绛舌。主里热炽盛或阴虚火旺。外感病舌绛为热入营血,内伤病舌绛为阴虚火旺。

(4)青紫舌 舌色淡紫无红为青舌;舌色深绛而暗为紫舌;或舌面局部有青紫色斑块、瘀点,皆属青紫舌。青紫舌主热极,寒盛,血瘀。舌淡青或淡紫湿润者,多为寒凝血瘀或阳虚寒湿内盛;舌紫绛而干者,多为热入营血;舌质紫暗或有青紫瘀斑、瘀点,多为瘀血之征。

3)望舌形 即是观察舌体的形状变化。主要观察舌形的胖瘦、老嫩,以及有无裂纹、芒刺、齿痕等异常变化。

(1)苍老舌 舌体坚敛苍老,纹理粗糙,干燥皱缩,舌色较暗。多为实证、热证。

(2)娇嫩舌 舌体浮胖娇嫩,纹理细腻,多为虚证。

(3)胖大舌 舌体比正常舌宽大而厚,称胖大舌。舌色淡白舌体胖嫩,兼见舌苔白滑者,多为脾肾阳虚,水湿痰饮内停;舌体肿胀满口而色深红,多为心脾热盛,或为湿热酒毒上泛;舌肿胀青紫晦暗,多为某些药物或食物中毒。

(4)瘦薄舌 舌体比正常舌瘦小而薄,称瘦薄舌或瘦小舌。舌体瘦薄而舌淡白,多为气血两虚;舌体瘦薄而舌红绛少苔少津,多为阴虚火旺,津液耗伤。

(5)裂纹舌 舌上出现不同形状的裂纹,深浅不一,多少不等,称裂纹舌。舌红绛而有裂纹,多为热盛伤阴;舌淡白而有裂纹,为血虚不润。正常人舌见裂纹者,不兼任何症状,且裂纹处多有舌苔覆盖,属先天性舌裂,不视为病态。

(6)芒刺舌 舌面蕈状乳头增生肥大,高突如刺,抚之棘手,称为芒刺舌。主热证。依据芒刺所在部位,可分辨热在何脏腑。如舌尖有芒刺,多为心火亢盛;舌边有芒刺,多为肝胆火盛;舌中有芒刺,多为胃肠热盛。

(7)齿痕舌 舌体边缘有齿印,称齿痕舌。舌体胖大而受牙齿压迫,故齿痕舌常与胖大舌同见,多为脾虚或脾肾阳虚,水湿内停所致。健康人也可见轻微齿痕,长期存在而不消失,舌体并不胖大,也无任何不适,多为先天性齿痕舌。

4)望舌态 即观察舌体的动态变化。主要观察有无舌体强硬、痿软、颤动、歪斜、吐弄、短缩等异常舌态变化。

(1)强硬舌 舌体失去柔和,板硬强直,运动不灵,以致言语謇涩,称强硬舌或"舌强"。为热入心包,或高热伤津,或中风病。舌强硬而舌红少津者,为外感热病,热入心包,热盛津伤;舌强语謇,口眼歪斜,半身不遂者,为中风病。

(2)痿软舌 舌体软弱,伸缩无力,称痿软舌或"舌痿"。新病舌痿软而红绛少苔或无苔,多为热病后期,热极阴伤;久病舌痿软而淡白,多为气血虚衰。皆提示病情较重。

(3)颤动舌 舌体震颤抖动,不能自主,称颤动舌,也称颤抖舌或"舌战"。久病舌淡白而颤动,多为血虚生风;外感热病见舌质红绛而颤动,多为热极动风;舌红少津而颤动,兼眩晕肢麻,多为肝阳化风或阴虚动风。

(4)歪斜舌 伸舌时舌体偏斜一侧,称歪斜舌,为中风或中风之兆。

(5)吐弄舌 舌伸出口外,久不回缩者,称为吐舌;舌反复吐出又立即回收,或时时舐弄口唇周围者,称为弄舌。一般均为心脾蕴热。病危时吐舌,可见于疫毒攻心或正气已绝;弄舌多为动风之兆,或为小儿智力发育不全。

(6)短缩舌 舌体紧缩,卷短,不能伸长,称为短缩舌。舌淡青湿润而短缩,多为阳气暴脱,寒凝筋脉;舌短缩而红绛干燥,多为热病伤津,或热极生风。多为病情危重之象。有先天性舌系带过短而舌不能伸出,称为绊舌,无辨证意义。

2. 望舌苔 望舌苔主要观察苔色、苔质的异常变化。

1)苔色 苔色指舌苔的颜色。由于病邪、病性、病位的不同,苔色有白、黄、灰、黑的变化。

(1)白苔 主表证、寒证、湿证。特殊可见于热证。苔薄白而润,属正常舌苔,或为表寒证;苔薄白而干,多为外感风热,或外感燥邪;苔白厚腻,多为湿浊内阻,或痰饮停聚,或食积;苔白厚如积粉,扣之不燥,称为"积粉苔",多为外感热毒与秽浊湿邪相结而成,可见于湿温病。

(2)黄苔 主热证、里证。黄苔多表示病已传里,邪已化热,多为脏腑里热,或温病热入气分。舌苔愈黄,提示热邪愈重。苔淡黄为热轻,苔深黄为热甚,苔焦黄为热极。薄黄苔,多为表邪初入里,或为风热表证,或为温热病卫分证;苔黄厚而干,多为热盛津伤;黄腻苔,多为湿热内蕴,或痰热内盛,或食积化热;苔黄厚燥裂,舌质红绛,或起芒刺,为里热极盛,津液大伤。

(3)灰黑苔 苔色浅黑即为灰苔,苔色深灰即为黑苔。灰苔与黑苔仅有颜色深浅和病情轻重程度之别,故常并称灰黑苔。主热极,也主寒极。苔质的润燥和舌质的颜色是辨别灰黑苔寒热属性的重要指征。苔灰黑干燥,兼舌质红绛,甚至起芒刺,无论外感内伤,多为热极津枯;苔灰黑润滑,兼舌质淡暗,甚则舌淡紫水滑,多为阳虚阴盛。

2)苔质 苔质指舌苔的质地、形态。主要观察舌苔的厚薄、润燥、腐腻、剥落及有根无根等改变。

(1)厚薄苔 舌苔的厚薄变化,主要反映邪正的盛衰,邪气的深浅,病势的进退。舌苔的厚薄以"见底""不见底"为分辨依据。透过舌苔能隐隐见到舌质者为薄苔,又称见底苔;透过舌苔见不到舌质者为厚苔,又称不见底苔。舌苔薄,提示疾病初起,病邪在表,病情较轻;舌苔厚,提示病邪传里,病情较重,或内有痰湿、食积停滞。舌苔由薄变厚,提示邪气渐盛,病势渐进;舌苔由厚变薄,或舌上复生薄白新苔,提示正气胜邪,病邪渐消,病势渐退。

(2)润燥苔 舌苔的润燥,主要反映体内津液的盈亏和输布情况,还可判断病性的寒热。舌苔干湿适中,润泽有津,称为润苔,说明津液未伤;舌苔干燥,扪之无津,甚至干裂,称为燥苔,多为热盛伤津;舌面水分过多,伸舌欲滴,扪之湿滑,称为滑苔,为痰饮、水湿内停。

(3)腐腻苔 腐苔,苔质颗粒较粗大,质松而厚,状如腐渣堆积舌面,揩之易脱,多因阳热蒸腾胃中浊腐之气所致,主食积、痰浊。腻苔,苔质颗粒细腻致密,紧贴舌面,舌面如涂有油腻之状,刮之难去。主湿浊、痰饮、食积,多因湿浊内蕴,阳气被阻遏所致。

(4)剥(落)苔 疾病过程中舌苔呈部分或全部剥脱,谓之"剥落苔",又称"剥苔"。其中:舌苔多处剥落,剥落处光滑无苔,称"花剥苔",舌苔不规则脱落,边缘凸起,界限清楚,形似地图,称为"地图舌"。两者均可因胃之气阴两伤所致;舌苔全部剥落,光洁如镜,称为"光剥苔",又称"镜面舌",是胃阴枯竭,胃气大伤之征象。

二、闻诊

闻诊,是通过听声音和嗅气味以诊察病情的方法。听声音,是指听辨患者的语言、声音、呼吸、咳嗽、呕吐、呃逆、嗳气、太息、鼻鼾等各种声响变化;嗅气味,是指辨病体发出的异常气味以及分泌物、排出物和病室的异常气味。

(一)听声音

就听声音而言,发声高亢洪亮,多言,声音连续者,多为实证、热证、阳证;发声低微无力,懒言而沉静,声音断续者,多属虚证、寒证、阴证。

(1)语声:语声重浊,多为外感风寒,或痰湿阻滞;呻吟不止,多为身有痛楚或胀满所致;小儿阵发惊呼,多为受惊或惊风。新病声音嘶哑或失音,属实证,多为外感风寒或风热,或痰浊阻滞,肺气失宣所致;久病声音嘶哑或失音,属虚证,多为精气内伤,肺肾阴虚,虚火灼肺所致。

(2)言语错乱　言语错乱多为心神病变。常见的有谵语、郑声、狂言、独语等。患者神识不清,语无伦次,声高有力,称为谵语,多为热扰心神的实证,多见于外感热病,温热邪气内陷心包,或为阳明实热证,或为痰热扰心。患者神识不清,语言重复,声低模糊,时断时续,称为郑声,多为久病脏气衰竭,心神散乱之虚证,见于多种疾病的晚期、危重阶段。患者精神错乱,狂躁妄言,语无伦次,称为狂言,多为痰火扰心的狂病。患者喃喃自语,见人便止,首尾不续,称为独语,多为心气不足,心神失养,或气郁痰阻,蒙蔽心神的癫病、郁病。患者神识清楚,而言语时有错乱,言后自知语错,称为错语:虚者多为心气虚弱,神气不足;实者多为瘀血、气滞、痰湿阻碍心神。

(3)呼吸　正常人呼吸调匀通畅,不疾不徐(16～20 次/分)。听呼吸之音包括诊察患者呼吸频率的快慢,气息的强弱粗细等方面。异常呼吸声主要有喘、哮、短气和太息。

喘指呼吸困难,短促急迫,甚则张口抬肩,鼻翼煽动,难以平卧。临床有虚实之分:凡息粗声高,胸中胀闷,以呼出为快,多为邪气壅肺,肺失宣降,肺气上逆所致的实喘;凡息微声低,呼吸短浅,急促难续,以深吸为快,动则喘甚,多为肺肾虚损,摄纳无权所致的虚喘。

哮指呼吸喘促而喉间有哮鸣音。因哮必兼喘,故也称哮喘。常反复发作,缠绵难愈。多为痰饮内伏,复因感邪而诱发,或过食酸咸生腥,或久居寒湿之地而诱发。

短气指自觉呼吸短促而不相接续,似喘而不抬肩,气急而无痰鸣声。有虚实之分:兼呼吸气粗,或胸部窒闷者,多为胸腹中有痰饮、气滞、瘀血停阻之实证;兼神疲形瘦,声低气微,多为元气虚损,肺气不足,或体质虚弱,气息难续之虚证。

太息又称叹息,指患者情志抑郁时,因胸闷不畅发出的长吁短叹声,多为情志不舒,肝气郁结。

(4)咳嗽　一般而言,新病咳嗽多属外感,久病咳嗽多属内伤。咳声有力多为实证,咳声无力多为虚证。咳声重浊,鼻塞流涕,多为外感风寒;咳声轻而低微,息短气怯,多为肺气虚损;咳声不扬,痰黄稠不易咳出,多为热邪犯肺或痰热壅肺;咳有痰声,量多易咳,多为痰湿阻肺;干咳无痰或痰少,多为阴虚肺燥或燥邪犯肺;咳声阵发,连声不断,咳声停止时声如鸡啼,名为"顿咳",亦称百日咳,多因风邪与痰热搏结所致;咳声如犬吠,伴吸气困难,声音嘶哑,见于白喉,多因肺肾阴虚,疫毒攻喉所致。

(5)呕吐　一般而言,呕声低弱,吐势徐缓,吐物呈清稀者,多为虚证、寒证;呕声壮厉,吐势急猛,吐物呈黏痰黄水,或苦或酸,多为实证、热证;呕吐酸腐气味的食物,多为食滞胃脘;喷射状呕吐,多为热扰神明,属病重。

(6)呃逆　从咽喉发出的一种不由自主的冲击声,声短频急,可连续或间歇性发作,因胃气上逆所致。新病呃逆,呃声响亮有力,多为实热证;呃声沉缓,低弱无力,多为寒证、虚证;久病重病呃逆不止,呃声低弱,为胃气衰败之危象,预后不良;若偶因饮食刺激,或触冒风寒,暂时出现呃逆,一般不作病论。

(7)嗳气 嗳气声低弱无力,时作时止,兼神疲食少者,多为脾胃虚弱;嗳气酸腐食臭,兼脘腹胀满厌食者,为宿食内停;嗳气频作而响亮,常随情志变化而增减者,多为肝气郁滞,肝气犯胃;正常人饱食后偶有嗳气,俗称"打饱嗝",是饮食入胃,排挤胃中气体上出所致,不为病态。

(8)鼻鼾 鼻鼾为息道不利所致。熟睡时鼾声,多为睡姿不当或慢性鼻病所致,亦见于体态肥胖和年老之人;病变中鼾声不绝,昏睡不醒,多因神志昏迷,气冲息道所致,多为热入心包或中风之危候。

(二)嗅气味

从嗅气味来讲:气味浓烈多为实证、热证、阳证;气味淡寡则为虚证、寒证、阴证。

(1)口鼻之气味 正常人呼吸或说话时,口鼻无异常气味发出。患者口气臭秽,多为胃中积热,或消化不良,或龋齿,或口腔不洁;口气酸腐食臭,多为宿食内停;口中散发烂苹果味,多为消渴病;口中有尿臊气,多为严重水肿患者。

(2)汗、身之气味 汗气腥膻,多为湿热久蕴肌肤,津液熏蒸于外,多见于湿温、热病,或汗后衣物不洁;身有血腥气,可见于大失血患者;腋下随汗散发阵阵狐臭气味,为湿热内蕴,多见于狐臭病;身有腐臭气,多患有溃腐疮疡。

(3)分泌物、排泄物之气味 凡气味酸腐热臭者,多为实证、热证。凡气味偏淡或有鱼腥气者多为虚证、寒证。咳痰黄稠味腥,为肺热壅盛;咳吐脓血浊痰,腥臭异常者,多见于肺痈;鼻流腥秽浊涕者,多为鼻渊;大便热臭者,为肠中郁热;大便稀溏或有鱼腥气者,为脾胃虚寒或寒湿;大便泻下臭如败卵,夹有不消化食物者,为食积胃肠;小便臊臭混浊者,为膀胱湿热;小便频多清长少气味者,为下焦虚寒;小便甜并散发烂苹果气味者,为消渴病;带下清稀而腥者,为寒湿下注;带下黄稠臭秽者,为湿热下注。

三、问诊

问诊,是医护人员通过对患者或陪诊者进行有目的的询问,以了解病情的方法。

问诊除了要询问患者的姓名、性别、年龄、职业、婚否、民族、籍贯、家庭住址、工作单位等一般情况外,还应注重问主诉,因为主诉是患者就诊时最主要、最痛苦的症状、体征及其持续的时间。围绕主诉,则需详细地了解患者的当前症状,包括寒热、汗出、二便、饮食口味、睡眠、疼痛等症状与体征。

明代医家张景岳在总结前人问诊要点的基础上写成"十问歌",清代陈修园又将其略作修改补充为:一问寒热二问汗,三问头身四问便,五问饮食六问胸,七聋八渴俱当辨,九问旧病十问因,再兼服药参机变,妇女尤必问经期,迟速闭崩皆可见,再添片语告儿科,天花麻疹全占验。

（一）问寒热

问寒热，首先应问患者有无怕冷或发热的症状，然后询问怕冷与发热是单独出现、同时出现还是交替出现，还应询问寒热的轻重、出现的时间、持续长短及伴随的症状等。临床上常见的寒热有恶寒发热、但寒不热、但热不寒、寒热往来四种类型。

1.恶寒发热　患者怕冷与发热同时并见，是诊断表证的重要依据，多见于外感病的初期阶段。根据感邪性质的不同，恶寒发热有轻重之别，可分为三种类型。

（1）恶寒重而发热轻，兼头身疼痛、无汗、苔薄白、脉浮紧等症，为风寒表证，因外感寒邪所致。

（2）发热重而恶寒轻，兼口微渴、咽喉疼痛、舌尖边红、脉浮数等症，为风热表证，因外感热邪所致。

（3）发热轻而恶风，兼自汗，脉浮缓，为伤风表证，因外感风邪所致。

2.但寒不热　患者只感怕冷而不发热，多为里寒证。根据病程的长短、发病的缓急，分为两种类型。

（1）新病恶寒，兼局部冷痛，疼痛剧烈，得温痛减，脉沉迟有力等症，属里实寒证。多因感寒较重，寒邪直接侵袭脏腑，阳气被阻遏，机体失于温煦所致。

（2）久病畏寒，伴面白舌淡，脉沉迟无力，属里虚寒证。多因阳气不足，机体失于温煦所致。

3.但热不寒　患者只感发热而无怕冷，或反恶热，为里热证。根据发热的轻重、时间及发热特征，分为三种热型。

1）壮热　患者高热（体温在39℃以上）持续不退，不恶寒反恶热。可兼见面赤，口渴，汗出，舌红苔黄，脉数有力等症，属里实热证，见于外感热病的极期。

2）潮热　定时发热或定时热甚，如潮汐有一定的规律性。常见以下三种类型。

（1）阳明潮热　每于日晡（申时，即下午3—5时）热甚，又称日晡潮热。兼腹胀痛拒按，大便燥结，舌红苔黄厚而干燥等症，为胃肠燥热内结所致，见于阳明腑实证。

（2）阴虚潮热　午后或入夜发热或热甚，五心烦热或骨蒸潮热。兼颧赤、盗汗等症，为阴虚内热证。

（3）湿温潮热　午后热甚，身热不扬（肌肤初扪之不甚热，但扪之稍久即感灼手），兼胸闷脘痞，头身困重，舌苔黄腻等症，见于湿温病。

3）微热　指轻微发热（体温多在37℃以下），或仅自觉发热而体温并不升高，亦称低热，多为内伤发热。劳累则热，兼神疲体倦、自汗等气虚之症，多属气虚发热；夏季炎热时小儿出现长期低热，待秋凉后其热自退，称小儿夏季热，又称疰夏。多因小儿体阴不足，不能适应炎热气候所致，属气阴两虚发热。

4.寒热往来　恶寒与发热交替出现，为邪正相争，互为进退的表现。邪盛则恶寒，正胜则发热。可见于少阳证或疟疾。

（二）问汗

问汗时，应注意了解有无出汗、汗出的时间、部位、多少及其兼证等。

1.有汗无汗 询问有汗无汗,在外感病证中,主要辨别感邪性质和营卫失调的情况。表证无汗,多为风寒表证。表证有汗,为伤风表证或风热表证。在内伤病证中主要了解阳气的盛衰、津血的盈亏。里证无汗,多因津血不足,汗源匮乏,或阳气亏虚,无力化汗。里证有汗,多为里热证,或为阳气不足、肌表不固,或为阴虚内热、蒸津外泄。

2.特殊汗出 自汗是指醒时经常汗出,活动后更甚,多为气虚、阳虚。盗汗是指睡则汗出,醒则汗止,多为阴虚内热或气阴两虚。

3.局部汗出

(1)头汗 多因上焦热盛,或中焦湿热上蒸,或病危虚阳上越,或进食阳旺所致。

(2)半身出汗 多因风痰、风湿或痰瘀阻滞经络,营卫不得周流,气血失和所致。可见于中风、截瘫或痿病。

(3)手足心汗 多因阴虚内热,或中焦湿热郁蒸,或阳明燥热内结,蒸迫津液外泄所致。

(三)问疼痛

疼痛是临床最常见的自觉症状之一。问疼痛,应注意询问疼痛的具体部位、性质、时间、程度、喜恶及兼证。由于各个部位与脏腑经络有着密切关系,故通过询问疼痛的部位,可以了解病变所在的脏腑经络。头痛多反映对应经络病变:前额连眉棱骨痛者,为阳明经头痛;两侧头痛连两侧太阳穴者,为少阳经头痛;后头部痛连及项背者,为太阳经头痛;头顶痛者,为厥阴经头痛;头痛连齿者,为少阴经头痛。躯干疼痛多反映相应脏腑:胸痛多反映心肺病变;腹痛多反映胃肠或肝胆病变;腰痛多反映肾病变等。四肢关节、肌肉作痛,多为痹证。

疼痛的不同性质和特点,是了解引起疼痛病因和病机的关键。

1.胀痛 疼痛兼有胀感,是气滞作痛的特点,多见于胸、胁、脘、腹等处。头目胀痛,则多为肝火上炎或肝阳上亢证。

2.刺痛 疼痛如针刺之感,是瘀血作痛的特点,以头部及胸、胁、脘、腹等处为多见。

3.走窜痛 痛处游走不定,或攻窜作痛,其中:胸胁脘腹疼痛而走窜不定者,多为气滞;肢体关节游走性疼痛者,多为行痹。

4.冷痛 疼痛有冷感而喜暖,多见于脘腹、腰脊及四肢关节等处,多因寒邪阻络,或阳气亏虚,脏腑经络失于温煦。

5.灼痛 疼痛有灼热感而喜凉,多因火邪窜扰经络,或阴虚火旺。

6.绞痛 疼痛剧烈如刀绞,多因有形实邪阻闭气机,或为寒凝气机。心脉痹阻的"真心痛"、外寒直中肠胃的脘腹痛、结石阻塞尿路的腰腹痛等,往往具有绞痛的特点。

7.重痛 疼痛伴沉重感,常见于头部、四肢、腰部及全身,多因湿邪困阻气机;头部重痛也可因肝阳上亢、气血上壅所致。

8.酸痛 疼痛兼酸软,常见于四肢、腰背的关节、肌肉等处,多因湿邪侵袭经脉,气血运行不畅所致,亦可因肾虚骨髓失养引起。

9.隐痛 疼痛轻微,尚可忍耐,但绵绵不休,常见于头部、胁肋、脘腹等处,为精血亏损,或为阳气不足,脏腑、经脉、形体失于充养和温煦。

(四)问睡眠

问睡眠主要了解阴阳的盛衰,心肾的功能,气血的盈亏。睡眠异常主要有失眠及嗜睡。

1.失眠 经常不易入睡,或睡后多梦易醒,难以再睡,或彻夜不眠。因心脾两虚、气血不足而心神失养,或水亏火旺、心肾不交而扰动心神,或心胆气虚、心神不安所致者,其证属虚;胆郁痰扰之心神不安,或食积胃脘、浊气内扰心神所致者,其证属实。

2.嗜睡 精神疲乏,睡意很浓,经常不自主地入睡,多因阳虚阴盛或痰湿困阻所致。

(五)问饮食与口味

问饮食与口味,可以了解津液的盈亏,脾胃功能的强弱,以及诊察病性的寒热虚实。主要询问患者口渴、饮水、食欲、食量以及口味等情况。

1.口渴与饮水 口渴与否,饮水量的多少,与人体津液的盈亏和输布情况密切相关。询问时,应注意口渴的特点、饮水量的多少以及凉热喜恶等。

1)口不渴 一般提示津液未伤,多为寒证、湿证,说明体内无明显的燥热证。

2)口渴 口渴提示津液耗伤或津液输布失常,不能上承于口,多为热证、燥证。

(1)口渴多饮 口渴明显,饮水量多,提示津液耗伤。若渴喜冷饮,兼壮热面赤,多汗者,为热盛伤津的实热证;口渴引饮,兼小便量多,多食消瘦者,为消渴病;汗、吐、泻后,口渴多饮,为津液大伤。

(2)渴不多饮 患者虽口干渴但饮水不多。口渴不多饮,兼脘闷苔腻,身热不扬者,为湿热证;渴喜热饮,饮水不多,或水入欲吐,兼苔腻脉滑者,为痰饮内停;渴不多饮,兼身热夜甚,心烦,舌质红绛者,为温病热入营分证。

2.食欲与食量 食欲是对饮食的要求和进食的欣快感,食量是指进食量的多少。

(1)食欲减退 患者不思进食,或食之无味,伴进食量减少,称不欲食或食欲不振;没有饥饿感和进食的欲望,可食可不食,称为纳呆。食欲减退,兼面色萎黄,腹胀便溏,舌淡脉弱,多为脾胃虚弱,运化功能衰退;纳呆脘闷,兼泛恶苔腻,多为湿邪困脾。

(2)厌食 见食即厌,或恶闻食味,又称恶食。厌食油腻,兼胁肋胀满,身目发黄者,为肝胆湿热证;恶闻食味,兼嗳腐吞酸,脘腹胀满,舌苔厚腻者,为食滞胃脘;妊娠早期,可见暂时厌食或择食反应,多因妊娠引起冲脉之气上逆,胃失和降所致。

(3)饥不欲食 患者有饥饿感,但不想进食,或进食不多,称为饥不欲食。兼胃脘嘈杂,干呕呃逆,舌红少津者,为胃阴不足,虚热内扰所致。

(4)多食易饥 患者食欲过于旺盛,食后不久又感饥饿,进食量多,又称消谷善饥,为胃火亢盛,腐熟太过所致。

3.口味异常 口味异常,多为脾胃或其他脏腑病变的反映。

(1)口淡 口中乏味,味觉减退。兼食少纳呆,神疲乏力,多为脾胃气虚,或寒湿中阻。

(2)口甜 自觉口中有甜味。兼脘满纳呆,舌苔黄腻,多为脾胃湿热;兼食少神疲,苔薄白,多为脾气亏虚。

(3)口苦 自觉口中有苦味,多为心火亢盛、肝胆火盛等。

(4)口酸 自觉口中有酸味,或常反酸,或闻之有酸腐气味。兼胁肋胀满,胃脘不舒,多为肝胃郁热,或肝气犯胃;口中酸腐,兼厌食腹胀,苔厚腻等,多为饮食停滞。

(5)口黏腻 自觉口中黏腻不爽。常伴舌苔厚腻,多为湿热中阻,或为痰热内盛,或为寒湿困脾,或为食积。

(6)口咸 自觉口中有咸味,多为肾阳虚弱,寒水上泛。

(7)口涩 自觉口中有如食生柿子的涩味。常伴舌燥,多为燥热伤津,或为脏腑热盛,气火上逆。

(六)问二便

问二便,主要是询问患者大小便的次数、时间、量、色、质、气味、排便感及伴随症状等情况。

1.大便 健康成人每日或隔日排便一次,便出通畅,为黄色成形软便,内无脓血、黏液及未消化食物等。

1)便次异常

(1)便秘 大便燥结,排便时间延长,便次减少,或排便困难,多因胃肠积热,或为肠道津血亏虚,或为阳虚寒凝,或为腹内癥块阻结所致。

(2)泄泻 大便粪质清稀,便次增多,甚至便呈水样。仅粪便水分偏多而不成形,称为大便稀溏,简称便溏。一般新病暴泻,多为实证;久病缓泻,多为虚证。泻下黄糜臭秽,舌苔黄腻,多为大肠湿热;泻如稀水而气味鱼腥,多为寒湿泄泻;大便稀溏兼见纳少神疲,大腹隐痛,属脾虚泄泻;黎明时腹痛欲泻,泻后则安,兼腰膝酸软,形寒畏冷,称"五更泄",多为脾肾阳虚;泻下酸腐,兼脘腹胀满,嗳腐吞酸,厌食,为伤食泄泻。

2)便质异常 大便质地性状发生异常。除便秘和泄泻伴有便质干燥和稀薄外,还常见以下几种便质异常。

(1)完谷不化 粪便中含有较多未消化的食物。病久者,多因脾虚和肾虚所致;暴泻夹有不消化食物,气味酸腐,兼脘腹胀满,为伤食泄泻。

(2)溏结不调 大便时干时稀,多为肝郁脾虚,肝脾不和;大便初硬后溏,多为脾胃气虚。

(3)脓血便 大便中夹有黏液脓血,多见于痢疾,是湿热蕴结,肠络瘀滞受损的表现。

3)排便感异常 排便时肛门或腹部有异常感觉。腹痛窘迫,时时欲泻,肛门坠胀,便出不爽,称里急后重,多为痢疾,因湿热内阻,肠道气滞所致;排便时肛门部有灼热感,多因大肠湿热下注,或热迫肛门所致;大便滑出失禁,或久泄不愈,多因脾肾虚衰,肛门失约所致,见于年老体衰,或久病正虚之人。

2. 小便 健康成人日间排小便一般 3~5 次,夜间 0~1 次;尿色清白或微黄,略有尿臊气,排尿通畅,无不适感。一昼夜总尿量为 1000~1700 mL,并受饮水、温度、出汗和年龄等因素的影响。

(1)尿次异常 新病小便频数,急迫短赤,多为湿热蕴结膀胱;久病小便频数而量多,或夜尿增多,甚或失禁,多为肾阳虚或肾气不固,膀胱失约所致;小便不畅,点滴而出,为癃;小便不通,点滴不出,为闭,两者统称为癃闭。因湿热蕴结,或瘀血、砂石阻塞尿道所致者,为实证;由肾阳虚衰,气化无权所致者,为虚证。

(2)尿量异常 小便短少,伴尿次亦少,多因热伤津液,或汗、吐、下津液耗损,或肺脾肾功能障碍,气化不利,水液内停;小便量多色清,多为虚寒证;小便量多且多饮多食,为消渴病。

(3)排尿感异常 排尿时,尿道有不适的感觉。尿道灼热涩痛,伴有尿频、尿急者,为淋证,因湿热蕴结膀胱所致;小便余沥不尽,或小便自遗不能控制,多为久病体弱,肾气不足,固摄无权,膀胱失约所致。

(七)问经带

月经、带下、妊娠、产育为妇女特有的生理特点,故在对妇女问诊时,除常规问诊内容外,尤当注意询问经、带、胎、产方面的异常情况。

1. 月经 问月经情况应主要询问月经的周期、经期、经量、经色、经质及兼证,还应询问有无闭经或经行腹痛,末次月经的时间,初潮或绝经的年龄。

1)月经不调 月经周期及月经量、色、质发生异常改变者,称为月经不调。

(1)月经先期 连续 2 个月经周期提前 7 天以上者。经色浅红、质稀、量多者,属气虚不能摄血;经色鲜红、质稠、量多者,多为邪热迫血妄行或阴虚火旺。

(2)月经后期 连续 2 个月经周期后延 7 天以上者。经色淡红、质稀、量少者,为精血亏虚;其他可见气滞血瘀,或寒凝血瘀,或痰瘀阻滞。

(3)月经先后不定期 月经周期或提前或延后,连续两个月以上者,亦称经期错乱。多为肝郁气滞,气机逆乱;或脾肾虚损,冲任失调所致。

(4)月经过多 月经血量较正常明显增多,而周期基本正常者。多因血热迫血妄行,或气虚冲任不固,或瘀血阻滞冲任,血不归经所致。

(5)月经过少 月经血量较正常明显减少,甚至点滴即净者。多因精血不足,血海空虚,或寒凝、血瘀、痰湿阻滞所致。

2)痛经 经期或行经前后,周期性出现小腹疼痛,或痛引腰骶,甚至剧痛难忍者称为痛经,又称经行腹痛,多因寒凝血瘀,或气滞血瘀,或气血不足,胞络失养所致。

3)闭经 女子年过 17 周岁,月经尚未来潮,或曾来而又中断 3 个月以上且未受孕,也不在哺乳期者,称为闭经,多因脾肝肾亏损,血海空虚,或气滞血瘀,或寒凝血瘀,或痰湿阻滞等所致。

4)崩漏 非行经期间阴道出血者称为崩漏。来势迅猛而量多,谓之崩;持续出血,来势缓而量少,淋漓不断,谓之漏。崩漏多因热伤冲任,迫血妄行,或脾肾亏虚,冲任不固,或瘀阻冲任,血不归经所致。

2.带下 在正常情况下,妇女阴道内可有少量白色分泌物,清稀而无臭气,具有润泽阴道,防御外邪侵入的作用,称为生理性带下。若带下明显过多,淋漓不断,或色、质、气味异常,即为病理性带下。带下色白量多,质稀如清涕,无臭气,多为脾肾阳虚,寒湿下注;带下色黄稠,量多臭秽,或伴外阴瘙痒、疼痛等,多为湿热下注;白带中夹有血液,赤白相间,多为肝经郁热或湿毒蕴结。

(八)问小儿

儿科问诊较为困难,也不够准确,所以问小儿主要通过询问其陪诊者,获取有关的病情资料。问小儿病时,除常规问诊外,应着重了解小儿出生前后情况、预防接种史、传染病接触史和易致小儿患病的原因。

1.出生前后情况 新生儿(出生后至1个月)的疾病多与先天因素和分娩情况有关,故应询问妊娠期及产乳期母亲的营养健康状况,期间是否患病,曾服何药,是否难产、早产。婴幼儿同时还应注意询问小儿的喂养情况和爬、坐、立、走、长牙、学语的迟早,以了解小儿后天营养情况和发育是否正常。

2.预防接种史、传染病接触史 6个月至5周岁的小儿,从母体获得的先天免疫力已经消失,而后天的免疫机制尚未完全形成,故小儿抗病能力弱,易感传染性疾病。故应着重询问某些疾病的预防接种情况和曾患过哪些传染病,是否有传染病接触史。

3.易致小儿患病的原因 小儿机体的调节功能发育不全,抗病能力低,对环境、气候的变化适应能力差,脏腑功能较弱,故外感六淫或疠气、内伤饮食、惊恐为小儿患病的常见原因。若感受外邪,易出现发热、咳嗽、咽痛等症;饮食失节,极易伤食,可出现呕吐、腹泻、疳积等症;心脑神志发育不健全,易受惊吓而出现哭闹、惊叫等症;一旦高热,则易发生惊厥、抽搐等症。

四、切诊

切诊,是医护人员用手在患者体表的一定部位进行触、摸、按、压,以了解病情的诊察方法,包括脉诊和按诊两个部分。

(一)脉诊

脉诊又称切脉,是医护人员用手指端切按患者某些特定部位的动脉搏动,探测脉象,以了解病情的诊察方法。脉诊是中医独特的诊病方法之一,是中医诊法的重要组成部分。

1.诊脉的部位及分候脏腑 诊脉部位现在多采用"寸口诊法",即切按手腕后桡动脉搏动处。寸口脉分寸、关、尺三部。以手腕后高骨(桡骨茎突)内侧定关部,关前为寸部,关后为尺部。两手各有寸、关、尺三部,共六部脉。寸口六部脉分属一定的脏腑:左寸候心、小肠,右寸候肺、大肠;左关候肝、胆,右关候脾、胃;两尺候肾。

难点:寸口诊脉的原理及分候脏腑

2.寸口诊脉的原理 寸口脉为手太阴肺经之脉,脉气流注于肺而总聚于寸口,故寸口部为脉之大会;同时肺经起于中焦,肺脾二经同属太阴,脉气相通,肺为气之主,脾为后天之本,气血生化之源。寸口脉不仅反映肺经之气的强弱,也反映脾胃及其他脏腑气血的盛衰。

3.诊脉方法

(1)布指 患者取端坐或仰卧位,手臂自然平放且尽量使其与心脏处于同一水平,手腕伸直,掌心向上,手指微微弯曲,在腕下垫一脉枕,使气血畅通,便于诊脉。诊脉时,医护人员以左手按患者的右脉,右手按患者的左脉,依次进行。首先用中指按在掌后高骨内侧的桡动脉处以定关位,再以食指按在关前以定寸位,无名指按在关后以定尺位。三指呈弓形,手指指端平齐,以与受诊者寸口部约成45°角为宜,以指尖与指腹交界棱起之处的指目按脉,因指目感觉较灵敏,且推移灵活。布指疏密应根据患者的身材高矮而定,体高者手指宜稍疏,体矮者手指宜稍密。

(2)运指 诊脉时常用举、按、寻三种不同的力度,以总按和单按等运指方法来体察脉象。三指轻按在皮肤上谓之“举”,亦称浮取或轻取;中等用力按至肌肉间并左右前后推寻,寻找脉动最明显的特征,谓之“寻”,亦称中取;重用力按至筋骨间谓之“按”,亦称沉取或重取。三指同时用力度相等的指力诊脉,称为总按;轻提起二指,分别用一指单独诊脉,重点体会某一部脉象特征,称为单按。

4.正常脉象 平脉,即健康状态下的正常脉象,又称常脉。平脉的特征表现为三部有脉,一息四至或五至(正常人脉搏为 60~90 次/分)。不浮不沉,不快不慢,不大不小,和缓有力,节律均匀,尺部沉取有一定力度。并随生理活动、气候环境的不同而有相应的变化。

平脉应具备三个主要特征,即有胃气、有神、有根。

(1)有胃气 脉象从容、和缓、流利,是脾胃功能旺盛,气血充盈的表现。在临床上,无论是何病脉,只要有徐和之象,便提示有胃气。

(2)有神 脉象节律整齐,柔和有力。脉有神,是气血充足,心神健旺的表现。脉有胃气、有神的表现基本一致,都具有和缓有力的特征。

(3)有根 基本特征是脉象尺脉有力,沉取不绝。脉之有根无根,主要反映肾气的旺衰。肾气足则生机旺盛,脉象必根基坚实。

5.病理脉象 疾病反映于脉象的变化,称病理脉象,简称病脉。病脉主要从脉位、脉率、脉力、脉形、脉势和脉律等方面表现异常。不同的疾病表现为不同的病脉,脉象分类见表 7-1。

表 7-1 脉象分类

分　　类		脉名	脉　　　　象	主　　病
脉位 异常	浮	浮脉	轻取即得,重按稍减而不空	表证,亦主虚阳外越证
	沉	沉脉	轻取不应,重按始得	里证

续表

分 类		脉名	脉 象	主 病
脉率异常	迟	迟脉	脉来迟缓,一息不足四至(脉搏少于60次/分)	寒证
		缓脉	一息四至,脉来怠缓(脉搏60~70次/分)	脾虚,湿证
	数	数脉	一息脉来五至以上(脉搏高于90次/分)	热证
脉力异常	无力	虚脉	三部脉按之均无力	虚证
		弱脉	沉细而软	阳气虚衰,气血不足
		微脉	极细极软,按之欲绝	阳气衰微重证,气血大衰
	有力	实脉	三部脉按之均有力	实证
脉形异常	脉宽度类	洪脉	脉体粗大,来盛去衰,状如洪水	热盛
		细脉	脉细如线,应指明显	气血两虚,诸虚劳损,湿证
脉势异常	脉流利度类	滑脉	往来流利,应指圆滑,如珠走盘	痰饮,食积,实热
		涩脉	脉来艰涩,迟滞不畅	气滞血瘀,精伤血少
	脉紧张度类	弦脉	端直以长,如按琴弦	肝胆病,痰饮,诸痛
		紧脉	脉来绷急,搏指有力	实寒证,疼痛,宿食
		濡脉	浮而细软,	诸虚证,实证
脉律异常		结脉	缓而时止,止无定数	阴盛气结,寒痰血瘀
		代脉	缓而时止,止有定数	脏气衰微,痛证,惊恐
		促脉	数而时止,止无定数	阳盛实热,气血痰食停滞

(二)按诊

按诊,是医护人员用手触摸或按压患者的某些部位,以了解局部的润燥、冷热、疼痛、软硬、肿块及其他异常变化,从而了解病情的一种诊察方法。

1. 察寒热 肌肤灼热,体温升高,多为热证;肌肤寒凉,体温偏低,多为寒证;初按热甚,久按热反转轻者,多为表热;初按热轻,久按热甚者,多为里热。

2. 察润燥 皮肤润泽光滑或潮润,为有汗或气血充足,津液未伤;皮肤干燥枯槁,为无汗或气血津液已伤,不能荣于肌肤。

3. 察肿胀 主要分辨水肿与气肿。按之凹陷不起,皮色光亮者,为水肿;按之凹陷,举手即起,为气肿。

4. 察疼痛 主要辨别病性和病位。轻按即痛者,病在表浅;重按始痛者,病在深里;硬痛拒按者,多为实证;按之痛减,肌肤柔软者,多为虚证。

5. 察疮疡 按之灼热高肿,根盘紧束者,多为阳证;按之肿硬不热,根盘平塌漫肿者,多为阴证;按之坚硬者,多无脓;按之有波动感者,多为脓已成。

第二节 辨 证

辨证是指通过四诊收集的资料,运用中医理论进行分析、综合,辨清疾病的原因、性质、部位和发展趋势,然后概括、判断为某种证候的过程。中医的辨证方法很多,有八纲辨证、脏腑辨证、病因辨证、气血津液辨证、六经辨证、卫气营血辨证和三焦辨证等。各辨证方法对不同病证的诊断各有侧重,但又互为补充。八纲辨证是其他辨证的基础,故本节主要介绍八纲辨证。

一、概述

八纲,即阴、阳、表、里、寒、热、虚、实。八纲辨证是中医辨证的纲领,它是将四诊取得的疾病资料,进行综合分析,把病变的部位、疾病的性质、正邪盛衰等情况,归纳为阴、阳、表、里、寒、热、虚、实八类基本证候的一种辨证方法。

疾病的表现尽管极其复杂,但基本上都可用八纲加以归纳。疾病的类别,可分阴证与阳证;病位的深浅,可分表证与里证;疾病的性质,可分寒证与热证;邪正的盛衰,可分实证与虚证。因此,运用八纲辨证能将错综复杂的临床表现,归纳为表里、寒热、虚实、阴阳四对纲领性证候,从而找出疾病的关键,掌握其要领,确定其类型,预测其趋势,指导其治疗。其中,阴阳两纲又可以概括其他六纲,即表、热、实证为阳,里、寒、虚证属阴,故阴阳又是八纲中的总纲。

二、八纲辨证

(一)表里辨证

表里是辨别疾病病位内外深浅的一对纲领。一般地说:病在皮毛、肌腠,部位浅在者属表证;病在脏腑、气血、骨髓,部位深在者属里证。

1.表证 病位在肌表、病势较浅、病程尚在初期的一类证候,常见于外感病的初起阶段。具有起病急、病程短的特点。常因六淫之邪从皮毛、口鼻侵入,客于皮毛腠理所致。主要临床表现为发热、恶寒(或恶风)、头身疼痛、舌苔薄白、脉浮。兼见鼻塞流涕、咽喉痒痛、咳嗽、骨节酸痛等症。

2.里证 疾病深入于内(脏腑、气血、骨髓)的一类证候,是与表证相对而言的。凡非表证的一切证候均属于里证,多见于外感病的中、后期或内伤杂病。其病因主要有三种:一是外邪不解,内传入里,侵犯脏腑所致;二是外邪直接侵犯脏腑而成;三是情志内伤、饮食劳倦直接损伤脏腑而发病。主要临床表现为内脏病变,如心悸、腹痛、呕吐、便秘、尿赤等。具体内容可参见脏腑辨证。

3.表证与里证的鉴别 见表7-2。

表7-2 表证与里证的鉴别

	病 程	寒 热	舌 象	脉
表证	新病,短	发热,恶风寒	多无异常	浮
里证	久病,长	但热不寒或但寒不热	多有异常	沉

(二)寒热辨证

寒热辨证是辨别疾病性质的一对纲领。寒证与热证反映机体阴阳的偏盛与偏衰,阴盛或阳虚的表现为寒证,阳盛或阴虚的表现为热证。

1. 寒证 感受寒邪,或阴盛阳虚,表现为以寒象为主的证候。寒证包括表寒、里寒、虚寒、实寒等。各类寒证的证候表现不尽一致,但均以冷、白、清、润、迟为临床特征。常见的证候有恶寒喜暖、面色苍白、肢冷蜷卧、口淡不渴、痰涕清稀、小便清长、大便稀溏、舌淡苔白而润滑、脉迟或紧等。

2. 热证 感受热邪或阳盛阴虚,表现为热象为主的证候。热证包括表热、里热、实热、虚热等。各类热证的证候表现也不尽一致,但均以热、赤、黄、干、稠、数为临床特征。常见的证候有恶寒发热、喜冷、口渴喜冷饮、面红目赤、烦躁不宁、痰涕黄稠、吐血衄血、小便短赤、大便干结、舌红苔黄而干燥、脉滑数等。

3. 寒证与热证的鉴别 见表7-3。

表 7-3 寒证与热证的鉴别

	寒热	口渴	面色	四肢	神态	痰涕	小便	大便	舌象	脉象
寒证	恶寒喜热	不渴	白	冷	蜷卧少动	清稀	清长	稀溏	舌淡,苔白润	迟或紧
热证	恶热喜冷	渴喜冷饮	赤	热	烦躁不宁	黄稠	短赤	干结	舌红,苔黄而干	数或滑

(三)虚实辨证

虚实辨证是辨别邪正盛衰的一对纲领。虚证和实证反映疾病过程中人体正气和病邪的盛衰变化。虚指正气不足,实指邪气过盛。

1. 虚证 是指人体正气虚弱、不足而产生脏腑功能衰退的一系列病证的统称。虚证多见于慢性疾病或急性病后期,一般病程较长。虚证的形成有先天不足和后天失养两个方面,但以后天失养为主。临床上,久病、势缓者多为虚证,体质素弱者多为虚证。由于虚证有阴虚、阳虚两大证型,其临床表现极不一致。阳虚证表现为形寒肢冷,面色㿠白,神疲乏力,小便清长,大便溏薄等;阴虚证表现为形体消瘦,午后潮热,盗汗,咽干,口燥,五心烦热等。

2. 实证 实证是指邪气亢盛,正气未衰所产生的有余、亢盛的一系列病证的统称。临床一般是新起、暴病多实证,体质壮实者多实证。实邪的性质及所在部位不同,其临床表现亦极不一致,主要以邪气亢盛有余所致的痰饮、水湿、瘀血、结石、食积、虫积等有形病理产物积聚于体内为特征。可表现为发热,脘腹胀痛拒按,胸闷烦躁,甚至神昏谵语,呼吸气粗,痰涎壅盛,大便秘结,小便不利,舌苔厚腻,脉实有力等。

3. 虚证与实证的鉴别 见表7-4。

表 7-4 虚证与实证的鉴别

	病程	寒热	面色	精神	声音	大便	小便	疼痛	舌象	脉象	形体
虚证	长	形寒肢冷或潮热	㿠白、苍白或萎黄	萎靡	声低息微	稀溏或滑泄	清长或失禁	喜按	舌淡胖嫩	虚弱或细数	消瘦
实证	短	发热	红	烦躁	声高气粗	干结或下利,里急后重	不利或淋沥涩痛	拒按	舌质苍老,苔厚腻	实大有力	壮实

（四）阴阳辨证

阴阳是概括证候类别的一对纲领,是八纲辨证的总纲。根据临床证候所表现的病理性质,可将一切疾病分为阴阳两大类,表证、热证、实证属阳,里证、虚证、寒证属阴。因为阴阳两纲可以统括其余六个方面,所以又有称八纲为"二纲六要"。

1.阴证　临床上具有抑制、衰退、沉静、晦暗等表现的里证、寒证、虚证,概属于阴证。常以虚寒证为代表。具体表现有面色暗淡,精神萎靡,身重,形寒肢冷,倦怠无力,语声低怯,纳差,口淡不渴,大便溏薄,小便清长,舌淡胖,脉沉迟或弱或细涩等。

2.阳证　临床上具有兴奋、亢进、躁动、明亮等表现的表证、热证、实证,概属于阳证。常以实热证为代表。具体表现有面红,发热,肌肤灼热,心烦,躁动不安,语声粗浊或骂詈无常,呼吸气粗,喘促痰鸣,口干渴饮,大便秘结,小便短赤,舌质红绛,苔黄黑生芒刺,脉象浮、洪大、滑实等。

3.阴虚证　阴虚证是由于阴精亏损而导致阴不制阳的虚热证。其因或是素体阴虚,或是温热病后期,热邪伤阴,或是脏腑功能失调,火热内生,暗耗阴液。具体表现为形体消瘦,头晕目眩,口燥咽干,心悸失眠,舌红少苔,脉细,甚或五心烦热,潮热盗汗,颧红,舌红绛,脉细而数等。

4.阳虚证　阳虚证是由于阳气亏损而导致阳不制阴的虚寒证。其因或是素体阳虚,或是脏腑功能失调,阴寒内盛,阳气内耗,或是过用寒凉或苦寒败胃之品,损伤阳气而成。具体表现为神倦乏力,少气懒言,踡卧嗜睡,畏寒肢冷,口淡不渴,尿清便溏,或尿少肿胀,面色苍白,舌质淡胖,脉沉迟无力。

5.亡阴证　亡阴证是疾病发展过程中,机体阴液衰竭而出现的一种危重证候。其因或是高热、大汗、大吐、大泻、大出血等致阴液迅速损耗,或是阴亏日久,渐至枯竭,或是阳虚日久,反致阴液耗竭而成。具体表现为大汗出,汗出而黏,肌肤热,手足温,口渴喜冷饮,躁扰不安,呼吸短促,舌红而干,脉细数无力。

6.亡阳证　亡阳证是疾病发展过程中,机体阳气暴脱所表现的一种危重证候。其因或是邪气极盛,暴伤阳气,或是阳虚日久,渐至亡脱,或是亡阴导致亡阳。具体表现为大汗淋漓,汗冷而清稀,肌肤凉,四肢厥冷,神识淡漠或昏不知人,口淡不渴,或喜热饮,气息微弱,舌淡暗,脉浮数而空,甚则脉微欲绝。

7.亡阴证与亡阳证的鉴别　亡阴证和亡阳证的病情危重,变化急剧,临证须及时发现,准确辨证。其主要临床表现见表7-5。

表7-5　亡阴证与亡阳证的鉴别

	汗	面色	四肢	神志	呼吸	口渴	舌象	脉象	寒热
亡阴	汗热	潮红	温和	躁扰不宁	喘息气短	口渴	红干	细数疾	身热恶热
亡阳	汗冷	苍白	厥冷	神识昏迷	气息微弱	不渴	淡润	微欲绝	身寒恶寒

（五）八纲证候间的关系

难点:八纲证候间的关系

八纲各自概括疾病一方面的病理本质。然而病理本质的各个方面是相互关联着的,用八纲来分析、判断、归类证候时,并不是彼此孤立、对立、静止的,而是相互间存在着多种联系,并随着病程发展而不断变化,主要可归纳为证候相兼、证候转化、证候真假三种类型。

1.证候相兼 证候相兼是指八纲证候的兼见并存,既包括对立两纲证候(如表实寒证、表实热证、里实寒证、里实热证、里虚寒证、里虚热证、表虚寒证、表虚热证等)的同时出现,也包括非对立两纲(如表里同病、寒热错杂、虚实夹杂)的并见。

2.证候转化 八纲中相互对立的证候之间,在病情发展的过程中或者一定条件下,可以发生相互转化。在真正的转化之先,还可以呈现暂时的相兼夹杂之类的证候。

(1)表里出入 在疾病发展过程中,由于正邪的力量对比发生消长变化,病邪可以由表入里,亦可从里达表,因而引起表里证候的转化。

(2)寒热转化 寒证和热证有着本质的区别,但是在一定的条件下,可以相互转化。此种转化是由正邪的力量对比、人体阳气的盛衰所决定的。人体的正气尚强,阳气旺盛,邪气可从阳化热,使寒证转化为热证;邪气衰而正气不支,阳气耗伤甚至衰败,则热证转化为寒证,此时正不胜邪,病情险恶。

(3)虚实转化 在疾病发展过程中,由于正邪力量对比的变化,实证可以转化为虚证,虚证亦可转化为实证。在治疗过程中,因失治、误治以及正邪斗争的必然趋势等原因,以致病邪耗伤正气,邪气渐衰而正气已伤,从而由实证变为虚证。

3.证候真假 某些患者在病情危重阶段,可出现一些与疾病本质相反的假象,掩盖病情的真象的证候。当病情发展到寒极或热极时,由于邪热内盛,阳气郁闭于内而不能外达或久病而致阳气衰微,阴寒内盛,迫虚阳浮越于外,形成真热假寒或真寒假热证候。当病情发展到比较严重或情况复杂时,有时会出现假实或假虚的证候,即《内经知要》中所说的"至虚有盛候""大实有赢状",就是指真虚假实和真实假虚的证候。

案例考查

《古今医案按》曾记有一案:徐国桢,伤寒六七日,身热目赤,索水到前,复置不饮,异常大躁,将门牖洞启,身卧地上,辗转不快,更求入井。一医急以承气与服。喻诊其脉,洪大无伦,重按无力。乃曰,是为阳虚欲脱,外显假热,内有真寒,观其得水不欲咽,而尚可用大黄、芒硝(寒凉药,笔者按)乎?夫天气奥蒸,必有大雨,此证顷刻一身大汗,不可救矣。即以附子、干姜各五钱,人参三钱,甘草二钱(均为温热药,笔者按),煎成冷服,服后寒战,戛齿有声,以重绵和头复之,缩手不肯与诊,阳微之状始著,再与前药一剂,微汗,热退而安。请思考:

1.外假热的表现有哪些?

2.内真寒的表现又有哪些?

(孟 萍)

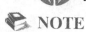

自测题

一、单项选择题

1. 下列哪项不是得神的表现?(　　)

A. 目光精彩 　　　　　　B. 神志清楚 　　　　　　C. 颧赤如妆

D. 形丰色荣 　　　　　　E. 呼吸调匀

2. 下列哪项不是失神的表现?(　　)

A. 目无精彩 　　　　　　B. 形羸色败 　　　　　　C. 呼吸微弱

D. 神志昏迷 　　　　　　E. 壮热面赤

3. 失神的患者本不能食突然能食,此为(　　)。

A. 神志异常　B. 无神　　C. 少神　　　D. 假神　　　E. 得神

4. 下列哪项非邪盛神乱的失神表现?(　　)

A. 壮热烦躁 　　　　　　B. 神昏谵语 　　　　　　C. 呼吸气微

D. 两手握固 　　　　　　E. 牙关紧闭

5. 脾胃气虚患者多见(　　)。

A. 面色萎黄 　　　　　　B. 面黄虚浮 　　　　　　C. 面目一身俱黄

D. 面色青黄 　　　　　　E. 以上都不是

6. 以下哪项不是面色发黑所属病证?(　　)

A. 水饮　　　B. 痰湿　　　C. 肾虚　　　D. 寒证　　　E. 血瘀

7. 以下哪项不是面色发青所属病证?(　　)

A. 痛证　　　B. 寒证　　　C. 惊风　　　D. 血瘀　　　E. 痰饮

8. 舌色淡白可见于(　　)。

A. 外感表热证 　　　　　B 外感表寒证 　　　　　C. 阴虚火旺

D. 阳虚水湿内停 　　　　E. 瘀血内停

9. 紫舌的主病是(　　)。

A. 气滞　　　B. 血瘀　　　C. 痰凝　　　D. 津亏　　　E. 中毒

10. 脾胃虚弱而致脘腹疼痛的特点是(　　)。

A. 隐隐作痛 　　　　　　B. 痛如刀绞 　　　　　　C. 冷痛喜温

D. 胀满疼痛 　　　　　　E. 走窜不定

11. 表证的特点不包括下述哪项?(　　)

A. 感受外邪所致 　　　　B. 起病一般较急 　　　　C. 必发展成里证

D. 病较轻病程短 　　　　E. 恶寒发热并见

12. 表证的转归,下列哪项不可能出现?(　　)

A. 经治疗而愈 　　　　　B. "自然"痊愈 　　　　　C. 演变成半表半里证

D. 演变成里证 　　　　　E. 恶化而死亡

13. 关于表证与里证的区别点,错误的是(　　)。

A. 表证一般脉浮、里证一般脉沉

B. 表证病程较短、里证病程较长

C. 表证病情较轻、里证病情较重

D. 表证以恶寒为主、里证以发热为主

E. 表证苔薄、里证舌苔多有变化

14. 关于里证的特点,错误的是(　　)。

A. 病情一般较重　　　　　　B. 无表证特征证候　　　　　C. 都是慢性起病

D. 病程一般较长　　　　　　E. 以脏腑证候为主

15. 热证的临床表现一般不包括下列哪项?(　　)

A. 便溏臭秽　　　　　　　　B. 口干口苦　　　　　　　　C. 面红尿清

D. 舌苔黄腻　　　　　　　　E. 脉细而数

16. 寒证与热证的鉴别要点,错误的是(　　)。

A. 寒证恶寒喜热、热证恶热喜冷　　　　　B. 寒证口渴喜冷、热证口不渴

C. 寒证大便泄泻、热证大便秘结　　　　　D. 寒证舌苔白润、热证舌苔黄干

E. 寒证脉迟或紧、热证脉数或洪

17. 下列哪项不属实证范畴?(　　)

A. 虫积　　　　B. 痰湿　　　　C. 血瘀　　　　D. 内燥　　　　E. 气逆

18. 下述哪项最应归属于阳证?(　　)

A. 表实寒证　　　　　　　　B. 里虚寒证　　　　　　　　C. 肾阴虚证

D. 表实热证　　　　　　　　E. 里实热证

19. 下列哪项一般不能归属于阳证?(　　)

A. 面红目赤　　　　　　　　B. 疼痛喜按　　　　　　　　C. 心烦不宁

D. 脉数有力　　　　　　　　E. 发热口苦

20. 下述哪一项最应归属阴证?(　　)

A. 里虚寒证　　　　　　　　B. 里虚热证　　　　　　　　C. 表虚寒证

D. 表虚热证　　　　　　　　E. 里实寒证

二、问答题

1. 面部病色有哪些? 分别代表什么意义?

2. 简述浮、沉、迟、数、虚、实六种脉象的特征与临床意义。

3. 简述表证与里证辨证要点。

4. 试述鉴别寒证与热证的鉴别要点。

第八章 治则与治法

学习目标

知识目标:掌握治则、治病求本、扶正祛邪、调整阴阳和三因制宜的概念;理解内治"八法"的作用;了解急则治标、缓则治本、标本兼治的含义及扶正与祛邪的运用原则。

能力目标:学会扶正、祛邪的方法;学会运用内治"八法"护理。

 案例导学

王某,男,33岁,银行职员。口腔黏膜糜烂两周,灼热疼痛,口腔科诊断为"急性口腔炎",采用多种治疗方法疗效不显。一周前求诊中医,服用清热泻火之剂,症状反而加重。就诊时上颚剧痛如灼,日不能食,夜不能寐。诊见口腔黏膜糜烂成片,舌质偏红,苔黄根腻,呈现热盛之象。患者自诉有慢性胃炎病史,时有胃脘隐痛,喜热饮,大便稀溏,形寒肢冷,面色苍白。脉沉细而缓。治以温中健脾之法,方用理中丸加味。服药2剂,疼痛明显减轻,黏膜糜烂部位大部分已愈,大便转实。原方再服2剂,病愈。请思考:

1.为什么"热盛之象"采用清热药治疗病情加重,改用温热药治疗反而获愈?

2.本病采用的是什么治疗原则和方法?

治则是用以指导治疗方法的总则,治疗方法是治则的具体化。因此,任何具体的治疗方法,总是从属于一定的治疗法则的。如各种病证从邪正关系来说,离不开邪正斗争、消长、盛衰的变化,因此,扶正祛邪即为治疗总则,在总则指导下的益气、养血、滋阴、补阳等方法,就是扶正的具体方法,而发汗、涌吐、攻下等方法,则是祛邪的具体方法。

第一节 治 则

重点:中医基本治则

治则,也称治疗原则,是治疗疾病必须遵循的基本法则。它是在整体观念和辨证论治理论指导下制定的,对临床治疗、立法、处方、用药具有普遍指导意义。

中医的基本治则有治病求本,扶正祛邪,调整阴阳,因时、因地、因人制宜。

NOTE

一、治病求本

治病求本，是指在治疗和护理时，必须抓住疾病的本质，并针对其本质进行治疗。本是本质，是事物的主要矛盾；标是现象，是事物的次要矛盾。标本是相对的，一般来说，正气为本，邪气为标；病机为本，症状为标；原发病为本，继发病为标。要做到治病求本，必须正确掌握正治与反治，治标与治本两个方面。

重点:治病求本

（一）正治与反治

《素问·至真要大论》提出"逆者正治，从者反治"两种方法，就其原则来说，都是治病求本这一治疗原则的具体运用。

正治，指逆其证候性质而治，又称逆治。逆，是指采用方药的性质与疾病的证候性质相反，即通过分析疾病的临床证候，辨明疾病性质的寒热虚实，分别采用"寒者热之""热者寒之""虚则补之""实则泻之"等不同方法进行治疗。正治适用于疾病的征象与本质相一致的病证。由于临床上大多数疾病的征象与疾病的性质是相符的，如寒病即见寒象，热病即见热象，虚病即见虚象，实病即见实象，等等，所以，正治是临床上最常用的一种治疗方法。

反治，指顺从疾病假象而治，又称从治。从，是指采用方药的性质顺从疾病证候的假象，与疾病的假象相一致而言，究其实质，还是在治病求本法则指导下，针对疾病本质而进行治疗的方法，故实质上仍是"治病求本"。主要有"热因热用""寒因寒用""塞因塞用""通因通用"等。热因热用，是以热治热，即用热性药物治疗具有假热症状的病证。适用于阴寒内盛，格阳于外，反见热象的真寒假热证。寒因寒用，是以寒治寒，即用寒性药物治疗具有假寒症状的病证。适用于里热盛极，阳盛格阴，反见寒象的真热假寒证。塞因塞用，是以补开塞，即用补益药治疗具有闭塞不通症状的病证。适用于因虚而闭阻的真虚假实证。如脾虚患者，常出现脘腹胀满、时胀时减，不拒按，纳呆，舌质淡，脉虚无力，且并无水湿、食积留滞等征象可循，故以健脾益气治之，脾气健运，则腹胀自消。通因通用，是以通治通，即用通利的药物治疗具有实性通泄症状的病证。适用于食积腹痛，泻下不畅，热结旁流，瘀血所致的崩漏，膀胱湿热所致的尿频、尿急、尿痛等病证。

（二）治标与治本

在复杂多变的病证中，常有标本主次的不同，因而在治疗上就应有先后缓急之分。标本治法的临床应用，是"治病必求于本"。标本治则是指，急则治标、缓则治本、标本兼治。

急则治标，指在标证甚急，可能危及生命时，必须首先治标，标病稳定或消除后，再治其本。如在疾病过程中，患者出现大出血，无论何种原因引起的出血，均应先止血以治标，待血止、病情缓和后，再治其本。

缓则治本，是指在标证不急时或标证经处理后已缓解的情况针对疾病本质，解除疾病证候的治疗方法。如肺痨咳嗽，其本多为肺肾阴虚，故治疗不应只用镇咳之法治其标，而应滋养肺肾之阴治其本。

标本兼治,是指在标本俱急或标本俱缓的情况下,采用标本同治的原则,包括治本为主,兼以祛邪,或以祛邪治标为主,兼以扶正两种方法。气虚感冒,气虚为本,感冒为标;单纯益气治本,则使邪气留滞,表证不解;单纯解表,则汗出又伤气,使气虚愈甚,故用益气解表的方法,标本同治。

二、扶正祛邪

重点:扶正祛邪

疾病的发生、发展与转归取决于正邪双方的盛衰变化,正能胜邪则病退,邪能胜正则病进,因此治疗和护理疾病的关键,就是要扶助正气,祛除邪气,促使疾病早日好转和痊愈。

(一)扶正与祛邪的含义

扶正,即扶助正气,增强体质,以提高机体抗邪、抗病能力的一种治疗和护理的方法。主要适用于虚证,即所谓"虚则补之",如益气、养血、增水、滋阴法等均是扶正的治疗和护理方法,除了药物应用外,还包括针灸、推拿、气功、精神调摄、饮食调养、体育锻炼等。

祛邪,即祛除邪气,以消除或削弱病邪对机体侵袭或损害的一种治疗和护理方法。主要适用于实证,即所谓"实则泻之",如发汗、攻下、消导、活血化瘀等均是祛邪的治疗和护理方法。

(二)扶正与祛邪的运用

在运用扶正祛邪治则时,要认真仔细地观察和分析正邪双方消长盛衰情况,根据正邪在疾病发生发展及其变化转归中所处的地位,区别主次、先后灵活运用。运用攻补要合理,即虚证宜扶正,实证宜祛邪;掌握虚实的主次关系,决定攻、补的先后与轻重缓急;扶正不留邪,祛邪不伤正;把握扶正与祛邪的关系,扶正是为了祛邪,使疾病早日痊愈;祛邪是为了扶正,消除致病因素对机体正气的损伤。根据不同的情况,可采用先祛邪后扶正,先扶正后祛邪,扶正与祛邪并用的方法。

三、调整阴阳

重点:调整阴阳

疾病的发生,从根本上说即是阴阳的相对平衡遭到破坏,出现了阴阳的偏盛偏衰。对于阴阳的偏盛偏衰,《素问·至真要大论》指出:"谨察阴阳所在而调之,以平为期。"因此,调整阴阳,恢复阴阳的相对平衡,促进阴平阳秘,是中医的基本治则。

(一)损其有余

适用于阴阳偏盛有余的病证。阴或阳的一方过盛有余的病证,临床即可采用"损其有余"的方法治疗。阳热亢盛的实热证,应"治热以寒",即用"热者寒之"的方法,以清泄其阳热;阴寒内盛的寒实证,则应"治寒以热",即用"寒者热之"的方法以温散其阴寒。

《素问·阴阳应象大论》指出:"阴胜则阳病,阳胜则阴病。"阴阳偏盛的病变中,一方的偏盛,可导致另一方的不足,阳热亢盛易于耗伤阴液,阴寒偏盛易于损伤阳气,故在调整阴或阳的偏盛时,应注意有没有相应的阳或阴偏衰情况的存在,若已引起相对一方偏衰时,则当兼顾其不足,配合以扶阳或益阴之法。

(二)补其偏衰

适用于阴阳偏衰的病证。阴或阳的一方虚损不足的病证,如阴虚、阳虚或阴阳两虚等,采用"补其不足"的方法治疗。如阴虚不能制阳,常表现为阴虚阳亢的虚热证,则应滋阴以制阳;因阳虚不能制阴而致阴寒偏盛者,应补阳以制阴。

阴阳是互根互用的,故阴阳偏衰亦可互损,因此在治疗阴阳偏衰的病证时,还应注意"阳中求阴"或"阴中求阳";即在补阴时适当配用补阳药,补阳时适当配用补阴药。故《景岳全书·新方八略》中说:"此又阴阳相济之妙用也。故善补阳者必于阴中求阳,则阳得阴助而生化无穷;善补阴者必于阳中求阴,则阴得阳升而泉源不竭。"若属阴阳两虚,则应阴阳双补。

四、因时、因地、因人制宜

人的生理活动、病理变化与时令气候、地域环境、体质等因素是密切相关的。因而,在治疗和护理疾病时,必须考虑这些因素。这种因时、因地、因人的不同而采用不同的治疗和护理的方法,称为"三因制宜"。

重点:三因制宜

因时制宜,即根据不同季节的气候特点制定适宜的治法和护理方法。如同为感冒,夏季炎热,腠理疏松开泄,易于出汗,受风寒而致病时,辛温发散药不宜过用,护理上注意固护津液,而冬天腠理致密,则用辛温发散重剂,护理上可饮食热粥以助汗,使寒从汗解。

因地制宜,即根据不同地域的地理特点、气候条件及人们生活习惯的差异制定适宜的治法和护理方法。西北高原山区,气候寒凉干燥,人们多食乳肉面粉,体质较壮,易外感风寒,多用辛温解表及温热法护理;东南平原地区,气候温热潮湿,人们多食鱼、虾、大米,体质柔嫩,易感湿热,多用清凉解表和化湿法护理。

因人制宜,即根据患者的年龄、性别、体质等不同特点,来制定适宜的治法和护理方法。

年龄:年龄不同,则生理功能、病理反应各异,治疗和护理亦不同。如小儿生机旺盛,脏腑娇嫩,气血未充,易于外感,发病易虚易实,易寒易热,病情变化较快,用药量宜轻,慎补忌攻;青壮年则形体壮实,气血充盛,患病多实证,治疗可攻,药量稍重;老年人生机减退,气血阴阳日衰,脏腑功能衰减,病多表现为虚证,多用补虚的治法和护理方法。

性别:男女性别不同,各有其生理、病理特点,治疗与护理亦不同。妇女有经带胎产诸疾,男子有阳痿、早泄、遗精等病,因此治疗和护理也当有区别。如妇女经期,慎用破血逐瘀之品,注意防寒保暖,避免劳累等。

体质:人的体质有强弱、寒热、阴阳之偏,患病之后,机体的反应性不同,病证的属性有别,治疗和护理上就应当有所不同。如体质强者,患病多实,耐攻伐,药量可重;体质弱者,患病多虚,不耐攻伐,药量宜轻。

第二节 治 法

治法,即治疗的方法。治法包括治疗大法和具体治法两个内容。治疗大法又称基本治法,概括了多种具体治法的共性,临床上具有普遍的指导意义。历代医家鉴于治法内容的日益发展,多次作过分类归纳,现在经常引用的"八法",是清代程钟龄总结归纳历代医家对于治法的论述而形成的。程氏在《医学心悟》中说:"而治病之方,则又以汗、吐、下、和、温、清、消、补八法尽之。"现将常用的"八法"内容,简要介绍。

一、汗法

重点:汗法的作用

汗法,亦称解表法,即通过开泄腠理,促进发汗,使表邪随汗而解的一种治疗大法。

(一)应用要点

1.解表 通过发散,以祛除表邪,解除表证。由于表证有表寒、表热之分,因而汗法也有辛温、辛凉之别。辛温解表代表方有麻黄汤、桂枝汤等;辛凉解表以桑菊饮、银翘散等为代表方。

2.透疹 通过发散,以透发疹毒。如麻疹初期,疹未透发或透发不畅,均可用汗法。代表方有升麻葛根汤、竹叶柳蒡汤等。

3.祛湿 通过发散,以祛风除湿。故外感风寒而兼有湿邪者,以及风湿痹证,均可酌用汗法,代表方有麻黄杏仁苡仁甘草汤等。

4.消肿 通过发散,可祛水外出而消肿,更能宣肺利水以消肿。故汗法亦可用于实证水肿而兼表证者,代表方为麻黄附子甘草汤等。

(二)护理方法

(1)饮食宜清淡,忌肥腻、酒酪、生冷及酸性食物。

(2)药宜文火轻煎,解表剂煎煮时间不宜太长。方中单用桂枝发汗时,要求啜热粥或温服以助药力,若与麻黄、葛根同用时,则一般不需啜热粥。因药细宜助,药重不需助,其意乃在使汗出适度。

(3)表证者多有畏寒、恶风,应注意避风保暖。尤忌汗出当风,以防重感风寒而加重病情。

(4)使用汗法,要注意因人、因时、因证而异。体质虚者,汗之宜缓,体质强壮,汗之可峻;暑天炎热,腠理开泄,汗之宜轻,冬令严寒,腠理致密,汗之宜重;表虚证用桂枝汤调和营卫,属于轻汗,而表实证用麻黄汤发泄郁阳,则属峻汗。

(5)不可妄汗,不可过汗。凡淋家、疮家、亡血家和剧烈吐下之后均禁用汗法。用汗法治疗外感热病时,要求达到汗出热退、脉静身凉,以周身微汗为度,不可过汗或久用。以防汗出过多,而耗伤津液。

(6)汗法用于表证时,忌用冷敷、酒精擦浴等物理降温法。以免因冷而致汗孔闭塞,汗不易出使邪无出路而入里化热成变证。

二、吐法

吐法亦称涌吐法,是通过涌吐,排除留在咽喉、胸膈、胃脘的痰涎、宿食或毒物等有形实邪,以达治疗之目的的一种治疗大法。包括峻吐法、缓吐法和外探法三种。

重点：吐法的作用

(一)应用要点

1.峻吐法 用于体壮邪实,痰食留在胸膈、咽喉之病证,如痰涎壅塞胸膈的癫痫,宿食停留上脘之证,代表方有三圣散、瓜蒂散等。

2.缓吐法 用于虚证催吐。对虚证患者在痰涎壅塞非吐难以祛邪的情况下,可用缓吐法,代表方有参芦饮等。

3.外探法 以压舌板探喉以催吐。可开宣肺气而通癃闭,或助催吐方药迅速达到致吐目的,以及急性中毒的患者,在神志清楚的情况下做急救时用。

(二)护理方法

(1)病室清洁,空气新鲜,无异味。

(2)给药应小量渐增,以防中毒或涌吐太过。药物采取二次分服,一服便吐者,遵医嘱是否继续二服。宿食停滞胃脘,应将宿食吐尽为度,吐后应控制食量。

吐法是临床应急情况下采用的方法,一般中病即止,不可久用。

(3)涌吐之剂,多峻猛,应事先向患者交待有关事项,以取得合作。涌吐时,要观察呕吐物的内容、性质、颜色、量,并做好记录。

(4)涌吐时,应将患者头偏向一侧,以防呕吐物呛入气道而致窒息。对服毒物中毒者,急用温盐汤灌服,应随灌随吐,直至毒物吐尽为止。对服后不吐,可配合外探法,如使用压舌板刺激上颚、咽喉部,助其呕吐。

(5)催吐之后,要注意调理胃气,糜粥自养,禁油腻、炙煿等不易消化之品。

三、下法

下法,亦称泻下法,即通过通便、下积、泻实、逐水,以消除燥实、积滞、实热及水饮等证的一种治疗大法。

重点：下法的作用

(一)应用要点

1.寒下 里实热证,大便燥结,腹胀疼痛,高热烦渴,或积滞生热,腹胀而痛;或肠痈为患,腑气不通;或湿热下痢,里急后重特甚;或血热妄行、吐血衄血等。代表方有大承气汤、增液承气汤、大黄牡丹皮汤和三黄泻心汤等。

2.温下 脾虚寒积,脐下硬结,大便不通,腹隐痛,四肢冷,脉沉迟;或阴寒内结,腹胀水肿,大便不畅等。代表方有温脾汤、大黄附子汤;也有酌选巴豆以湿逐寒积的,如备急丸。

3.润下 热盛伤津,或病后津亏,或年老津涸,或产后血虚便秘,或习惯性便秘等。代表方有五仁汤、麻仁丸等。

4.逐水 水饮停聚体内,或胸胁有水气,或腹肿胀满,凡脉证俱实者,皆可逐水。代表方有十枣汤、舟车丸、甘遂通结汤等。

(二)护理方法

(1)生活起居护理 根据寒下药和温下药的病证性质不同,护理要求亦不相同。对里实热证,患者有高热、烦躁不安、口渴舌燥等表现,在安排病室调节温湿度方面应以"清"的护法,使患者感到凉爽、舒适,利于静心养病;对脾虚寒积、脐下硬结、腹隐痛的温下病证,宜住向阳病室,注意保暖,使患者感到温暖舒服。同时,在饮食方面亦应有寒凉、温热性味之别。

(2)寒下药中的大承气汤,应先煎方中的枳实和厚朴,大黄后下,以保其泻下之功效。小承气汤则先以武火煎煮,待沸开后再煮 15 min 即可。两药均以凉服或温服(冬天)为宜。服药后要观察燥屎泻下的坚实度、量、腹痛减轻的情况,及腹泻的次数。在服药期间应暂禁食。待燥屎泻下后再给予米汤、糜粥等养胃气之品。服药后 3～5 天忌食油腻、辛辣食品,以防热结再作。

(3)温下药中的温脾汤,方中的大黄先用酒洗后再与其他药同煎,取汁饭前温服。服药后亦应观察腹部冷结、疼痛减轻情况,宜取连续轻泻。服药后,如腹痛渐减,肢温回缓,为病趋好转之势。润下药一般宜早、晚空腹服用。在服药期间应配合食疗以润肠通便。对习惯性便秘患者应养成定时排便习惯,也可在腹部进行按摩疗法。

(4)逐水药多用于胸水和腹水病证,服药后要注意心下痞满和腹部胀痛缓解情况。舟车丸,每日 1 次,每次 3～6 g,清晨空腹温开水送下。服药期间应禁食食盐、酱之品,以防复发。同时不宜与含有甘草的药物同服。十枣汤是将甘遂、大戟、芫花三味药研末,大枣 10 枚煎水与上述药末调和,早晨空腹服下。

(5)下法以邪去为度,不宜过量,以防正气受伤。当患者大便已通,或痰、瘀、水、热邪已去时,即可停服下剂。

四、和法

重点:和法的作用

和法,亦称和解法,是通过和解疏泄的方药,祛除病邪、调理脏腑气血,使表里、上下、脏腑、气血和调的一种治疗大法。

(一)应用要点

1.和解少阳 适用于邪在半表半里的少阳证。证见寒热往来,胸胁苦满,心烦喜呕,口苦咽干,苔薄脉弦等。代表方为小柴胡汤。

2.调和肝脾 适用于肝脾失调,情志抑郁,胸闷不舒,胁痛,腹胀,腹泻等病证。代表方为痛泻要方。

3.调理胃肠 适用于胃肠功能失调,寒热往来,升降失司而出现的脘腹胀满,恶心呕吐,腹痛或肠鸣泄泻等病证。代表方为半夏泻心汤、黄连汤等。

4.调和胆胃 由于胆气犯胃,胃失和降。证见胸胁胀满,恶心呕吐,心下痞满,时或发热,心烦少寐,或寒热如疟,口苦吐酸,舌红苔白,脉弦而数等。代表方为蒿芩清胆汤。

（二）护理方法

（1）服药期间宜饮食清淡易消化，忌食生冷瓜果、肥腻及辛辣之品。

（2）和法应用范围较广，不仅用于少阳证，也用于内伤杂病，若用之得当，疗效甚佳。若邪已入里，患者出现烦渴、谵语诸证，则非和法之例。若温病在表，未入少阳，误用和法，则变证迭生。护理上应仔细观察。

（3）少阳证服小柴胡汤后，要观察寒热轻重之偏和发作及持续时间，及汗出情况；服小柴胡汤后忌食萝卜。服截疟药应在疟疾发作前 2～4 h，并向患者交待有关事项。

（4）肝脾不和者，应做好情志护理，以防情绪波动而加重病情，也可适当开展文体活动，以达怡情悦志，精神愉快，气机通利，有利于提高治疗效果。

（5）对胆气不舒，横逆犯胃者，应加强饮食调护。宜给予清淡易消化的食物，如三仙汤、神曲茶、橘饼、陈皮糕、茯苓粥等，以健脾行气消食。忌食生冷瓜果、肥腻厚味之品。

五、温法

温法，亦称温阳法，即运用温热性质的方药达到扶助阳气、温里祛寒、回阳救逆的一种治疗大法。

重点：温法的作用

（一）应用要点

1.温里散寒 适用于寒邪直中脏腑，或阳虚内寒而出现的身寒肢冷，脘腹冷痛，呕吐泄泻，舌淡苔润，脉沉迟弱等。代表方为理中汤、吴茱萸汤等。若见腰痛水肿，夜尿频数等脾肾虚寒，阳不化水，水湿泛滥之证，宜用真武汤、济生肾气丸等方药。

2.温经散寒 适用于寒邪凝滞经络，血脉不畅而见的四肢冷痛，肤色紫暗，面青舌瘀，脉细而涩等证。代表方选用当归四逆汤等。

3.回阳救逆 适用于疾病发展到阳气衰微，阴寒内盛而见四肢逆冷，恶寒蜷卧，下利清谷，冷汗淋漓，脉微欲绝等。代表方为四逆汤、参附汤等。

（二）护理要点

（1）本法用于寒证，根据"寒者热之"的治法，生活起居、饮食、服药等均已"温"法护理。注意保暖，药宜温服，饮食宜给予性温的牛、羊肉、桂圆等。也可酌用桂皮、姜、葱等调味品，以助药物的温中散寒之功效。忌食生冷瓜果等凉性食品。

（2）对阳气衰微，在使用回阳救逆法的同时，要观察患者神志、面色、汗情、脉象及四肢回湿情况。如服药后，患者汗出，四肢转温，脉渐有力，为阳气来复，病趋好转。反之，汗出不止，厥冷加重，烦躁不安，脉细散无根等，为病情恶化，应及时与医生联系，并积极配合医生抢救。

（3）里寒证者服温中散寒药的同时，应注意保暖。对腹痛、呕吐、泄泻较甚者，可采用艾灸中脘、关元、足三里等穴位。对呕吐较剧者，可在服药前服姜汁几滴以止呕。

(4)温法所用药物多燥热,易耗阴血,故阴亏、血热等证者不宜用温法。

六、清法

清法,亦称清热法,即运用寒凉性质的方药,通过其清热、泻火、凉血、解毒,使邪热外泄,清除里热的一种治疗大法。

(一)应用要点

1.清气分热 适用于邪入气分,里热渐盛,出现发热,不恶寒反恶热,汗出、口渴、烦躁、苔黄,脉洪大或数。代表方为白虎汤。

2.清热解毒 适用于热毒诸证,如瘟疫、火毒内痈等。代表方为五味消毒饮、黄连解毒汤和普济消毒饮、清瘟败毒饮等。

3.清热凉血 适用于邪热入营分,神昏谵语,或热入血分,见舌红绛,脉数及吐血、衄血、发斑等情况。代表方为清营汤、犀角地黄汤。

4.清热养阴 适用于热病后期,伤津阴虚,夜热早凉,或肺痨阴虚,午后潮热,盗汗咳血等证。代表方为青蒿鳖甲汤、秦艽鳖甲汤。

5.清脏腑热 适用于邪入于某一脏腑。如心火炽盛,烦躁失眠,口舌糜烂,大便秘结。代表方为大黄泻心汤。心火下移小肠,兼见尿赤涩痛者,用导赤散泻心火。肝胆火旺可用龙胆泻肝汤等。

6.清热除湿 湿邪为患,根据其病性病位不同选用不同方药。如:肝胆湿热用龙胆泻肝汤;湿热黄疸用茵陈蒿汤;湿热下痢用香连丸或白头翁汤。

(二)护理方法

(1)注意寒热真假:清法必须针对实热证,对于真寒假热证,尤须仔细观察和辨明,切勿被假象所迷惑而误用清法,造成严重后果。

(2)清法用于实热证,根据"热者寒之"的护法,护理上必须采用清、寒的护理措施。如饮食、室温、衣被、服药等均宜偏凉,并注意环境安静,以利患者养息。

(3)煎服药护理:清热之剂,药物不同,煎药方法亦应有别,如白虎汤中的生石膏应先煎;黄连解毒汤中的"三黄"和栀子,先将药物加少量冷水浸泡后,再加水煎煮;普济消毒饮中辛凉之品,煎药时间宜短等。凡清热解毒之剂,均宜取汁凉服或微温服。

(4)服药后要观察病情变化。如服白虎汤后,体温渐降,汗止渴减,神清脉静,为病情好转。若高热不退,大汗不止,烦渴加剧,甚至出现神昏谵语,斑疹等,应立即通知医生。

(5)对疮疡肿毒之证,在服药过程中,应注意观察,若肿消热退,为病退之象。若已成脓,则应切开排脓。

(6)对热入营血者,要观察神志、出血及热极动风之兆,一旦发现,立即处理。

(7)热证患者一般脾胃运化失司,纳食不佳。饮食上应给予清淡易消化的流质或半流质饮食。鼓励患者多饮水,还可给予西瓜汁、梨汁、柑橘等生津止渴之品。

七、消法

消法,亦称消散法,即运用消导和散结作用的方药,使积聚之邪逐渐消散的一种治疗大法。

重点:消法的作用

(一)应用要点

1. 化食 用消食化滞的方药以消导积滞。见于胸脘痞闷,嗳腐吞酸、腹胀或泄泻等证。常用药为大山楂丸、保和丸、枳实导滞丸等。

2. 消积 气积者用良附丸,火郁用越鞠丸,肝郁气滞用柴胡疏肝散,血瘀刺痛用丹参饮等。对血积而言,以活血为主,如失笑散治真心痛及胸胁痛。破血,常用血府逐瘀汤、桃核承气汤及大黄䗪虫丸等。

3. 豁痰 风寒犯肺,痰湿停滞,用止嗽散、杏苏散;痰热互结,壅滞于肺,用清气化痰丸;痰湿内滞,肺气上逆,用射干麻黄汤等。

(二)护理要点

1. 煎药护理 消导之剂,要根据其方药的气味清淡、重厚之别,采用不同的煎药法。如药味清淡,临床取其气者,煎药时间宜短;如药味重厚,取其质者,煎药时间宜长些。

2. 服药 凡消导类药物,均宜在饭后服用。中西药同服时,应注意配伍禁忌,如山楂丸与胃舒平不可同服。服药期间,不宜服补益药和收敛药。

3. 停药 消导类药物,一般有泻下或导滞之功效,只作暂用,不可久服。一旦患者食消滞化,脾气得运,即应停药。

4. 水饮 服药期间,要加强病情观察,如观察大便性状、次数,水饮消退情况,腹胀、腹痛及呕吐的情况等。

5. 饮食调护 控制食量,给予清淡易消化食物。肝郁气滞,肝胃不和之气积证,应给予山楂、橘饼等理气消食之品,并配合情志护理。小儿食滞可配合捏脊疗法。

案例考查

赵某,女,36岁。反复失眠一年余。患者素体虚弱,近一年来反复失眠,入睡困难,即使睡着,也梦多易醒。诊诉:入睡困难,每晚睡2～3 h,多梦易醒,心悸健忘,头晕目眩,肢倦神怠,饮食无味,面色少华,舌淡,苔薄,脉细弱。

诊断为不寐,属心脾两虚证。治法:补益心脾,养血安神。方用归脾汤加减。日服一剂,分早、晚两次,睡前加服一次。请思考:

1. 本案例用的是何种内治法?

2. 可以采用哪些护理方法?

八、补法

补法，亦称补益法，是指运用补益的方法，以扶助正气消除虚弱的一种治疗大法。

重点：补法的作用

（一）应用要点

1. 补气 适用于气虚病证，如倦怠乏力、呼吸短促、动则气喘、面色白、食欲不振、便溏、脉弱或虚大等。代表方为四君子汤、补中益气汤。

2. 补血 适用于血虚病证，如头眩目花、耳鸣耳聋、心悸失眠、面色无华、脉细数或细涩等。代表方为四物汤、归脾汤、当归补血汤。

3. 补阴 适用于阴虚病证，如口干、咽燥、虚烦不眠、便秘，甚则骨蒸潮热、盗汗、舌红少苔、脉细数等。代表方为六味地黄汤、左归丸、大补阴丸等。

4. 补阳 适用于阳虚病证，如畏寒肢冷、冷汗虚喘、腰膝酸软、泄泻水肿、舌胖而淡、脉沉而迟等。

（二）护理要点

（1）补益法适用于虚羸不足之证，根据"虚则补之""损者益之"的原则，护理上重在扶正。由于虚证有气、血、阴、阳之别，在用补法时适当辨明，然后进行调护。

（2）由于阳虚多寒，阴虚多热，护理上应根据阴虚、阳虚不同，合理安排生活起居护理。

（3）煎服药护理：补益剂多质重味厚，煎药时要放水久煎才能出汁，采用饭前服下。对阿胶、龟板、红参、白参等贵重药品应另煎或冲服。

（4）中医历来重视食补的重要性，在药补的同时应做好饮食调护。对阳虚、气虚证者可选用牛肉、羊肉、桂圆、大枣等温补之品，忌生冷瓜果等凉性食品；阴虚、血燥者应选用银耳、淡菜、甲鱼等清补等物，忌辛辣、炙煿之品。

（5）情志护理：虚证患者大多处在大病初愈或久病不愈等情况，由于病程长，加上疗效不甚理想，常易产生急躁、悲观、忧虑等情绪，应做好开导和劝慰等工作。

（6）虚证者，卫外功能低下，很易受外邪所侵，要做好起居护理。

（胡鸿雁）

自测题

一、单项选择题

1. 阴阳偏盛的治疗最中肯的是（　　）。

A. 调整阴阳　　　　　　B. 寒者热之　　　　　　C. 热者寒之

D. 损其有余　　　　　　E. 阴阳互求

2. 下列属于从治法的是（　　）。

A. 实则泻之　　　　　　B. 标本兼治　　　　　　C. 热因热用

D. 阳病治阴　　　　　　E. 用寒远寒

3. 患者出现大量腹水、呼吸喘促、大小便不利等急重症状，应采用的治则是( )。

A. 虚则补之 　　　　　B. 标本兼治 　　　　　C. 通因通用

D. 急则治标 　　　　　E. 缓则治本

4. 患者出现四肢厥冷、下利清谷、脉微欲绝以及身热不恶寒、口渴面赤等症,应采用的治法是( )。

A. 热者寒之 　　　　　B. 急则治标 　　　　　C. 热因热用

D. 通因通用 　　　　　E. 实则泻之

5. 患者瘀血引起崩漏,应采用的治法是( )。

A. 虚则补之 　　　　　B. 通因通用 　　　　　C. 塞因塞用

D. 寒者热之 　　　　　E. 寒因寒用

6. 吐法适用于实邪壅盛、病情急迫的哪些病位的病证?( )

A. 上焦 　　　　　B. 中焦 　　　　　C. 下焦

D. 中上焦 　　　　　E. 中下焦

7. 温法最常与下列何法配合运用?( )

A. 补法 　　　B. 消法 　　　C. 下法 　　　D. 汗法 　　　E. 和法

8. 下法适用于( )。

A. 外感表证 　　　　　B. 气滞血瘀 　　　　　C. 热入营血

D. 燥屎内停 　　　　　E. 心脾两虚

二、问答题

1. 什么是调整阴阳?调整阴阳的主要方法有哪些?

2. 什么是三因治宜?试举例说明。

第九章 预防与养生

 学习目标 ·····

知识目标:掌握养生的基本原则与方法;理解"治未病"的主要内容。
能力目标:学会为不同的患者进行养生指导。

情景导学

健康不是一切,但是没有健康就没有一切,你的健康是家人最大的牵挂,学会养生,保持健康、少生疾病,亲人就少一分牵挂。

请问:养生应把握的基本原则有哪些? 如何做到少生疾病?

预防,是指采取一定的措施,防止疾病的发生与发展。早在《黄帝内经》中就提出了"治未病"的预防思想。《素问·四气调神大论》指出:"圣人不治已病治未病,不治已乱治未乱。"《灵枢·逆顺第五十五》进一步指出:"上工治未病,不治已病。"精通养生之道的人或高明的医生在疾病未发之时进行干预,防患于未然。所谓治未病,包括未病先防和既病防变两个方面的内容。对于健康人来说,可增强体质,预防疾病的发生;对于已病而言,可防止疾病的发展与传变。

养生,古称"摄生",即调摄保养自身生命的意思。养生就是根据生命发展的规律,采取能够保养身体、增进健康、减少疾病、延年益寿的方法所进行的保健活动。人的寿命是有极限的,生长壮老已是生命的自然规律,追求健康但不追求长生不老,养生是为了预防疾病,是为了保持健康,养生与预防,两者在理论上常相互交融,在使用上常互为补充,相互为用,正如《丹溪心法》所云:"未病而先治,所以明摄身之理。夫如是则思患而预防之者,何患之有哉?"

第一节 预 防

一、未病先防

重点:治"未病"思想的主要内容

未病先防是指在未病之前,采取各种措施,做好预防工作,以防止疾病的发生。

疾病的发生,主要关系到正气与邪气两方面的因素,正气不足是疾病发生的内在因素,邪气是发病的外在条件。因此,未病先防,首先通过养生以增强人体正气,增强抗病力,"正气存内,邪不可干"。其次是防止病邪侵入,"虚邪贼风,避之有时"。最后,药物预防及人工免疫。我国在 16 世纪就发明了人痘接种法预防天花,是人工免疫的先驱。明代《琐事剩录》记载:"陈评事生一子……未几种痘,夭。"此可证明在明代已有种痘术,然具体操作方法,却无从查考。《医宗金鉴》对清代的种痘术有较全面的记载,如痘衣法、痘浆法、旱苗法、水苗法等。对于传染病,《诸病源候论》认为可通过"预服药及为法术以防之"。如用板蓝根、大青叶、银花、野菊花预防流感,马齿苋、大蒜、食醋预防菌痢,板蓝根、茵陈、糯稻根预防肝炎等,都是行之有效的方法。

二、既病防变

既病防变指的是在疾病发生的初始阶段,应力求做到早期诊断,早期治疗,以防止疾病的发展及传变。

(一)客邪贵乎早逐

疾病的初期,病位较浅,病情多轻,正气未衰,病较易治愈,应早期诊治,逐邪为先,邪去正乃安。《温疫论》说:"客邪贵乎早逐,乘人气血未乱,肌肉未消,津液未耗,患者不至危殆,投剂不至掣肘,愈后亦易平复。欲为万全之策者,不过知邪之所在,早拔去病根为要耳。"如不及时诊治,病邪就有可能步步深入,使病情愈趋复杂、深重,治疗也就愈加困难。

(二)截断传变途径

截断传变途径是指在掌握疾病的发生发展规律及其传变途径的基础上,通过早期诊断与治疗,截断传变途径、防止疾病的发展。温邪则热变最速,把好气分关,截断传变途径,可防温邪深入血分,引起耗血动血之变。在温热病过程中,温邪伤及胃阴时,其病变发展趋势为将耗及肾阴,清代医家叶天士据此传变规律提出了"务在先安未受邪之地"的防治原则,主张在甘寒以养胃阴的方药中,加入咸寒滋养肾阴的药物,以防止肾阴的耗损。又如《金匮要略·脏腑经络先后病脉证》说:"见肝之病,知肝传脾,当先实脾。"临床上在治疗肝病的同时,常配以调理脾胃的药物,使脾气旺盛而不受邪,确可收到良效,这些都是既病防变原则的有效运用。

三、病后防复

疾病基本治愈后,由于正气未复,加之饮食、起居、外邪等因素,可能导致疾病复发,因此,要采取有针对性的养生措施以增强体质,预防复发。

第二节　养　生

养生,主要是未病时的一种自身预防保健活动,从预防的角度看,可增强自身的体质,提高人体的正气,从而增强机体的抗病能力。

一、中医养生基本原则

重点:中医养生
基本原则

养生应当遵循《素问·上古天真论》所说的"法于阴阳,和于术数,食饮有节,起居有常,不妄作劳,故能形与神俱,而尽终其天年,度百岁乃去。"现代人总结中医养生基本原则为顺应自然、形神共养、护肾保精、顾护脾胃。

二、中医养生的主要方法

(一)顺应自然

重点:中医养生
基本方法

《素问·宝命全形论》说:"人以天地之气生,四时之法成。"天地是个大宇宙,人身是个小宇宙,人与天地相应,人的生命活动每时每刻都受天地的影响,体悟天道以立人道,效法自然,遵从自然变化规律,"顺四时而适寒暑"(《灵枢·本神》),主动采取养生措施以适应其变化,"春夏养阳,秋冬养阴"(《素问·四气调神大论》),使人体各种生理活动与自然界的节律相应,这样才能保持健康,增强正气,避免邪气的侵害,从而预防疾病的发生。所以有"春捂秋冻""冬吃萝卜夏吃姜"的谚语。春时阳始生,乍暖还寒,风寒之邪仍存,故春时应注意御寒保暖,春季不宜过早减衣,适当春捂,以养人体之阳。夏时阳极盛,暑性炎热,汗出过多,易伤津耗气,常出现口大渴喜凉饮,此时应"大渴而饮宜温",若此时突然喝下大量冷饮,造成胃肠道血管急剧收缩,则可引起胃肠功能紊乱,损伤胃阳,故夏时既要善处阴凉以避大热,又要避免过食冷饮以伤阳,故善于养生的人在注意防暑降温的同时,常食辛温的生姜以温胃散寒,以养阳;夏多兼寒挟湿,夏夜纳凉,适当盖覆,以避寒湿。进入秋季,天气渐凉,不要过早地穿太厚的衣服,让身体稍微冻着一点,以适应天气转冷的过程。同时空气干燥,燥易伤津,人体易见口鼻咽喉干燥,须多饮水及食水果等滋阴润肺之品。冬季,天地闭藏,水冰地坼,寒主收引,皮肤腠理闭塞,出汗减少,水湿易潴留于内。人们常加衣戴帽、向火取暖、食辛辣酒醴以御寒保暖。保暖的同时也易生内热,故善于养生的人常食甘凉之性的萝卜以清热利湿养阴。

"逆之则灾害生,从之则苛疾不起"(《素问·四气调神论》),在养生领域不提倡"挑战自然""挑战生理极限"之类的思想与行为。

(二)养性调神

有学者指出人类社会的疾病,70%与情绪有关,也就是七情致病,七情太过,不仅可直接伤及脏腑,引起气机紊乱而发病,也可损伤人体的自我调节能力、自我康复能力。短暂而轻的情志刺激可引起气机紊乱,怒则气上,喜则气缓,悲则气消,恐则气下,惊则气乱,思则气结。长期持久的情志刺激可引起大病、重病,如癫狂、郁证、不寐、健忘等。而突如其来的强烈的情志刺激,如意料之外的巨大打击、巨大灾难、重大收获等,更易导致人体气血逆乱,引起暴病、急病,甚至死亡,所以《素问·疏五过论》说:"精神内伤,身必败亡。"

养性调神,提高心理调摄能力是养生的一个重要方面。一是提倡心神清静,精神内守,淡泊名利,保持心态平衡。《素问·上古天真论》说:"恬惔虚无,真气从之,精神内守,病安从来。"二是从实际情况出发,追求切实可行的目标,生活充实,知足常乐,做到"志闲而少欲,心安而不惧,形劳而不倦,气从以顺,各从其欲,皆得所愿"(《素问·上古天真论》),则可避免因失败而产生的失望、悲伤、苦闷、惶恐、忧郁等不良情绪。三是付出友善,收获快乐,将快乐延续到自己的生活模式中。《管子·心术下》说:"善气迎人,亲如兄弟;恶气迎人,害于戈兵。"

(三)不妄作劳

妄,《说文》说:"从女,从亡,乱也。"不妄作劳即不要房劳过度、不要劳力过度。

1. 护肾保精 食色性也,性生活是人类生活的一大正常的生理需要,也是人类社会繁衍所需,男女之欲,欲不可绝,亦不能禁,和谐的房事生活能使人体阴阳调和、身心愉悦、恩爱倍增,但要注意适度。禁欲或独居单处,性生活得不到满足,易形成气机郁滞之证,不利于身心健康。若纵欲过度,则易致精液枯竭,真气耗散,未老先衰,《千金要方·养性》说:"精竭则身惫,故欲不节则精耗,精耗则气衰,气衰则病至,病至则身危。"若房事后大汗淋漓、腰酸背痛、疲倦乏力、畏寒肢冷,甚至出现血精,则需节制房事,以免因精耗则气衰而致身危。所以善养生者,必保肾精,肾精为人体先天之本,生命之根,人体生、长、壮、老各个阶段都与肾中精气的盛衰密切相关,所谓"油满灯明,油干灯灭"。

护肾保精除房事有节外,还须注意行房禁忌,如醉莫入房、劳伤禁欲、病期慎欲、妇女经期禁欲、孕期早晚阶段禁欲、产期百日内禁欲、哺乳期内节欲等。

2. 劳逸结合 劳逸结合是维持健康的必要条件,劳动有利于气血流通,增强脏腑的功能和体质,适当的休息有利于消除疲劳,恢复体力和脑力,维持人体正常的功能活动。《备急千金要方·道林养性第二》:"养性之道,常欲小劳。"一是根据自己的身体状况,掌握运动量的大小,以"形劳而不倦"为度,每次运动后以感觉不到过度疲劳为宜。运动量过大,会加速某些器官的磨损和生理功能的失调,结果缩短生命进程,出现早衰和早夭,众所周知,全世界的体育运动员,平均寿命才55岁,比普通人的平均寿命短。生命在于运动,但运动不等于长寿,量力而行,劳力不能过度。二是要循序渐进,运动量由小到大,比如跑步,刚开始时要跑得慢些,距离短些,经过一段时间锻炼,再逐渐增加跑步的速度和距离。三是因时制宜,《素问·四气调神大论》曰:"春三月,此谓发陈……夜卧早起,广步于庭。""夏三月,此谓蕃秀……夜卧早起,无厌于日。""秋三月,此谓容平……早卧早起,与鸡俱兴。""冬三月,此谓闭藏……早卧晚起,必待日光。"按照春生、夏长、秋收、冬藏的自然规律,春夏初秋宜早起运动,深秋冬季宜晚起,深秋冬季气候寒冷,有时会有雾、霜、雪等,地面结冰打滑,早起运动易发生意外,同时冬季的早晨地表气温低,空气呈下沉运动,空气中的一氧化碳、二氧化碳等污染物以及汽车尾气中的氮氧化物、碳氢化物、铅等各种有害物质聚于近地面空气中,不能向空气上层扩散,人们若早起锻炼,就会吸入很多的烟尘和有毒气体,危害身体健康。因此,冬天应晚起,必待日光,太阳出来,9点以后地表温度增高,空气呈上升运动,污染的空气向高空扩散,对人体的危害减少,此时宜做运动。一天之中,晚上不宜做运动,"暮而收拒,无扰筋骨,无见雾露",因此时"阳气已虚,气门乃闭"(《素问·生气通天论》)。可在晚饭后休息半小时左右再开始慢步走，摆动手臂，悠闲地慢慢溜达，以助脾胃消化功能，正如《千金翼方·退居》所言："中食后，还以热手摩腹，行一二百步，缓缓行，勿令气急。"四是体力劳动与脑力劳动相结合：体力劳动之后，适当休息，恢复体力，如静坐闭目养神，全身放松，听音乐、下棋、聊天、喝茶；脑力劳动之后，干一些体力活，如体育运动、干家务活等。

（四）饮食有节

民以食为天，饮食是人类生存和发展的基础、供给机体营养物质的源泉，肾中精气也需要饮食中水谷精气的不断充养，因此合理的饮食及均衡的营养是维持人体健康的前提，饮食不节，失之调养则会危害健康，缩短寿命。《养生要集》中有"百病横生，年命横夭，多由饮食。饮食之患，过于声色"的记载。饮食有节主要包括注意饮食宜忌及药膳保健两个方面。

注意饮食宜忌，一是提倡饮食的定时定量，不可过饥过饱。应遵循"早饭宜好，午饭宜饱，晚饭宜少"的原则，进食时饥饱适中，恰到好处，特别是在饥渴难耐之时，更应细嚼慢咽，缓缓进食，以免伤及胃肠。在没有食欲时，不应勉强进食，以免食停胃中，难以消化。二是注意饮食卫生，不吃不洁、腐败变质的食物或自死、疫死的家畜，防止得肠胃疾病、寄生虫病或食物中毒，比如河豚、某些种类的蘑菇、发芽的土豆等，误食会影响健康。三是各种食物调配适宜，不可偏食。正如《素问·藏气法时论》说："五谷为养，五果为助，五畜为益，五菜为充。气味合而服之，以补益精气。"稻、麦、玉米、高粱、豆类等五谷杂粮，中正和平，终生食而不厌，是人们赖以生存的根本，而水果、蔬菜和肉类等都是作为主食的辅助、补益和补充。四是膳食养生粥为先，清代著名医家王士雄称"粥为天下第一补物"，喝粥可使肠胃得到滋养，畅胃气，生津液，不增加胃肠负担，也不会导致肥胖，"晨起食粥，推陈出新，利膈养胃，生津液，令人一日清爽，所补不小"（《医学入门·食治门》），特别是疾病初愈，胃气未复，宜食粥以养胃气。若要不失眠，煮粥加白莲；要想皮肤好，米粥煮红枣；气短体虚弱，煮粥加山药；夏令防中暑，荷叶同粥煮；心虚气不足，煮粥加桂圆；便秘补中气，藕粥很相宜；产妇喝小米红糖粥，大便溏泄喝大枣糯米粥，腰膝酸软喝枸杞桑椹粥等（《中华中医养生·膳食养生》）。

此外，某些易使旧病复发或加重的"发物"不宜食。如荨麻疹、湿疹、神经性皮炎、脓疱疮、牛皮癣等顽固性皮肤病患者忌食鱼、虾、蟹等腥膻发物及辛辣刺激性食物。疮痈疔疖者忌食葱蒜、酒类等辛辣刺激性食物。崩漏带下、月经过多、皮下出血、尿血、痔疮等患者，不宜食用胡椒、羊肉、狗肉、烧酒等燥热食物。慢性胃炎、消化不良等，不宜食用白酒、豆类、薯类、生冷瓜果等食物；痛风患者忌食海鲜、啤酒、豆制品及动物内脏；水肿患者不宜吃太咸的食物；失眠患者忌饮咖啡、浓茶等。

药膳是在中医学理论指导下，将食物与少量的中药，通过烹饪加工调制而成的具有食疗作用的膳食，如八宝粥、银耳汤、当归生姜羊肉汤、山药炒肉等，皆是人们喜爱的膳食。药食同源，寓医于食，既将药物作为食物，又将食物赋以药用，药膳既具有营养价值，又可防病治病、保健强身、延年益寿。药膳中的中药，药性多平和，如红枣、莲子、百合、薏苡仁、芡实、山药、生姜、桑椹子、当归、枸杞子、黄精、何首乌、菊花、黄芪等，皆可与食物相煮，做成药膳。

（五）起居有常

睡眠是"无须药品的养生良方"，是起居调摄的主要内容，每年 3 月 21 日为"世界睡眠日"，良好的睡眠可消除疲劳、增强免疫、促进生长、美容美颜。合理作息应顺应昼夜阴阳消长规律，白天阳气盛，日出而作，夜晚阴气盛，日入而息，《灵枢·素问》说："阳气尽，阴气盛，则目瞑；阴气尽而阳气盛，则寤矣。"昼为阳，夜为阴，后半夜为阴中之阴，子时（晚 23 时至凌晨 1 时）是阴气最盛、阳气始生、阴阳之气交接之时，此时是睡眠的最佳时期，最能养阴，现代研究也表明夜间 12 点至凌晨 3 点是人体最困倦之时，这一时段内的睡眠质量最高，如果在困倦时不及时入睡，过了最佳时间就会难以入睡甚至失眠，因此，最好选择每晚 10 点 30 分之前上床，静心养神，神静则寐，此即《备急千金要方》所言"凡眠，先卧心后卧眼"之意，过度的喜怒、忧悲、思虑都会影响心神而致不能安卧。古人总结睡眠十忌：一忌仰卧；二忌忧虑；三忌睡前恼怒；四忌睡前进食；五忌睡卧言语；六忌睡卧对灯光；七忌睡时张口；八忌夜卧覆首；九忌卧处当风；十忌睡卧对炉火。

忌仰卧，宜侧卧。《备急千金要方》言："屈膝侧卧，益人气力。"仰卧位虽四肢舒展放松，但阴阳倒逆，阴脉在上（腹为阴），阳脉在下（背为阳），督脉被压，尽管阴脉畅达，但阳气无法激荡，一觉睡熟，阳气尽为阴浊所陷，经气未能畅达四肢末梢。侧卧位则任督相通，阴阳和顺，所以侧卧是首选的睡姿，但以右侧卧最佳，右侧卧时心脏受压较小，有利于减轻心脏负荷和增加心输出量。同时，胃进入十二指肠、小肠进入大肠的开口都向右侧，有利于胃肠内容物的排空。

忌睡前进食。睡前进食易致食停胃中，脘腹饱胀，胃气不和，"胃不和则卧不安"（《素问·逆调论》）。睡前也不宜大量饮水，以免夜尿增多影响睡眠。浓茶、咖啡、烟酒也是睡前所忌。

忌睡时张口。张口睡眠，不仅空气当中的尘埃容易吸入呼吸道，并且气流在口咽往返，醒来后会使人口干咽燥，甚至会引发许多呼吸道疾病。

忌夜卧覆首。蒙头睡觉，头在被窝里，易引起呼吸不畅、缺氧，出现头痛、头晕、四肢无力等一系列症状。

忌卧处当风。迎风而卧易患感冒、面瘫。但睡前、起床后应开窗换气，以免潮湿、秽浊之气滞留。

居住环境应舒适健康，阳光充足，空气清新，无噪声，无污染，没有对人体有危害的辐射、电磁波和气体，潮湿的住宅易患感冒、风湿性关节炎，阴暗的住宅易患佝偻病、骨质软化症，拥挤的住宅易患呼吸道疾病，入住刚装修的住宅小孩易患白血病等。

此外，还有气功养生、针灸推拿养生、娱乐养生、淋浴养生、药物预防等，养生是中华民族的瑰宝，是中华民族传统文化的组成部分，是人们为了健康而在长期生活实践中不断探索总结的结果。

（庞　灿）

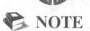
自测题

一、单项选择题

1."春夏养阳,秋冬养阴",此语出自(　　　)。

A.《黄帝内经》　　　　　　B.《神农本草经》　　　　C.《难经》

D.《道德经》　　　　　　　E.《中藏经》

2.下列表述正确的是(　　　)。

A.喜则气上　　　　　　　B.喜则气缓　　　　　　C.喜则气消

D.喜则气结　　　　　　　E.喜则气下

3.中医养生的基本原则是(　　　)。

A.法于阴阳,和于术数,食饮有节,起居有常,不妄作劳

B.不时御神,务快其心　　　　　　C.以酒为浆,以妄为常,醉以入房

D.发挥生命潜力,挑战生理极限　　　E.生于忧患

4."凡眠,先卧心后卧眼"是指睡眠时应先(　　　)。

A.静心养神　　　　　　　B.三省吾身　　　　　　C.睡卧言语

D.睡前进食　　　　　　　E.阅读

5.下列哪项不属于房事养生原则?(　　　)

A.禁欲或纵欲　　　　　　B.遵守房事禁忌　　　　C.杜绝性生活混乱

D.注意房事卫生　　　　　E.以上均不是

6.均衡膳食,应做到(　　　)。

A.五谷为养,五果为助,五畜为益,五菜为充

B.五谷为助,五果为养,五畜为益,五菜为充

C.五谷为养,五果为益,五畜为助,五菜为充

D.五谷为养,五果为充,五畜为益,五菜为助

E.五谷为充,五果为养,五畜为益,五菜为助

二、问答题

1.如何理解"春夏养阳,秋冬养阴"?

2.你认为养生有何意义?如何进行饮食养生?

第十章　中药方剂基础知识

学习目标

知识目标：掌握中药的性能、方剂的组成原则；理解中药的配伍及用药禁忌；了解方剂变化规律。

能力目标：学会在临床实践中正确运用中药方剂基础知识。

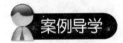案例导学

麻黄汤《伤寒论》

组成：麻黄 9 g，桂枝 6 g，杏仁 9 g，炙甘草 3 g。

功效：发汗散寒，宣肺平喘。

主治：外感风寒表实证。

方解：方中麻黄发汗解表以散风寒，宣利肺气以平喘咳，为主药；辅以桂枝发汗解肌，温经散寒既助麻黄发汗解表散寒，又除肢体疼痛；杏仁宣畅肺气，为佐药；炙甘草调和诸药，为使药。四药配伍，共奏发汗散寒、宣肺平喘之效。请思考：

1. 方中麻黄是寒性药还是温性药？

2. 方中桂枝属君、臣、佐、使中的哪一类？

中药是我国传统药物的总称。中药是在中医理论的指导下用以防病治病的天然药物及其简单加工品。中药包括植物药、动物药、矿石药及部分化学、生物制品类药物，因其中以植物药为最多，故又称"本草"。我国古代中药典籍载药物已近3000种。方剂是在中医理论指导下，依据相应治法和组方原则，确定适当的药物、剂量、用法以治疗疾病的形式。因传统方剂以汤剂为多，故又俗称"汤头"。方剂是中医理、法、方、药的关键环节，蕴含辨证论治的精髓，形成完整的理论体系。古代方书浩如烟海，1997 年的《中医方剂大辞典》收方 9000 余首，为现存最大方书。中药和方剂，是祖国医药学宝库的精华。

第一节　中药的性能

中药性能是中药基本性质和特征的理论概括。它是以阴阳、脏腑、经络学说为依据，根据药物的各种性质，从治疗作用中总结出来的用药规律，是中药理论的核

重点：中药的性能

心,主要包括四气五味、归经、升降浮沉、毒性等。

一、四气五味

四气五味是中药药性的基础。气与味是中药性能的重要标志,对于认识中药的共性与个性、指导临床应用,有实际意义。

(一)四气

四气,是寒热温凉四种不同的药性。其中:寒凉属阴,而凉次于寒;温热属阳,而温次于热。药性的寒热温凉是由药物作用于人体所产生的不同反应和所获得的不同疗效而总结、逆推出来的,它是与所治疾病的性质相对而言的。《神农本草经》载:"疗寒以热药,疗热以寒药",这是四气理论指导临床用药的原则。具体而言:寒凉药分别具有清热泻火、凉血解毒、清化热痰、清心开窍、凉肝息风、滋阴除蒸等作用,用以治疗一系列阳热证;而温热药分别具有温里散寒、暖肝散结、补火助阳、回阳救逆等作用,用以治疗一系列阴寒证。由于寒与凉、温与热均有程度上的不同,因此要掌握"度"。药力不及则不能取效,药力太过反伤正气。另外,对于寒热共存、错杂、往来,以及真寒假热、真热假寒等复杂情况,尤应妥善用药。

此外,四气之外还有一类平性药,指寒热界限不明显,药性平和、作用较缓的一类药物。但实际上也有偏温偏凉的不同,不是绝对平性,仍不出四气之范围,故仍称四气而不称五气。

(二)五味

五味是指药物有酸、苦、甘、辛、咸五种不同的味道。五味源于口尝,也通过长期的临床试验观察,不同味道有不同的治疗作用。辛甘淡属阳,酸苦咸属阴(《本经》中未涉及淡味,后世医家主张"淡附于甘")。酸、苦、甘、辛、咸分别配伍木、火、土、金、水。

五味所代表的药物作用及主治病证如下。

辛,能散能行,具有发散、行气、活血、开窍、化湿等作用。常用于表证、气滞、血瘀、窍闭、神昏、湿阻等证。

甘,能补能和能缓,具有补益、和中、调和药性、缓急止痛等作用。常用于正气虚弱、肢体诸痛、调和药性、中毒解救、滋养等。

淡,淡味多附于甘味之中,能渗能利,常用于水肿、脚气、小便不利等。

酸,能收能涩,具有收敛、固涩的功效。常用于体虚多汗、肺虚久咳、久泻肠滑、遗精滑精、遗尿尿频、崩漏带下等。

涩,涩味常附于酸味内,常用于治疗虚汗、泄泻、尿频、遗精、出血等。

苦,能泻能燥,具有清泻火热、泻降气逆、苦温燥湿、泻火存阴等功能。火证、咳喘、呕恶、湿证、阴虚火旺等常用苦味药治疗。

咸,能下能软,具有泻下通便、软坚散结的作用,常用于大便燥结、瘰疬痰核、瘿瘤痞块等,还可入血分凉血解毒。

四气和五味要结合辨识,同一药味同时具有气与味。气味相同的药物,一般作用相近。如辛温药，就是味辛气温，多具有发散风寒的功能；苦寒药，就是味苦气寒，可清热燥湿。气味不同的药物，作用则同中有异、异中有同。还有一药数味的，如酸微苦而温、辛酸而热等，表现出复杂的治疗作用。

二、归经

归经，是指药物对于机体某部分的选择性作用，即主要对某脏腑、经络发生明显作用，是以中医的脏腑、经络理论为基础的，指明了药物治疗的适应范围，也即药效所在。归经是从长期疗效观察中总结出来的。能治疗胁痛、抽搐、目赤等肝经病变的药物即可认为入肝经；能治疗外感、咳喘、胸痛等肺经病变的药物即是入肺经。需要说明的是，有些药物的归经不是单一的，而可同时入几个经。比如黄连苦寒，入心、胃、大肠三经，即可治疗这三个脏腑的疾病。药物的归经，还与药物的自身特征，即形、色、气、味、质地、禀赋有关，如芦根，甘、淡、凉、中空、多汁，入肺经；代赭石，苦涩微甘，微寒，红色，无毒，质重，致密，入肝、胃、心包经，可治疗惊痛、噫气、反胃、肝气上逆等。

掌握中药的归经理论，有利于临床辨证选药，也有助于区别功效相似的药物。应依据脏腑经络学说，注意脏腑病变的相互影响，并与四气五味、升降浮沉学说相结合，才能全面准确。

三、升降浮沉

升降浮沉，是指药物在人体内作用的不同趋向，它是与疾病的病机和证候所表现出的趋势或趋向相对而言的，升与降、浮与沉都是相互对立的作用趋向。升指上升、升提、向上运行，降是下降、降逆、趋下运行；浮是升浮、上行而发散，沉是重沉、下行、潜沉泄降。一般来讲，升浮药都能轻清上行向外，具有升阳举陷、发散表邪、宣毒透疹、涌吐开窍等作用；而沉降药则能下行向内，具有清热泄下、潜阳熄风、降逆止呕、重镇安神、摄纳浮阳、利水渗湿、降气平喘、消积导滞等作用。

利用药物升降浮沉理论指导临床用药，必须了解病位与病势，灵活运用。具体而言，一般顺应病位而治，即病位在上在表者宜升浮不宜沉降，病位在下在里者宜沉降不宜升浮；二是逆其病势而治，即病势上逆者，宜降不宜升；病势下陷者，宜升不宜降。总之，根据药物的升降浮沉性能，作用于相应的病位，因势利导，祛邪外出，从而调整脏腑气机的紊乱，达到治愈疾病的目的。影响药物升降浮沉的因素主要有药物的气味、厚薄、质地等，并受到炮制和配伍的影响，一般来讲，凡味属辛、甘、淡，性温热的药物大都具有升浮之性；凡味属苦、酸、咸，性寒凉的药物，多具有沉降之性。从药材的药用部分及质地上，花、叶、皮、枝等质轻的药物多为升浮药，如菊花、银花、红花、款冬花等，故有"诸花皆升，覆花独降"之说；而种子、果实、矿物、贝壳及质重者多为沉降药。此外，有些药物具有双向作用。炮制与配伍也可以改变药物的升降浮沉之性，如酒制则升、姜制则散、醋以收敛、盐炒下行等。另外，少量升浮药配大量沉降药可表现出沉降之性，升降药在大量升浮药中能随之上升。这些均说明升降沉浮之性并非是固定不变的，可随配伍而变化。

四气五味说明了药物的寒热属性和治疗作用,归经理论反映了药物的治疗作用和病变所在脏腑经络的联系,升降浮沉则说明了药物的作用趋向。每一味药都有性味、趋向和归经,对每味药的分析认识应把这几个方面结合起来考察,才能全面。

四、毒性

中药毒性有广义、狭义两种。广义之毒性,认为"毒"是药物总特征,也就是药物的偏性,如"药以治病,以毒为能",认为中药治病就是"以毒攻毒",《类经》说:"大凡可避邪安正者,均可称为毒药。"

狭义的"毒",是指对人体不利、造成损害的作用。在中药书籍中,常在每味药物的性味之下,标明"有毒""无毒""大毒""小毒"字样。认识各种药物有毒、无毒、大毒、小毒,可帮助我们理解其作用的峻烈或和缓,使之能根据病体的虚实,疾病的轻重、浅深来适当地选用药物和斟酌用量。《素问》载"大毒治病,十去其六"即指此。

对毒性药物,除严格控制剂量外,还可通过必要的炮制、配伍、制剂等环节来减轻或消除其有害作用,以保证用药安全。造成中药中毒的主要原因有:对有毒性的药物如附子、马钱子等用药剂量过大或服药时间过长;误用伪品,如误将商陆当人参使用;炮制不当,如使用了未经炮制的生乌头;制剂或服用不当,如乌头、附子煎熬时间太短;配伍不当,如甘遂与甘草同用;个体差异;等等。中药的毒性,应引起注意。曾有一种错误认识,认为中药来源于天然药材,安全系数大,因而掉以轻心。实际上,中药中毒,临床上屡有报告,除大毒、剧毒致死者外,一些历来认为小毒、微毒的药物,也有中毒案例,临床上必须警惕。还要指出,有毒中药的合理应用有时亦会产生佳效,根据中医"以毒攻毒"的理论,在保证用药安全的前提下,也可采用某些毒药治疗某些疾病,如用雄黄治疗疔疮恶肿,水银治疗疥癣梅毒,砒霜治疗瘰疬痔瘘,斑蝥治疗癌肿痞块等。

第二节　中药的配伍与禁忌

重点:中药配伍
和用药禁忌

一、中药的配伍

配伍,就是将二味以上的药物配合在一起应用,药物的配伍应用是中医用药的主要形式。它是利用药物与药物之间的相互作用来发挥长处,控制短处,以取得互相协同,加强疗效,或互相抑制,减少不良反应,从而更加全面地发挥药物效能。配伍在临床上有重要的指导用药意义。

人体疾病复杂多变,或数病相兼,或表里同病,或虚实互见,或寒热错杂。单味药往往力不胜病,而多种药物经过得当的配伍,则能更好地发挥诸药的综合作用,或产生新的作用,从而适应复杂多变的病情。

《神农本草经》将各种药物的配伍关系归纳为"单行、相须、相使、相畏、相恶、相反、相杀"七种,称为"七情"。这七种中,除"单行"外,均属于药物配伍关系。

相须,即性能和功效相似的药物配合应用,可以增强原有疗效。如石膏和知母配伍以清热泻火,大黄与芒硝配伍攻下热结,附子与干姜配伍回阳救逆等。

相使,即以一种药物为主,另一种药物为辅,两药合用,辅药可提高主药的疗效。如黄芪配茯苓治脾虚水肿,滑石配甘草梢化湿利水等。

相畏,即一种药物的毒性反应或副作用,能被另一种药物减轻或消除。如半夏畏生姜,甘遂畏大枣,熟地畏砂仁等。

相杀,即一种药物能减轻或消除另一种药物的毒性或副作用。如生姜杀半夏毒,绿豆杀巴豆毒等。需要指出的是:相畏、相杀,其实是一件事物的两个方面。如半夏畏生姜,生姜杀半夏毒,这两条可合并讨论,成为一种"相制"用药。

相恶,即一种药物能破坏或降低另一种药物的某些功效,如生姜恶半夏。

相反,两种药物同用能产生剧烈的毒副作用。如甘草反甘遂,贝母反乌头,细辛反藜芦等。

上述七情配伍,除"单行"外,有"相须""相使""相制"三种配伍方法。相须是功效类似,互相协同;相使是功效不同,互相促进;相制包括上述相畏、相杀两方面,是一种互相制约的安全用药方法。它主要用来减轻或消除毒副作用,也可用于有毒中药的炮制及中毒解救;相恶、相反,则是配伍禁忌。中医历来把两药合用,让其起到协同作用,增强疗效,或消除毒副作用,或产生一种新作用,将此两药配伍称为"药对"或"对药","药对"经验,既发展了七情配伍理论,也具有很大的临床应用价值。

二、禁忌

中药用药禁忌,主要包括配伍禁忌、妊娠用药禁忌、证候禁忌、服药禁忌四个方面。

(一)配伍禁忌

配伍禁忌主要指相反药物的禁忌应用。

有关相反药物的禁忌和认识,历代医家多有论述。目前中医界公认的"十八反""十九畏",就是专指配伍禁忌。需要特别指出的是,"十九畏"之"畏",与《本经》"七情"之"相畏"意义不同。"七情"之"相畏",是减轻、消除毒副作用,是应该倡导的。"十九畏"之"畏",是"相反"的意思,属于禁忌。"十八反"加上"十九畏",共是三十七对"反药"。

"十八反"歌:"本草明言十八反,半蒌贝蔹及功乌,藻戟遂芫俱战草,诸参辛芍叛藜芦"。此歌载相反中药十八种,即:乌头反贝母、瓜蒌、半夏、白及、白蔹;甘草反海藻、大戟、芫花、甘遂;藜芦反人参、玄参、丹参、沙参、细辛、芍药。

"十九畏"歌:硫黄原是火中精,朴硝一见便相争,水银莫与砒霜见,狼毒最怕密陀僧,巴豆性烈最为上,偏与牵牛不顺情,丁香莫与郁金见,牙硝难合京三棱,川乌草乌不顺犀,人参最怕五灵脂,官桂善能调冷气,若逢石脂便相欺。

这里的"畏"仍是"相反",指出了十九个相反药物:硫黄反朴硝,水银反砒霜,狼毒反密陀僧,巴豆反牵牛子,丁香反郁金,牙硝反三棱,川乌、草乌反犀角,人参反五灵脂,肉桂(官桂)反赤石脂。

(二)妊娠用药禁忌

近代根据药物对胎儿损害程度将其分为禁用和慎用两类。属禁用者多系毒性药或药性峻猛之品,乃堕胎作用较强的药;慎用药则主要是活血化瘀、行气破滞、攻下导积、辛热滑利等品。

禁用药:水银、砒霜、雄黄、轻粉、马钱子、蟾酥、川乌、水蛭、莪术、芫花、大戟、甘遂、斑蝥等。

慎用药举例:川牛膝、川芎、红花、滑石、桃仁、枳实、大黄、附子、肉桂、元胡、片姜黄、地龙等。

凡妊娠禁用药,妊娠期绝对不能使用;妊娠慎用药,则可根据病情需要,斟酌应用,但应该注意辨证准确,掌握好剂量、疗程、炮制方法、配伍等,做到用药有效安全。

(三)证候禁忌

证候禁忌是指由于药物的药性不同,其作用各有专长或有一定的适应范围,使临床用药有所禁忌。其内容多见于每味药物的"使用注意"部分。

如麻黄辛温发散,解表发汗能力强,适用于外感风寒表实无汗证,而表虚自汗者禁用;黄精质润甘平,滋阴补肺,适用于肺虚燥咳及肾虚精亏者,而脾虚湿盛、中寒便溏者忌用。

证候禁忌,内涵广泛。对某种疾病有效的药物,对另一类疾病就是禁忌。如寒药治热病,而对寒证即是禁忌。寒证用了寒药,是雪上加霜;热证用热药,无异于火上加油。这就要求辨证准确,针对性地用药,避免用药错误。

(四)服药禁忌

服药禁忌是指在服药治疗期间,对某些食物的禁忌,又称"忌口"。一般在服药期间,忌食生冷、油腻、腥膻、有刺激性的食物。

另外,由于病情不同,饮食禁忌也有区别。如:热性病忌食辛辣、油腻、煎炸类食物;寒性病忌食生冷;胸痹者忌食肥甘厚味;疮疡及皮肤病患者忌食腥膻发物及辛辣刺激性食物等。

第三节　方剂的组成与常用剂型

重点:方剂的组成原则

方剂是中医治疗的主要形式,它是在单方专药治病的基础上逐步形成的,是由简到繁的过程,又是从专病专方到辨证施治的过程。

药物通过有机的配合成为方剂,目的在于增强或综合药物的作用,以提高原有疗效。所谓"药有个性之特长,方有合群之妙用"即是此意。诸药合方,全面兼顾,扩大治疗范围,还可监制药物的烈性或毒性。所以,药物组合成方剂,相辅相成,既体现出药物配伍的优点,又体现出方剂组织的原则性和灵活性,更符合治疗的需要。

一、方剂的组成原则

组成一个方剂,不是把药物进行简单的堆砌,也不是单纯的药效相加,而是根据病情的需要,在辨证立法的基础上,按照一定的组织原则,选择适当的药物。这种组方原则,前人称为"君、臣、佐、使"。古人制方,"主病之为君,兼见何病,则以佐使药分治之,此制方之要也","君药分量最多,臣药次之,佐使药又次之,不可令臣过于君。君臣有序,相与宣摄,则可以御邪治病也"。这种组方原则,说明药方中药物配伍的主从关系,是方剂结构的重要环节。方中各药,处于不同地位,既有明确的分工,又有紧密的配合,因此能够发挥应有的治疗效果,达到多而不杂,少而精要的效果。

在简单的方剂中,臣、佐、使药不一定俱存,有些方剂的君药或臣药本身就兼有佐药或使药的作用,但每个方剂,君药是必不可少的。关于一方中"君臣佐使"药味的多少,一般是君药少而臣佐药较多。内经记载:"君一臣二,制之小也;君一臣三佐五,制之中也;君一臣三佐九,制之大也。""君一臣二,奇之制也;君二臣四,偶之制也。"此说可供参考,但并非刻板规定,临床上要根据辨证立法,决定方剂的大小和君臣佐使药的多寡,才能适合病情。君、臣、佐、使的含义,分述如下。

君药:针对病因或主证而起主要治疗作用的药物。

臣药:协助君药以加强治疗作用的药物。

佐药:有三个意义。一是治疗兼证或次要证候的药物;二是用于因主药有毒,或药性峻烈须加以制约者,即"君药偏而为监制之用";三是反佐作用,用于因病势拒药须加以从治者,即"因病气之甚而为从治之用",如于温热剂中加入少量寒凉药,或于寒凉剂中加入少量温热药,以消除寒热相拒、药不能进的现象。

使药:引经药,或调和药性的药物。

综上所述,决定方剂中的君、臣、佐、使,主要是根据药物在方中所起作用的主次、药量的多寡、药力大小来区分的。

二、方剂的变化规律

方剂的组成,固然有一定的原则,但在临床应用时,还需根据病情的缓急,以及患者的体质、年龄和生活习惯等不同,予以灵活化裁,加减运用,只有这样,才能做到"师古法而不泥其方"。徐灵胎说:"欲用古方,必先审病者所患之证,悉与古方前所陈列之证皆合,更与方中所用之药无一不与所现之证相合,然后施用,否则必须加减,无可加减,则另择一方。"可知在运用方剂时,不能固执成方,必须通过各种配伍变化来适合病情的需要。

方剂的变化,有药味增减的变化、药量增减的变化和剂型更换的变化三种形式。

(一)药味增减的变化

药味增减的变化,一般来讲,是指一个方剂在主药、主证不变的情况下,随着次要症状或兼证的不同,增减其次要药味,以适应新的病情的需要,也叫随证加减。

例如,桂枝汤主治发热、头痛、脉浮等证;若兼有喘咳者,则加厚朴、杏仁,称为桂枝加厚朴杏子汤,兼以防逆平喘;若兼见脉促、胸满者,则减去芍药,称为桂枝去芍药汤,因为本方所治之兼证乃由误下伤阳引起,故减去凉性阴柔的芍药,使阳气易于上升外达,以消除胸满,并有利于解肌散邪。

方剂应用过程中,也有增减方中的药味,主药、主治随之改变,而且方名亦变更了的。例如当归四逆汤,即桂枝汤去生姜加当归、细辛、木通。主药变为当归,因而主治亦改变为治疗厥阴伤寒、手足厥寒、脉细欲绝之证。

另外,方剂在主要药物配伍变化时,可以直接影响该方的主要作用,这叫药物配伍的变化,实际上亦是属于药味增减的范畴。

以麻黄为例:配桂枝,组成麻黄汤,功效发汗解表,以治伤寒实证;配石膏,组成麻杏石甘汤,功效解表清里,以治表邪未解、内热已炽证;配附子,组成麻黄附子细辛汤,功效助阳解表,以治阳虚感寒证。可见主要药物配伍不同,其作用有别。

(二)药量增减的变化

药量增减的变化,是指方中药物不变,只增减药量,可以改变方剂药力的大小或扩大其治疗范围,甚至可以改变方剂的主药和主治。

例如,四逆汤是用附子一枚、干姜 45 g、甘草 60 g 组成,功效回阳救逆,主治少阴病阳衰证。如用附子一枚,干姜加至 90 g(甘草用量不变),则成通脉四逆汤,回阳救逆之力更大,并能通脉,而且扩大了治疗范围,用于少阴病阴盛格阳之证。

又如小承气汤和厚朴三物汤,用药完全相同,都是大黄、枳实、厚朴三味药,但因主药不同、药量不同,主治即有异。小承气汤以大黄为佐药,用 120 g,枳实 3 枚成臣药,厚朴 60 g 为佐使药,功效荡热攻实,主治阳明腑实证;而厚朴三物汤以厚朴为君药,用 240 g,枳实五枚为臣药,大黄 120 g 为佐使药,功效行气通便,主治气滞腹部,胀满便秘。这是增减药量而引起主药和主治都改变了的例子。

(三)剂型更换的变化

剂型更换的变化,是指同一个方剂,由于剂型不同,在运用上也有区别。例如理中丸是治疗脾胃虚寒证的方剂,如将理中丸改为汤剂内服,则作用快而力峻,适用于证情较重或急者。反之,如证情较轻或缓者,不能急于求效,则多将汤改为丸,取丸剂作用慢而力缓,且便于储藏和携带。

从上述药味、药量和剂型三种变化方式可以看出,方剂的运用,既有严谨的规矩,又有灵活的变化,这就充分体现出方剂在理、法、方、药中的具体运用特点。只有掌握了这些特点,才能在临床上适应复杂的病变。

三、方剂的常用剂型

《黄帝内经》已有汤、丸、散、膏、酒等剂型,以后各代,剂型不断扩充发展,更加丰富。现代更进一步出现了针剂、片剂、冲剂、胶囊剂、糖浆剂等全新剂型,大大方便了临床应用,这是中药剂型发展的方向。

中药常用剂型有 10 余种,简介如下。

（一）汤剂

把药物混合，一般加水煎煮后，去渣取汁，称为汤剂，是中药最常用的剂型，如麻黄汤、大承气汤等。适用于一般疾病或急性病。可用于内服和外用，特点是吸收快，易发挥疗效，且便于加减使用，能够全面、灵活地照顾到每个患者或各种病证的特殊性。汤剂所用药物，古代多为粗末，近代多用饮片，目的在于便于煎煮，发挥药效。一剂药可煎 2～3 次。

汤剂煎煮方法是方剂运用的重要环节，为历代医家所重视。对煎具、用水、火候、煎法都有要求。煎具以砂锅或瓦罐为好，水质须洁净新鲜，补虚药需文火慢煎，解表药和清热药宜武火煎煮，时间宜短。另外，还有包煎、熔化、冲服等不同的煎煮方法。

（二）散剂

散剂是将药物研成均匀混合的干燥粉末。散剂有内服与外用两种。内服散剂末细量少者，可直接冲服，如七厘散等；亦有研成粗末，临用时加水煮沸取汁服用的，如香苏散等。外用散剂一般作为外敷、掺撒疮面或患病部位，如双柏散；亦有做点眼、吹喉等外用者，如冰硼散。散剂的优点是制作简便，便于服用、携带，节省药物，不易变质，吸收亦较快。

（三）丸剂

丸剂是将药物研成细末，以蜜、水或米糊、面糊、酒、醋、药汁等为赋形剂制成的固体剂型，一般为圆形。丸剂吸收缓慢，药力持久，而且体积小，服用、携带、储存都比较方便，是一种常用的剂型。一般适用于慢性、虚弱性疾病，如理中丸；亦有用于急救的，如安宫丸、紫雪丹等。某些峻猛药物，不能急切使用，为了使其缓慢发挥药效，可制成丸剂使用，如抵当丸。另外，一些毒性大、难入煎剂的药物，或贵重、芳香、不宜久煎的药物，如麝香、牛黄、苏合香等，亦应制成丸剂，如苏合香丸等。

丸剂有多种形体。临床上常见的有蜜丸、水丸、糊丸、浓缩丸等几种。

1. 蜜丸 将药料细粉用炼制过的蜂蜜作为赋形剂制成的丸剂。蜜丸性质柔润，作用缓和，并能矫味，且具有补益作用，适用于慢性病。一般多制成 9～10 g 的大丸使用，如补心丸等。亦有用水、蜜各半制成水蜜小丸使用的，如补中益气丸。

2. 水丸 药物细粉用冷开水或酒、醋，或部分药物煎汁作为黏合剂，用人工或机械泛制成的丸剂。水丸较蜜丸、糊丸易于溶解，吸收快，丸粒小易于吞服，适用于多种疾病，为一种比较常见的丸剂。临床上很多成药多制成水丸服用，如六神丸、防风通圣丸等。

3. 糊丸 药物细粉用米糊、面糊等赋形剂制成的丸剂。糊丸的黏性大，崩解时间比水丸、蜜丸长，服用后在体内徐徐吸收，既可延长药效，又能减少药物对胃肠道的刺激。因此毒性较大、刺激性强的药物宜制成糊丸。由于制作技术较难，目前应用较少。

4. 浓缩丸 组方中某些药材煎汁浓缩成膏，再与其他药物的细粉混合干燥、粉碎，以水或酒或方中部分药物煎出液为黏合剂制成的丸剂，如牛黄解毒浓缩丸。其优点是含有效成分高,体积小,剂量小,易于服用,适用于治疗各种疾病。

（四）膏剂

膏剂是将药物用水或植物油煎熬浓缩而成的剂型。有内服和外用两种。内服膏剂有流浸膏、浸膏、煎膏等;外用膏剂有药膏,药膏亦称膏药,分软、硬两种。

1.流浸膏 流浸膏是用适当溶媒浸出药材中的有效成分后,将浸出液中一部分溶媒用低温蒸发除去,并调整浓度及含醇量至现定的标准而成的液体浸出剂型。流浸膏1 mL的有效成分相当于1 g药材。优点是服用量小,如甘草流浸膏、益母草流浸膏。

2.浸膏 含有药材中可溶性有效成分的半固体或固体浸出剂型。浸膏不含溶媒,浓度高,体积小,剂量小,可制成片剂、丸剂、胶囊,如毛冬青膏、龙胆草浸膏等。

3.煎膏 将药材反复煎煮至一定程度后,去渣取汁,再浓缩,加入适当蜂蜜、冰糖或砂糖煎熬成膏。体积小,便于服用,营养丰富,口感好,有滋补作用,适合久病体虚者,如参芪膏。

4.外用软膏 又称药膏,敷贴用,适用于外科疮痛肿疖,如三黄软膏。用适当基质与药物均匀混合制成,半固体,具有一定黏稠性,贴于皮肤黏膜能软化、吸收,发挥疗效。

5.外用硬膏 又称膏药。用油类将药物煎熬至一定程度去渣,用白蜡收膏,涂布于布或纸等裱背材料上而成,古代称"薄贴",常温下呈固体。多用于跌打损伤、风湿痹痛。

（五）丹剂

丹剂没有固定剂型。将药品研成细末,或再加糊或黏性药汁制成各种形状,有的丹剂也是丸剂中的一种,因用精炼药品或贵重药品,故称"丹",如至宝丹。还有一类外用丹剂如红升丹,是由矿物药加工炼制而成,仅供外用。

（六）酒剂

以酒为溶媒,浸制药物,加温同煮,去渣取液,供内服、外用。多用于体虚补养、风湿疼痛、跌打损伤,如风湿药酒。但不宜用于阴虚火旺的患者。

（七）茶剂

由药物粗粉与黏合剂混合制成的固体制剂,以沸水泡汁代茶服用。外形有方块形、饼状、散剂等。服用方便,如午时茶。

（八）药露

用新鲜药物,置水中加热蒸馏,收售蒸馏液即成。气味清淡,便于口服,一般作为饮料,如金银花露。

（九）锭剂（饼剂）

将药物研成细末,加糊粉、蜂蜜与赋形剂混合制成不同形状的固体。可内服或外用,如紫金锭。

（十）条剂

将桑皮纸黏上药后捻成细条线，插入疮口，化腐拔管。还有将艾叶和药研粗末，用纸裹制成圆条，供灸治用。

（十一）线剂

将丝线或棉线浸泡于药液中，与药液同煮，经干燥而成的一种外用制剂，用于结扎瘘管或赘肉。

（十二）灸剂

将艾叶捣碎如绒状，捻成一定大小，置于体表的穴位或患处，点燃熏烧，产生温热，达到治疗目的。

（十三）糖浆剂

将药物煎煮去渣取汁，煎熬成浓缩液，加入适量蔗糖溶解而成。有甜味，适于儿童服用。

（十四）片剂

将中药加工提炼后与辅料混合，压制成圆片状。体积小，用量准确。味苦或具恶臭者，可再包糖衣，使之易于吞服。如穿心莲片、银翘解毒片等。

（十五）冲服剂

冲服剂又称免煎颗粒，是近年来在糖浆剂和汤剂的基础上发展起来的一种新剂型。将中药提炼成稠膏，加入糖粉或淀粉等辅料后充分拌匀，揉成团状过筛，制成颗粒，以塑料袋包装备用。此剂型较丸、片剂功效迅速，较汤剂、糖浆剂体积小、重量轻，易储易运易带易服，适用于多种疾病，如感冒退热冲剂。

案例考查

患者，女，56 岁。以"糖尿病"入院，平时遵医嘱服用六味地黄丸。请思考：

1. 六味地黄丸方中君药是哪一味药？

2. 六味地黄丸临床上常见的有蜜丸、水丸、浓缩丸等几种，患者可以选择使用哪几种？为什么？

（十六）针剂

针剂即注射剂。将中药经过提取、精制、配制等步骤，制成灭菌溶液，供皮下、肌内、静脉注射。具有剂量准确、作用迅速、给药方便、药物不受消化液或食物影响直接进入人体组织等优点，如复方丹参注射液等。

除上述介绍的几种常用剂型外，还有海绵剂、油剂、气雾剂、栓剂、霜剂、胶囊剂等剂型，值得重视和进一步研究。

（于银梅）

自测题

一、单项选择题

1.七情配伍中,可以提高药效的是(   )。

A.相杀、相反　　　　　　B.相杀、相使　　　　　　C.相须、相使

D.相须、相恶　　　　　　E.相杀、相恶

2.具有发散作用的药味是(   )。

A.咸　　　B.酸　　　C.苦　　　D.辛　　　E.甘

3.半夏与陈皮合用以增强燥湿化痰作用,属于哪种配伍关系?(   )

A.相畏　　　B.相杀　　　C.相使　　　D.相须　　　E.相恶

4.平性药是指(   )。

A.无毒之药　　　　　　B.寒热之性不显著,药性平和的药物

C.毒性不显著的药物　　　D.治疗作用广泛的药物

E.以上都不对

5.与海藻相反的药物是(   )。

A.甘草　　　B.乌头　　　C.藜芦　　　D.白芍　　　E.人参

6.外感发热、咳嗽、咽痛、舌边尖红者,宜选用哪种药性的药?(   )

A.升浮、温热　　　　　　B.沉降、寒凉　　　　　　C.升浮、寒凉

D.沉降、温热　　　　　　E.以上都不对

7.较多使用反佐药的方剂是(   )。

A.补益剂和泻下剂　　　　B.清热剂和温里剂

C.涌吐剂和开窍剂　　　　D.祛风剂和治燥剂

E.补益剂和温里剂

8.慢性疾病的治疗一般宜选用(   )。

A.丸剂　　　B.散剂　　　C.汤剂　　　D.针剂　　　E.条剂

二、问答题

1.妊娠期间,应该慎用、禁用哪些药物?

2.使用汤剂有哪些优点? 哪类疾病应该用汤剂治疗?

第十一章 腧　穴

 学习目标

　　知识目标:掌握腧穴的含义;掌握腧穴的定位方法;掌握常用腧穴的定位、主治。
　　能力目标:能够在人体上准确定位,能熟练运用腧穴的归经、主治等基本知识并配合针灸推拿方法治疗疾病。

案例导学

　　赵某,女,37 岁,企业职工。2015 年 3 月初诊。主诉:经期小腹冷痛,月经暗少半年。病史:痛经半年多。患者于半年以来,经期前及行经第 1~2 天小腹冷痛,喜暖喜按,得温则痛减,并伴有腰骶疼痛、酸冷、下坠感,严重时还伴有恶心、呕吐。月经量少,色暗,有血块及膜样剥脱。每次行经需服止痛剂,影响正常生活和工作。此次行经症状加剧,至就诊时腰腹有轻度冷痛,白带多,清稀。患者述病前饮冷较多,患病后,节制生冷饮食。平素喜暖,纳可,睡眠欠佳,无特殊不适。诊见:面色发青,手脚发凉,舌淡暗,苔白润,脉沉。请思考:
　　如何应用腧穴理论为本病进行治疗选穴?

第一节　概　　述

　　腧穴是人体脏腑经络之气输注于体表的特殊部位。"腧"通"输",又写作"俞",有输注、转输的含义。"穴"是孔隙、孔穴的意思。腧穴有"砭灸处""会""骨空""气穴""穴道"等不同的名称。《灵枢·九针十二原》说"神气之所游行出入也,非皮肉筋骨也",说明腧穴不是孤立于体表的点,而是与深部组织器官有着密切联系,互相输通的特殊部位。"输通"是双向的。从内通向外,反映病痛;从外通向内,接受刺激,防治疾病。从这个意义上说,腧穴既是疾病的反应处,也是针灸施术的部位。

一、腧穴的分类

　　人体的腧穴可分为十四经穴、经外奇穴、阿是穴三类。
　　1.十四经穴　简称"经穴",是指分布在十二经脉和任、督二脉上的穴位。十四经穴的特点是有固定名称、固定位置、确定的数目和明确属于何经。十四经穴共有361个腧穴,是腧穴的主要部分,具有治疗本经病证的共同作用。

2. 经外奇穴 又称"奇穴",是指既有明确的位置又有固定名称,但尚未列入十四经脉系统的一些腧穴。"奇"有奇效之意,经外奇穴对某些病证有特殊的治疗作用,如四缝穴、太阳穴,有些奇穴由多穴位组成,如十宣、华佗夹脊等。

3. 阿是穴 没有具体名称和固定位置,而是在机体病患处以压痛点或其他与病痛有关的反应点作为针灸施术的部位,又称"天应穴""不定穴"。因其按压痛处,患者会"阿"的一声,故名为"阿是"。多用于治疗局部筋肉关节疼痛。

二、腧穴的治疗作用

每个腧穴都有其相应的治疗作用,归纳起来,腧穴的治疗作用主要有以下三个方面。

1. 近治作用 所有腧穴能主治所在部位和邻近组织、器官的病证,即"腧穴所在,主治所能"。例如,睛明、承泣等腧穴对眼部病证的治疗作用。

2. 远治作用 十二经脉肘膝以下的腧穴,不仅可以治疗局部病证,还可以治疗本经循行所及的远隔部位脏腑、组织病证,即"经脉所过,主治所及"。特别是四肢肘关节和膝关节以下部位的腧穴,远治作用更为突出。例如,足三里对下肢病证及胃肠道病证有治疗作用。

3. 特殊作用 临床实践证明,刺激某些穴位,对机体状态可以起到双向的良性调整作用。如合谷既有发汗的作用,又有止汗的功效;天枢既能止泻,又可通便。

三、腧穴的定位方法

针灸疗效的好坏与选穴、定位和操作手法密切相关。腧穴定位是很重要的一环,定位准确与否将直接影响针灸治疗的效果。常用的腧穴定位方法如下。

1. 体表解剖标志定位法 以解剖学的各种体表标志为依据来确定腧穴位置的方法,也叫"自然标志定位法"。可分为固定标志和活动标志两种。

(1)固定标志 指由骨节、肌肉所形成的突起或凹陷、五官轮廓、发际、指(趾)甲、乳头、脐窝等,是在自然姿势下可见的标志,这些标志可用来确定腧穴的位置。如两眉之间定印堂,肚脐中央为神阙等。

(2)活动标志 利用关节、肌肉、皮肤随活动而出现的空隙、凹陷、皱纹等活动标志来取穴的方法。根据活动标志定位,例如张口在耳屏前凹陷处取听宫,屈肘90°,在肘横纹桡侧端凹陷处取曲池等。

重点:骨度分寸 **2. 骨度分寸定位法** 以体表骨节为主要标志折量全身各部的长度和宽度,定位法
出分寸用于腧穴定位的方法。即将设定的两骨节点之间的长度折量为一定的等分,每一等分为1寸(表11-1和图11-1)。

表 11-1 常用骨度分寸表

部位	起 止 点	折量/寸	说 明
头面部	前发际正中至后发际正中	12	用于确认头部经穴的纵向距离
	眉心至前发际正中	3	用于确定前或后发际及其头部经穴的纵向距离
	第七颈椎棘突下至后发际正中	3	
	眉间至第七颈椎棘突下	18	
	前额两发角之间	9	用于确定前部经穴的横向距离
	耳后两乳突之间	9	用于确定后部经穴的横向距离
胸腹部	胸骨上窝至胸剑联合中点	9	用于确定胸部经穴的纵向距离
	胸剑联合中点至脐中	8	用于确定上腹部经穴的纵向距离
	脐中至耻骨联合上缘	5	用于确定下腹部经穴的纵向距离
	两乳头之间	8	用于确定胸腹部经穴的横向距离
腰背部	肩胛冈内缘至后正中线	3	用于确定背腰部经穴的横向距离
	第七颈椎棘突下至尾骶	21椎	用于确定背腰部经穴的纵向距离
	肩峰缘至后正中线	8	用于确定肩背部经穴的横向距离
上肢部	腋前皱襞至肘横纹	9	用于确定上臂部经穴的纵向距离
	肘横纹至腕横纹	12	用于确定前臂部经穴的纵向距离
下肢部	耻骨联合上缘至股骨内上髁上缘	18	用于确定下肢内侧足三阴经穴的纵向距离
	胫骨内侧髁下方至内踝尖	13	
	股骨大转子至腘横纹	19	用于确定下肢外后侧足三阳经穴的纵向距离
	臀横纹至腘窝	14	
	腘横纹至外踝尖	16	用于确定下肢外后侧足三阳经穴的纵向距离

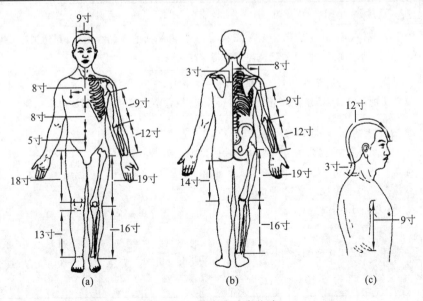

图 11-1 骨度分寸定位法

3.手指同身寸定位法 依据患者本人手指所规定的分寸量取腧穴的定位方法,也称"指寸法""手指比量法"。临床常用的指寸定位法有以下三种(图11-2)。

(1)中指同身寸 患者的中指屈曲成环形,以中指中节桡侧两端纹头之间的距离为1寸,称中指同身寸。适用于四肢部的直寸和背部的横寸取穴。

(2)拇指同身寸 以患者拇指的指间关节的宽度作为1寸,称拇指同身寸。适用于四肢部的直寸取穴。

(3)横指同身寸 嘱患者手尺侧四指并拢,以中指中节横纹为准,其四指的宽度为3寸,称横指同身寸,也叫"一夫法"。适用于下肢部取穴。

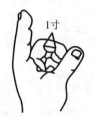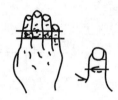

图 11-2 手指同身寸定位法

4.简便取穴法 临床上长期实践摸索得出的一种简便易行的取穴方法。如:立正姿势垂手,中指指端所对之处取风市;两手虎口自然平直交叉,在食指尖下取列缺。

第二节 常用腧穴

重点:常用腧穴
定位、主治、操作

常用腧穴见表11-2、表11-3。

表 11-2 十四经常用腧穴简表

腧穴	定 位	主 治	操 作
手太阴肺经体表循行:从胸部外上方开始,经上肢内侧面的桡侧缘下行,到达拇指桡侧末端。有一支脉,从列缺分出,经手腕桡侧到食指末端			
尺泽	微屈肘时,在肘横纹中,肱二头肌肌腱桡侧凹陷处	咳嗽、气喘、咯血、潮热、咽喉肿痛、胸部胀满、肘臂挛痛等	直刺0.5~1寸或点刺放血。慎灸
列缺	桡骨茎突上方,腕横纹上1.5寸。简便取穴:两手虎口自然平直交叉,一手食指按在另一手桡骨茎突上,指尖下凹陷中	头痛项强、咳嗽、气喘、咽喉肿痛、口眼歪斜、手腕酸痛、掌中热等	向上斜刺0.3~0.5寸。可灸
少商	在手拇指末节桡侧,距指甲角0.1寸	咽喉肿痛、咳嗽、发热、中风、癫、狂、中暑、小儿惊风等。为急救穴之一	针刺0.1~0.2寸,针尖略向上方,或点刺放血

续表

腧穴	定　位	主　治	操　作
手阳明大肠经体表循行:起于食指桡侧端,经第一、二掌骨之间及手腕桡侧,沿上肢背侧面的桡侧缘到达肩部,再从锁骨上窝上行,经过面颊,进入下齿,回绕至上唇,交叉于人中,左侧经脉向右,右侧经脉向左,止于鼻翼旁(迎香)			
合谷	半握拳,在手背第1、2掌骨之间,当第2掌骨中点的桡侧	感冒、头痛,目、齿、鼻、喉、颈部病证,腹痛、吐泻、便秘、多汗、痛经、经闭、滞产、上肢病证等	直刺0.5～1寸,孕妇慎用。可灸
曲池	屈肘直角,肘横纹桡侧端与肱骨外上髁连线中点	发热、呕吐、腹痛、腹泻、头痛、眩晕、湿疹、荨麻疹、咽喉肿痛、上肢麻木、瘫痪、肩臂疼痛等	直刺1～1.5寸。可灸
肩髃	肩部,上臂外展至水平位或向前平伸时,肩峰前下方凹陷处	肩臂痛、上肢麻木、瘫痪、手臂挛急	直刺或向下斜刺0.8～1.5寸。可灸
迎香	鼻翼外缘中点旁,当鼻唇沟中	鼻塞、鼻衄、口眼歪斜、面痒、面肿	直刺0.1～0.2寸或向鼻根部斜刺0.3～0.5寸。不宜灸
足阳明胃经体表循行:起于鼻旁,上行至鼻根,向下沿鼻外侧进入上齿龈,环绕口唇,沿下颌角上行到前额。下行经脉从下颌部向下,经过胸腹,到达腹股沟部,再沿大腿前面,胫骨外侧到足背部,止于足第二趾外侧端。另一支脉,从膝下3寸处分出,止于足中趾外侧端			
地仓	面部,口角外侧,上直对瞳孔	面瘫、三叉神经痛、流涎等	直刺0.2寸,或向颊车穴方向平刺0.5～1寸。可灸
颊车	在面颊部,下颌角前上方约1横指(中指),当咀嚼时咬肌隆起最高点处	面瘫、三叉神经痛、牙痛、腮腺炎、面肌挛急等	直刺0.2寸,或向地仓穴方向平刺0.5～1寸。可灸
天枢	在腹中部,脐中旁开2寸	腹痛、腹胀、肠鸣、泄泻、便秘、肠痈、痛经、水肿等	直刺0.5～1寸。可灸,孕妇禁灸
足三里	在小腿前外侧,当犊鼻穴下3寸,距胫骨前缘1横指	胃痛、呕吐、腹胀、腹泻、便秘、头痛、牙痛、头晕耳鸣、失眠多梦、下肢不遂、瘫痪、遗尿、水肿等。本穴为保健要穴	直刺0.5～1.5寸。可灸
丰隆	小腿前外侧,外踝尖上8寸,胫骨前缘外2横指处。当外膝眼与外踝尖连线的中点	胃痛、胸痛、咳嗽、哮喘、眩晕、癫、狂、痫等	直刺1～1.5寸。可灸

续表

腧穴	定　位	主　治	操　作
足太阴脾经体表循行:起于足大趾内侧端,沿足背内侧、内踝前面、胫骨内侧后方上行,在内踝上8寸处交叉到足厥阴肝经的前面,再经大腿内侧前面上腹,达胸			
三阴交	在小腿内侧,当足内踝尖上3寸,胫骨内侧缘后方	腹胀、肠鸣泄泻、月经不调、痛经、闭经、不孕、遗精、早泄、小便不利、脾胃虚弱、失眠多梦、足痿、痹痛等	直刺0.5~1寸,孕妇禁针。可灸
阴陵泉	在小腿内侧,当胫骨内侧髁后下方凹陷处	腹胀、淋证、水肿、泄泻、遗精、膝痛等	直刺0.5~1.5寸
血海	屈膝,在大腿内侧,髌骨内侧端上2寸,当股四头肌内侧头的隆起处	月经不调、崩漏、痛经、带下、小便淋涩不畅、荨麻疹、下肢湿疹、膝关节内侧疾病等	直刺0.5~1寸。可灸
手少阴心经体表循行:起于腋窝,沿上肢掌侧面的尺侧缘下行,进入手掌中,经4、5掌骨之间到手小指桡侧端			
神门	在腕掌侧横纹尺侧端,尺侧腕屈肌腱的桡侧凹陷中	失眠、健忘、心痛、心悸、癫、狂、痫等	直刺0.3~0.5寸。可灸
手太阳小肠经体表循行:起于手小指尺侧端,经手背直上,沿上肢背侧面的尺侧缘到达肩部,再从锁骨窝上行循颈上颊,斜络于颧骨,止于耳前			
少泽	在手小指末节尺侧,距指甲角0.1寸	产后乳少、乳房肿痛、咽喉肿痛、中风昏迷。为急救穴之一	毫针浅刺0.1寸或点刺放血。可灸
后溪	手掌尺侧,微握拳,第5掌指关节后的掌横纹头赤白肉际处	后头痛、耳聋、耳鸣、癫痫、腰痛、癔病、手指挛痛等	自然握拳,直刺0.5~1寸。可灸
听宫	在面部,耳屏前,下颌骨髁状突的后方,张口时呈凹陷处	耳鸣、耳聋、牙痛、癔病幻听、癫、狂等	张口直刺0.5~1寸,不留针。可灸
足太阳膀胱经体表循行:起于目内眦旁,向上直行至头顶到项后分开,一条沿着脊柱旁经背、腰、骶、臀部达腘窝中央。另一条从肩胛骨内缘下行,经臀部与前者会合于腘窝。再下行,通过小腿后面,沿足背外侧到足小趾端			

续表

腧穴	定 位	主 治	操 作
睛明	目内眦角稍上方,当眶骨内缘凹陷处	目赤肿痛、流泪、目眩、胬肉攀睛、视物不清等	闭目,轻推眼球向外侧固定,针尖沿鼻侧眶缘缓慢刺入0.5寸,不宜提插捻转,出针后压迫局部1~2 min,以防出血。禁灸
肺俞	第3胸椎棘突下,旁开1.5寸	咳嗽、哮喘、胸闷、咯血、潮热盗汗、感冒、背部疼痛等	斜刺0.5寸。可灸
心俞	第5胸椎棘突下,旁开1.5寸	胸痛、心悸、失眠、健忘、癫、狂、癔病、胸背疼痛等	斜刺0.5寸。可灸
肝俞	第9胸椎棘突下,旁开1.5寸	胸胁痛、黄疸、目赤、夜盲、癫、狂、痫等	斜刺0.5寸。可灸
胃俞	第12胸椎棘突下,旁开1.5寸	胃痛、呕吐、泛酸、纳食不化、胸脘痞满、胃下垂、腹泻等	斜刺0.5寸。可灸
委中	在腘横纹中点,当股二头肌肌腱与半腱肌肌腱中间	腰背痛、下肢痿痹、吐泻、高热抽搐、中风昏迷等	直刺1~1.5寸或点刺出血。可灸
承山	腓肠肌两肌腹之间凹陷的顶端	腰腿痛、腓肠肌痉挛、下肢瘫痪、腹痛、疝气、便秘、痔疮等	直刺0.5~1.5寸。可灸
至阴	在足小趾末节外侧,距趾甲角0.1寸	头痛、鼻炎、胎位不正、难产等	浅刺0.1寸,早期孕妇禁针。胎位不正用灸法

足少阴肾经体表循行:起于小趾下,斜向足心,沿舟骨粗隆下缘、内踝后面、下肢内侧后缘上腹,傍任脉,由腹达胸

腧穴	定 位	主 治	操 作
涌泉	在卷足时足底前部凹陷处,约当足2、3趾缝纹头端与足跟连线前1/3与后2/3交点处	昏迷、休克、癫、狂、痫、小儿惊风、小便不利、便秘、足心热、头顶痛等。为急救穴之一	直刺0.5~0.8寸。可灸
太溪	在内踝后方,当内踝尖与跟腱之间凹陷处	咳喘、胸痛、咯血、头痛、眩晕、耳鸣、牙痛、咽喉痛、失眠、月经不调、遗精、腰痛、足踝痛等	直刺0.5~0.8寸。可灸

手厥阴心包经体表循行:起于胸部,沿手臂掌侧面的中间,进入手掌中,止于中指尖端。有一条支脉,从手掌中分出走向无名指端

续表

腧穴	定　位	主　治	操　作
曲泽	微屈肘,肘横纹中,肱二头肌尺侧缘	肘臂挛痛、心痛、心悸、胃痛、恶心、呕吐、热病等	直刺 1~1.5 寸。可灸或点刺出血
内关	在前臂掌侧,腕横纹上 2寸,掌长肌腱与桡侧腕屈肌腱之间	心痛、心悸、胃痛、恶心、呕吐、癫、狂、痫、中风偏瘫、肘臂挛痛等	直刺 0.5~1 寸。可灸

手少阳三焦经体表循行:起于无名指尺侧端,经手背,沿桡、尺两骨之间,向上通过鹰嘴突,再沿上臂外侧走向肩部,然后从锁骨窝循颈部上行耳后,从耳后绕耳前,止于眉梢外侧端

外关	在前臂背侧,腕背横纹上 2 寸,尺骨与桡骨之间	发热、偏头痛、目赤肿痛、耳鸣耳聋、胁肋痛、上肢病证等	直刺 0.5~1 寸。可灸
翳风	在耳垂后方,当乳突与下颌骨之间的凹陷处	耳鸣、耳聋、外耳道肿痛、牙痛、面瘫等	直刺 0.5~1 寸。可灸

足少阳胆经体表循行:起于目外眦旁,上达颞部,下行耳后,再折上额角,向后沿颈到达肩部,交会于大椎,进入锁骨上窝。从锁骨上窝下行腋下,经胸胁部到髋关节,再沿大腿外侧、腓骨前面、外踝前下方到足第四趾端。有一条支脉,从足背分出,到达足大趾外侧

风池	在项部枕骨下,胸锁乳突肌与斜方肌上端之间的凹陷处	颈项强痛、头痛眩晕、目赤肿痛、耳聋耳鸣、中风口歪、外感热病、癫痫等	针尖斜向对侧眼眶内下缘斜刺 0.5~0.8寸。深部为延髓,必须严格掌握进针角度与深度
肩井	在肩上,大椎穴与肩峰连线的中点处	中风瘫痪、落枕、难产、乳汁不下、乳痈、肩背疼痛、手臂不举等	直刺 0.3~0.5 寸,深部为肺尖,不可深刺,孕妇禁针。可灸
环跳	侧卧,伸下腿、屈上腿,臀部股骨大转子最凸点与骶管裂孔连线的外 1/3 与中 1/3 交点处	坐骨神经痛、风湿痹痛、下肢瘫痪等	直刺 1.5~3 寸。可灸
阳陵泉	在小腿外侧,当腓骨小头前下方凹陷处	肝胆病证、胁肋痛、下肢痿痹、坐骨神经痛等	直刺 1~1.2 寸。可灸

足厥阴肝经体表循行:起于足大趾外侧,从足背经内踝前面,沿胫骨内侧面上行,到内踝上 8寸处交叉到足太阴经的后面,再沿大腿内侧中间上行,环绕阴部,到达小腹部,斜向上行,分布于胁肋

大敦	足大趾外侧趾甲根角旁约 0.1 寸	疝气、遗尿、癃闭、淋证、月经不调、崩漏、阴挺等	浅刺 0.1~0.2 寸。可灸或点刺出血

续表

腧穴	定位	主治	操作
行间	足背第1、2趾间的趾蹼缘后方赤白肉际处	足跗肿痛、胸胁痛、中风、头痛、眩晕、目赤肿痛、青盲、口眼歪斜、月经不调、痛经、闭经、崩漏、带下、小便不利、淋证等	直刺0.5～0.8寸。可灸
太冲	在足背,当第1、2跖骨结合部前的凹陷处	头痛、眩晕、目赤肿痛、失眠、健忘、黄疸、癫、狂、痫、惊风、月经不调、痛经、下肢痿痹等	直刺0.5～0.8寸。可灸
曲泉	屈膝,在膝内侧,膝关节横纹内侧端、股骨内侧髁的后缘、半腱肌及半膜肌止端的前缘凹陷处	膝关节痛、下肢痿痹、小便不利、遗精阳痿、月经不调、痛经、带下、阴挺、阴痒、产后腹痛等	直刺1～1.5寸。可灸
督脉体表循行:起于会阴部,沿躯体后正中线上行到头顶,再沿前额下行鼻柱至上唇系带处				
命门	在后正中线上,第2腰椎棘突下凹陷中	腰痛、遗精、阳痿、月经不调、带下、尿频、慢性泄泻、发育迟缓等	向上斜刺0.5～0.8寸。可灸
大椎	在后正中线上,第7颈椎棘突下凹陷中	发热、头痛项强、疟疾、咳嗽、哮喘、癫、狂、痫、骨蒸盗汗等	向上斜刺0.5～0.8寸。可灸
百会	在巅顶,前发际正中直上5寸(简便取穴法:头正中线与两耳尖连线的交点处)	昏厥、中风失语、头痛、眩晕、健忘、癫、狂、腹泻、脱肛、阴挺等	平刺0.5～1寸。可灸
人中	在鼻下,当人中沟的上1/3与中1/3交点处	晕厥、昏迷、癫、狂、痫、中暑、小儿惊风、口眼歪斜。为急救穴之一	针尖向上斜刺0.5寸,或用指甲掐按
任脉体表循行:从会阴部开始,经过腹部、胸部正中线上行,经颈部到面部至下唇				
中极	在下腹部前正中线上,当脐下4寸	小便不利、遗精、阳痿、月经不调、痛经、带下等	直刺0.5～1寸,针前膀胱空。可灸。孕妇慎用
关元	在下腹部前正中线上,当脐下3寸	腹痛、遗精、阳痿、尿频、遗尿、尿闭、月经不调、痛经、中风虚脱、身体虚弱等。为固本强身保健要穴	直刺0.5～1寸。可灸。孕妇慎用

续表

腧穴	定位	主治	操作
神阙	在腹中部,脐中央	肠鸣、腹胀、腹痛、泄泻、脱肛、水肿、四肢厥冷、中风脱证等	禁针。多用艾条灸或艾炷隔盐灸
中脘	在上腹部前正中线上,当脐上4寸	胃脘疼痛、恶心呕吐、嗳气吞酸、食少腹胀、肠鸣泄泻等	直刺1~1.5寸。可灸
膻中	在胸部前正中线上,平第4肋间,两乳头连线的中点	咳嗽、哮喘、呕吐、呃逆、乳少、胸闷、胸痛、心悸等	平刺0.3~0.5寸。可灸

表 11-3 常用经外奇穴简表

腧穴	定位	主治	操作
印堂	在额部,当两眉毛内侧端连线中点	头额痛、眩晕、鼻渊、面瘫、小儿惊厥等	向下斜刺0.3~0.5寸
太阳	在颞部,当眉梢与目外眦连线中点,向后约1寸的凹陷处	头痛、头晕、目赤肿痛、口眼歪斜、牙痛等	直刺或向下斜刺0.3~0.5寸,或点刺放血。禁灸
四神聪	在头顶,当百会穴前后左右各旁开1寸,共4穴	头痛、眩晕、健忘、失眠、癫痫等	平刺0.3~0.5寸。可灸
夹脊	从第1胸椎至第5腰椎棘突下各旁开0.5寸,左右共34穴	强身健体以及胸、腹、腰、背、骶部疾病和相应脏腑病证	斜刺0.3~0.5寸或用梅花针叩刺。可灸
十宣	在手十指尖端,距指甲游离缘0.1寸	中暑、高热、昏迷、癔病、小儿惊厥、指端麻木、咽喉肿痛等。本穴为急救穴之一	浅刺0.1~0.2寸或点刺放血
四缝	在第2~5指掌侧,近端指关节的中央,一侧4穴	食欲不振、小儿疳积、小儿腹泻、形体羸瘦、百日咳等	点刺放血或挤出少许黄白色透明黏液
落枕	手背第2、3掌骨间,指掌关节后约0.5寸	落枕、手臂痛、胃痛	直刺或斜刺0.5~0.8寸

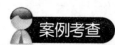 案例考查

患者何某,女,55岁。面瘫1天。1天前晨起即感右侧面部麻木,发现口角歪向一侧,漱口时,水往右侧口角漏下。右侧眼睛不能闭合。舌体部分感觉麻木,吃

饭时,舌体活动不灵活,食物常滞留于右侧腮部。舌淡红,苔薄黄,脉浮数。医者为患者采取针灸治疗,选择以下腧穴:地仓、颊车、牵正、阳白、迎香、人中、合谷、曲池。面部腧穴平补平泻法,合谷、曲池行泻法。嘱患者外出时戴口罩,避免再受风邪。1个疗程后明显好转,加足三里用补法,20余天后康复。请思考:

请应用腧穴理论分析医者采用的选穴原则。

(李春梅)

自测题

一、单项选择题

1.治疗胃痛的有效穴位是(   )。

A.地仓   B.膻中   C.足三里   D.阴陵泉   E.合谷

2.在面部,耳屏前,下颌骨髁状突的后方,张口时呈凹陷的穴位是(   )。

A.耳门   B.下关   C.听会   D.听宫   E.颊车

3.肘横纹中,肱二头肌腱桡侧缘的腧穴是(   )。

A.天井   B.曲泽   C.尺泽   D.曲池   E.臂臑

4.肩井穴属(   )。

A.脾经   B.三焦经   C.肝经   D.胆经   E.小肠经

5.下列各穴中,不属于肝经的是(   )。

A.中极   B.行间   C.章门   D.太冲   E.大敦

6.翳风穴位于(   )。

A.在臂外侧,屈肘时当肘尖直上1寸凹陷处

B.在前臂背侧,腕背横纹上4寸,尺骨与桡骨之间

C.在面部,当眉梢凹陷处

D.在耳垂后方,当乳突与下颌角之间的凹陷处

E.在颞部,当眉梢与目外眦连线中点,向后约1寸的凹陷处

7.腕背横纹上2寸的穴位是(   )。

A.内关   B.阳池   C.外关   D.支沟   E.养老

8.至阴不能用于治疗(   )。

A.难产   B.目痛   C.鼻炎   D.胎位不正   E.月经不调

二、问答题

1.试述关元、外关、阳陵泉、阴陵泉的定位、归经。

2.归纳治疗胃痛的腧穴并简述其归经、定位。

第十二章　中医一般护理

　　学习目标

　　知识目标：掌握生活起居护理、情志护理、饮食护理的基本原则，熟悉生活起居护理、情志护理、饮食护理的基本方法，理解病情观察的基本要求、内容、方法。
　　能力目标：学会对患者进行生活起居护理、情志护理、饮食护理。

案例导学

　　唐某，男，65 岁，左侧肢体瘫痪，卧床 2 个月，胃脘胀闷，攻撑作痛，脘痛连胁，嗳气频繁，大便不畅，每因情志因素而发作，舌苔薄白，脉弦，彻夜不眠。诊断：胃脘痛（肝气犯胃证）。请思考：

　　如何运用中医的生活起居、饮食、情志护理来指导该患者，帮助他提高生活质量？

　　中医一般护理是中医护理学的重要组成部分，包括病情观察、生活起居护理、情志护理、饮食护理等。这些护理措施恰当与否，直接影响疾病的痊愈，因此，一定要做好住院患者的一般护理工作。

第一节　病情观察

　　护理是以服务对象为中心，以解决问题为目标，护士从一开始接触患者，观察就随之开始。中医护理学对病情观察有其独特之处，有一套完整的辨证施护的方法，在病情观察时运用中医基础理论，准确地发现病情变化，掌握疾病发展变化的规律，抓住有利时机，积极配合抢救，以挽救患者的生命。

　　中医病情观察是运用整体观和审证求因的原则，护士运用四诊方法，有目的地对患者的各方面情况进行细致观察，对病情作出综合判断的过程。通过病情观察，按照四诊八纲的具体要求，深入、认真地进行探索、研究，以制定出相应的护理方法。

一、病情观察的目的

　　病情观察为提出护理诊断、制订护理计划、实施护理措施提供依据，这是正确开展护理程序的第一步。

（一）了解病势，提供施护依据

病势是指疾病的发展趋向，主要观察患者的目前症状、脉象、舌质、舌苔、精神、食欲等。如舌苔、脉象由异常趋向正常，表明病情好转；病情的变化幅度大，常为恶化的表现。当疾病对机体的损害达到一定程度时，机体便会产生一定的反应，这些反应以症状、体征和证候的形式表现于外。由于病性、病位和病因的不同，表现证候亦不同。护理人员可以通过这些表现及其发展过程的观察，综合分析，判断为何病何证及其病因、病位和病性，从而为疾病诊断和辨证施护提供依据。

（二）了解病情，准确判断转归

病情的轻重与患者的表现有一定关系，借助于病情观察，可预测疾病的发展趋向和转归。

（1）原有症状减轻说明病情好转，反之为加重。

（2）在原有症状基础上又出现新的症状，常说明病情变化。如神昏患者出现高热、抽搐、呕血、便血等。

（3）病情变化幅度大，如体温骤降、血压忽高忽低、呼吸时快时慢，常为正气虚衰、病情恶化之兆。

（4）舌象及脉象变化显著，常表示病情轻重。如正常淡红舌转为红色，表示有热，病邪由表入里，舌由红色转为红绛色，说明邪入营血，病情危重。脉象由浮数转洪数，表示病邪由卫分入气分，反之为病情好转。

（5）患者的精神状态、食欲，常是病情变化的重要标志。精神充沛，表示正气未衰，有抗邪能力；精神萎靡，正气已衰，病情重。食欲是"胃气"强弱、有无的重要指征。食欲佳，说明"胃气"和顺，病情不重；食欲不佳，表示"胃气"已伤，病虽轻，痊愈也较慢。重病后渐知饥能食，多表示"胃气"来复，病将向愈。

因此，对患者的症状和体征进行动态的观察，能判断疾病的转归和预后。

（三）了解用药，细察药物疗效

药物治疗后，应有相应的疗效，护理人员应细致地观察。如服解表药后的周身汗出，表示为表解之象；服攻下剂后的腹泻，表示已达釜底抽薪之良效。如疗效不佳或出现不良反应，则应及时反馈，适当调整医护措施。

用药后常出现各种反应，有些是正常的，但如果超过一定限度，便会损害人体的正气，成为不良反应。如：大汗淋漓会使患者气随汗脱；泻下不止会伤津耗气等。尤其是药物的毒性反应，更应仔细观察。

（四）了解突变，防止病情恶化

护理人员应掌握各种疾病可能发生的并发症，熟悉急危重症的临床表现和抢救措施，有目的地进行观察，防患于未然。疾病治疗过程中，正衰邪盛，可能出现突变或并发症，护理人员应严密观察病情，随时捕捉先兆症状，采取有效措施，防止疾病的发展。例如：高热患者突然出现体温骤降、面色苍白、大汗淋漓、脉微欲绝的亡阳证候；胃脘痛患者出现呕血、便血等症。如观察细致，发现及时，抢救护理得当，可使患者转危为安;否则,后果严重。

二、病情观察的基本要求

(一)重点突出,全面观察

1.观察患者 一是重点围绕患者的主要症状进行观察,主要症状的好转与恶化,常反映病情的好转与恶化;主要症状的转移,常提示病证在质上的变化。二是全面观察整体生命状态,常可反映机体正气的盛衰。

2.观察病证 一是病情观察应根据不同的病证有不同的重点。如体温变化是外感温热病的重点内容,而对高血压患者来说,一般并不重要。二是全面观察重点病情的各个方面及其全过程。如对腹泻患者要观察腹泻出现的时间,大便的次数、性状、颜色、量及其伴随症状等。在治疗过程中还应观察效果和用药反应,病情是好转还是恶化等。

(二)周密细致,及时准确

(1)观察病情要及时,做到四勤四多,即眼勤多看、口勤多问、手勤多检查(需要的情况下)、腿勤多深入病房。

(2)对观察项目要细致准确,能用计量表示的一定要有数量,如体温、尿量等。对不能量化的,要表达准确。如对疼痛患者以谈笑如常、蜷卧不动、转侧不安、呻吟呼叫等表达疼痛的轻重程度。

(三)排除干扰,客观取证

病情观察常可受多种因素干扰影响。

(1)患者的禀性不同,可影响观察结果。有人性格内向,不善于表达;有人善于言词,把病情表达得有条有理;有神经质患者,诉述症状多而又互相矛盾。

(2)患者对疼痛耐受程度不同及某些患者的特殊思想情况造成病情诉说中的差异等,也可影响病情观察的正确性。

护士应针对患者的不同禀性,因人而异地取得正确的结果。对病情诉说的差异,护士需要去伪存真、详加分析、反复印证,以获得正确观察的结果。

三、病情观察的内容

(一)一般状况

一般状况指患者的神色、精神、体温、脉搏、呼吸、血压、睡眠、饮食等。这些内容十分重要。例如神色的改变,常能反映机体正气的盛衰,对治疗和预后的判断有较大的意义。

(二)围绕主要症状进行观察

病证在其发展的一定时期,常会出现一个或一组主要、令患者最痛苦的症状。而这些症状的好转与恶化,常反映病情的好转与恶化。主要症状的转移,又常提示病证在质上的变化。所以,围绕主症的观察,应成为病情观察的重点。例如腹泻患者的主症为大便次数多而稀溏,观察重点应是大便的次数、性状,以及围绕腹泻而出现的腹痛、发热、里急后重等症状。这些症状一般可随大便次数减少而减轻。但如出现腹泻突然中止,而主症转为高热、四肢厥冷、出冷汗、面色发灰等,则是病证转为湿阻热遏、阴阳离决的危症。

(三)舌象和脉象

1.舌象 舌象是病情观察的重要内容。尤其在外感热病的辨证施护中尤为重要。它能迅速客观地反映正气盛衰、病邪的深浅、邪气的性质、病情的进展,是判断病情转归和预后的重要依据。

2.脉象 脉象的诊察,也可作为判断疾病的病位、病性和推断疾病预后的重要依据。

四、病情观察的方法

中医病情观察的基本方法是通过望、闻、问、切四诊进行(详见第七章)。中医学的基础理论是在长期的临床实践中逐步形成的。中医学认为人是一个有机的整体,人体结构的各个部分不是孤立的。依靠经络的沟通和联络,局部的病变是可以影响全身的,而脏腑的虚实变化,也可以从五官及体表症状反映出来。如:心合小肠,主血脉,开窍于舌,其华在面;肺合大肠,主气,开窍于鼻,其华在毛;脾合胃,主肌肉、四肢,开窍于口,其华在唇;肝合胆,主筋,开窍于目,其华在爪;肾合膀胱,主骨,开窍于耳及二阴,其华在发等。

总之,病情观察是护理人员必须掌握的基本功,观察病情时必须做到一切从患者利益出发,全心全意为患者服务,多深入病房,多看、多问,不放过细微的变化,主动利用一切机会做观察病情的有心人,最大可能地使患者获得救治的时机。

第二节 生活起居护理

生活起居护理是指患者在患病期间,护理人员根据患者的病情对其衣着、卫生状况、生活习惯以及治疗环境、病房的布置和管理等方面给予专业的指导,并精心照料的过程。其目的在于促进机体内外阴阳的平衡,保养患者机体的元气,逐渐提高患者自身的祛邪与修复机制,促进疾病的恢复。

一、生活起居护理基本原则

中医学认为,人与自然界是一个有机的整体。《黄帝内经》云:"夫四时阴阳者,万物之根本也,所以圣人春夏养阳,秋冬养阴,以从其根。"指出患者的生活起居护理必须顺应自然界的发展规律,起居有常,合理作息。

> 重点:生活起居护理原则

(一)春夏养阳,秋冬养阴

1.春夏养阳 春夏天气由寒转暖、由暖转热,人体可以适当地增加活动时间,以助阳气的发生使阳气更加充沛,对于慢性阳虚的患者,是补阳的好时机,应抓紧春时进行食补或药补;护理时要保护患者阳气,既可以用药食补阳,又要避免耗津伤阳,还要防止外感邪毒。

(1)春　天地俱生,万物以荣,推陈出新。以适应春气为养生之道,应夜卧早起,广步于庭。生而勿杀,予而勿夺,赏而勿罚,以使志生。

(2)夏　阴阳气交,万物华实,大地繁茂秀丽。以适应夏气为养长之道,应夜卧早起,无厌于日,使腠理宜通。

2.秋冬养阴　秋冬气候由热转凉,万物收藏,人体阴精储藏于内。宜防寒保暖,药食温补为宜,可以鼓励患者早睡晚起,多进行日光浴,以补益人体阳气。

(1)秋　天气以急,地气以明,大地处于收容平定状态。应以适应秋气为养收之道。应早卧早起,与鸡俱兴,使肺气清。使志安宁,收敛神气,无外其志,以避免秋日肃杀之气的伤害。

(2)冬　大地水冰地坼,处于闭藏状态。应以适应冬气为养藏之道。应早卧晚起,必待日光,勿扰乎阳。无泄皮肤,以保护阳气。使志若伏若匿,神气内守。

(二)起居有常,劳逸适度

1.起居有常　生活细节的安排有规律。

(1)生活规律　我国历代医家十分强调日常生活要有规律。因此,患者的日常生活,如起床、入睡、开饭、查房、服药、治疗、检查、沐浴及自由活动均应形成规律。这对患者的病情康复极为重要。

(2)睡眠充足　睡眠是人的一种生理需要。人在睡眠状态下,身体各组织器官大多处于休整状态,气血主要灌注于心、肝、脾、肺、肾五脏,使其得到补充和修复。安卧有方就可以保证人的高质量睡眠,从而消除疲劳,恢复精力,有利于人体健康长寿。

2.劳逸适度　既要注意加强休息,又要进行适当的活动,促进气血畅通、关节滑利、筋骨健壮、神志清爽,从而增强正气,抵抗邪气。

(1)避免过劳　《备急千金要方》指出:"养性之道,常欲小劳,但莫大疲及强所不能堪耳。"过度的劳累常是疾病发生的重要原因,即使是日常的立、行、视、思,若持续过久,也会损伤机体,正如中医学所说的久立伤骨、久行伤筋、久视伤血、久思伤心脾。因此在日常生活中要合理地安排各种活动,做到适中有度。

(2)避免过逸　过逸是指过度的安逸和空闲,包括体力和脑力劳动两个方面。中医学认为"逸则气滞",形体过度安逸,易致气血迟滞、脾胃消化机能减退、食欲下降,诱发多种疾病,即所谓的久坐伤肉、久卧伤气。因此在日常生活中要避免过逸,尤其是老年人要做到老有所为,不能过分贪图安逸。

二、生活起居护理方法

难点:生活起居
护理方法

(一)布置科学的病室环境

1.病床安置合理　病床安置应根据患者的病证而定,如:寒证、阳虚证者,多有畏寒恶风,宜安置于温暖向阳的病室,使患者感到舒适;热证、阴虚证者,多有恶热喜凉之求,可集中于背阴凉爽病室,使患者感到凉爽、舒适、心静,利于养病。

2. 环境清新通风 病室内常有各种排泄物等秽浊之气,影响患者食欲和休息,故护理人员必须经常通风换气,可以保持空气流通和新鲜,有利于患者呼吸、饮食和精神的改善,促进疾病康复。一般每天至少通风 1～2 次,但应该叮嘱患者穿衣盖被,防止六淫侵袭。通风要根据气候和病证不同而异,但切忌对流风。

3. 温湿度要适宜 温度以 18～20 ℃为宜。但阳虚证、寒证患者应偏高些;阴虚证、热证患者可略低些。相对湿度一般保持在 50%～60%,但应根据气候和不同证型进行调节。湿盛患者,湿度宜低;燥证患者,湿度可略高些。阴虚者多热而偏燥,湿度宜高;阳虚患者多寒而偏湿,湿度宜低。

4. 病室阳光充足 病室内一般要求阳光适宜,以采用自然光线为宜,但不宜让日光直射患者面部。适宜的光照可以保持病室的明亮,使患者感到舒适愉快,便于护理和康复。但不同病证对光线要求也不一样。如受暑、热之邪侵犯的热证、肝阳上亢,肝风内动的患者,光线宜暗;惊厥、癫痫发作者,过强光线即可引起发作,宜用黑窗帘遮挡光线;感受风寒、风湿以及阳虚,里寒证患者,室内充足的阳光,患者会感到温暖、舒适、有生机;长期卧床的患者,床位尽量安排靠近窗户,以得到更多的阳光,有利于患者早日恢复健康。

5. 病室整洁安静 病室的陈设要简单、实用、易清洁、易搬动。病室内定期消毒,保持地面、床、椅等用品的清洁。护理人员应尽量设法消除噪杂之声。安静的环境有助于患者休养,噪声的刺激常使患者心烦意乱,尤其是对心气虚的心悸者。

(二)遵循科学的生活规律

1. 安卧有方 可以保证人的高质量睡眠,从而消除疲劳,恢复精力,有利于人体健康长寿。一般来讲,睡觉时采取头北脚南位,与地球的磁力线相适应,入睡效果更好,睡眠更加香甜。此外,睡眠要随四季的气候变化而增减衣被,即春季不可顿减衣被,以免暴伤;夏天炎热,不要纵意当风,更不宜在屋檐下、过道、穿隙等处纳凉,以防"贼风"所袭;秋天多困意,但不可久眠,久眠则神昏;冬天严寒,不可轻出,触冒风寒。

2. 动静适宜 因人而异,运动适度。根据患者的病情和体质状况,选择患者能够耐受的锻炼方法,量力而行。患病后,需要适当地静心休养,以休体养息,培育正气,利于脏腑功能的恢复,达到早日康复的目的。但随着病情的好转,应适当增加活动量。通过适当活动,可使经络通畅,关节滑利,气血营卫调和,增强体质和抗邪能力。尤其是恢复期或慢性病者,在病情允许的情况下更应注意动静结合,但应以不感劳为原则。对虚证、体弱者,虽以静养为主,但也应在床上或室内行内养功、放松功等活动。

3. 节制房事 在治疗疾病的过程中,患者必须节制或禁止性生活,以防耗损肾精,加重病情。

第三节　情志护理

情志是指喜、怒、忧、思、悲、恐、惊等情绪变化。人的情志活动与脏腑密切相关,强烈精神刺激影响脏腑功能,表现出异常情志变化。若精神刺激程度过重或时间过长,造成情志过度兴奋或抑制,可导致人体阴阳失调,气血不和,经络阻塞,脏腑功能紊乱。情志护理是指在护理工作中,以良好的护患关系为桥梁,应用科学的护理方法,改善和消除患者的不良情绪状态,从而达到预防和治疗疾病目的的一种方法。

一、情志护理的原则

重点:情志护理的原则

(一)淡泊宁静、精神内守

人们对自己的思维活动和心理状态进行自我调节、自我控制、自我锻炼,以达到神气内持,心无杂念的状态。人的精神情绪稳定,藏守于形体,脏腑功能才能协调平衡,正气充沛,维持人体健康。若情绪经常亢奋躁动不安,精神就会因之而涣散,不能控制形体。神气清静则利于保持气血充足,健康长寿。因此,通过精神内守达到"神净",思想安定,专心致志地从事各项工作、学习,为养神、养生的首务。

(二)情绪平和、辨证施护

七情六欲是人之常情,七情的变化可引起人体功能紊乱,导致各种疾病的发生。应教会患者顺应自然规律,实现情志的自我调控。

中医有关于"五志过极""以其胜治之"的治疗方法,即认为"恐胜喜,悲胜怒,怒胜思,喜胜忧,思胜恐"。在护理上适当运用,可以提高疗效。

二、情志护理的方法

难点:情志护理的方法

情志护理是临床护理工作中的一个难点,因患者角色各种各样,心理状态千变万化,错综复杂,施护过程中难度相对较大。

1. 说理疏导　情志护理的基本方法。临床护士应以中医学理论为指导,通过正面的说理疏导进行辨证施护。

2. 精神转移　也称作移情易性或移情法,指的是通过一定的护理措施改变或转移患者对于疾病的注意力,帮助其脱离负情绪的一种方法。临床护士可用语言和行为将患者的注意力转移到其他方面,以减轻忧虑。

3. 答疑解惑　患者患病以后,易产生各种各样的猜疑心理。答疑解惑是指临床护士及时发现并解除患者对于治疗和护理的疑惑、误解等,要能够告之以其败,语之以其善,导之以其所便,开之以其所苦。通过答疑解惑,提高其治疗护理的依从性,使其尽早康复。

4. 以情胜情　又称情志相胜,是以五行相克规律为理论依据而提出的中医独特的情志护理方法,指用一种情志替代另一种情志,从而达到淡化原有情志所带来的负性情绪的影响,恢复患者正常情志的一种方法。可以运用怒胜思、思胜恐、恐胜喜、喜胜悲、悲胜怒等方法。例如,对于过度思虑所得疾病者,可以怒而激之。此方法在临床上有重要的应用价值。

5. 暗示调理 暗示是运用语言、情绪、行为、举止等,暗示其病因已消除,从而解除精神负担的一种过程。它广泛地应用并贯穿于心理治疗过程中,解释、鼓励、安慰和保证都包含有暗示的作用。

6. 音乐调节 通过适宜的音乐来振奋精神,调节心理活动,以保持良好情绪和行为的一种方法。琴、棋、书、画、唱歌、舞蹈等是情志护理中常使用的方法,可根据患者的爱好以及患者及医院的实际条件而定。

第四节 饮食护理

饮食护理是在中医理论指导下运用食物配方来预防和治疗疾病的一种方法。中医学认为,食物与药物性味相同,也具有治疗疾病的作用,所以有"药食同源"之说。因此,对于未病之人饮食护理可以补益身体,预防疾病;对患者进行饮食护理能调治疾病,缩短疗程。

一、食物的性味

许多食物即药物,它们之间并无绝对的分界线,只是其性能不如药物强烈。古代医学家将中药的"四性""五味"理论运用到食物中,认为每种食物同样具有"寒、凉、热、温""酸、苦、甘、辛、咸"。

(一)食物的"四性"

四性又称四气。在饮食调护中,一般按下列方法将食物分类,以便辨证选用。

1. 寒性食物 具有清热泄火、解毒消炎的作用,适宜春夏季或患温热性疾病的人食用。如苦瓜、西红柿、黄瓜、蕨菜、竹笋、茭白、莲藕、荸荠、甘蔗、柿子、香蕉、桑椹、西瓜、甜瓜、紫菜、海带、蛏肉、田螺等。但凡畏寒、四肢常冷、面色苍白、唇舌色淡、不渴、自汗、小便清长、大便溏薄、阳萎者不宜食用,患胃寒、哮喘者更应忌食螃蟹、竹笋等食物。

2. 凉性食物 具有清热、养阴的作用,适用于发热、痢疾、咽喉肿痛等里热证。如小米、大麦、小麦、荞麦、薏苡仁、绿豆、豆腐、菱角、蘑菇、茄子、白萝卜、冬瓜、丝瓜、油菜、菠菜、苋菜、芹菜、橘子、橙子、苹果、梨、鸭蛋等。

3. 热性食物 具有温里驱寒、益火助阳的作用,适用于阴寒内盛的实寒证。如白酒、生姜、葱、蒜、芥末、肉桂、辣椒、花椒等。

4. 温性食物 具有温中、补气、通阳、散寒、暖胃等作用,适用于阳气虚弱的虚寒证者。如韭菜、香菜、南瓜、木瓜、酒、醋、龙眼肉、杏仁、鸡肉、羊肉、狗肉等。

5. 平性食物 介于寒凉和温热性质食物之间,一般体质或寒凉、热性病证的人都可选用。平性食物多为一般营养保健之品。如洋葱、南瓜子、土豆、玉米、百合、葡萄、猪肉、蜂蜜、青鱼、牛奶、鸡蛋等。

(二)食物的"五味"

食物的"五味"是指食物具有辛、甘、酸、苦、咸五种味道(即滋味),此外食物也有淡味和涩味。

1.酸味食物 具有收敛固涩作用,酸甘搭配还有滋阴润燥的功效,如梅子等。

2.苦味食物 不但可除燥湿、清热解毒、泻火通便、利尿及健胃,还可调节体内酸碱平衡。在一些谷、肉、果、菜中多与甘味相兼,具有清热利尿、祛湿解毒的作用,如苦瓜等。

3.甘味食物 多有补益、和中、缓急、止痛等作用,如大枣、糯米、豆腐、蜂蜜、白糖、桑椹、梨、椰子、动物肝等。

4.辛味食物 能宣散滋润,具有疏通血脉、运行气血、强壮筋骨、增强身体抵抗力等作用,如葱、姜、大蒜、胡椒、花椒、萝卜、橘皮、酒等。

5.咸味食物 具有渗湿利尿作用,如白扁豆、冬瓜、藕、百合、花生、薏苡仁、豌豆、白菜、鸡蛋、鱼类等。

正常饮食应以甘味食品为主,兼顾其他四味调和口感。气候寒冷或外感风寒时,可适当增加辛热食物的食用,以祛寒解表。气候炎热或患有热性病时,可适当增加一些苦味或寒性食物,以清热降火。饮食中略佐以酸苦味,可开胃消食。饮食中酌加咸味食品有补肾益精的功效。各味食物均不宜偏食,否则会造成某些营养素缺乏症。刺激性强的辛味食物,一般都宜少食。患有目疾、痔疮、炎症的人还应暂忌食用。

二、饮食护理的原则

重点:饮食护理
的原则

根据个体的特点,在中医理论指导下,遵循以下原则。

(一)因人因病,辨证选食

人的生理功能随着年龄的增长会发生变化。因此,小儿饮食宜选用具有健脾消食功效的食物,老人应选用具有补益气血功效的食物。性别不同,生理特点不同,饮食亦有所不同。女子经期前后,饮食宜温,以适应血气喜温恶寒的特性;产后气血虚弱,且血液上行化乳,所以要用血肉有情之品,以补益气血。

患者体质和生活习惯的不同,感受的病邪不同。食物有四性五味之别,病证亦有寒、热、虚、实之分,在饮食护理时因人因病,根据病证的性质不同,结合食物的性味归经,选用相宜的食物配膳,做到寒热协调,五味不偏,有益于健康。如:阳虚者宜食用温性食物,以温阳散寒;阴虚者应食用清补食物,以滋补阴精;气虚者,宜食用平补食物,以补气健脾;血虚者,应食用阴润食物,以补养阴血。

(二)因时因地,合理选食

饮食要符合四时气候变化的自然规律:春季宜食用具有疏肝解郁功效的食物,如韭菜炒猪肝、桑菊薄荷饮;夏季应食用具有消暑生津功效的食物,如绿豆汤、西瓜汁等;秋季需食用具有润肺养阴功效的食物,如梨、百合等;冬季宜食用具有温补肾阳功效的食物,如韭菜、豆类等。

　　根据不同的地域,合理选择食物,如:东南沿海地区,气候温暖潮湿,应食用清凉除湿的食物;西北地区,气候寒冷干燥,应食用散寒润燥的食物。由于文化传统的差异,不同地域的人们生活习惯、饮食习惯差异较大,即使是同一地域,也不尽相同。如山西、陕西多喜食酸,云南、贵州、四川多喜食辛辣,江浙多喜食甘甜,东北多喜食咸,沿海地区多喜食海味,西北地区多喜食乳酪,所以在进行饮食调补时,应予以注意。

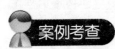
案例考查

　　王某,女,28岁。因呕吐、胃脘部胀满不适2天就诊。自诉于2天前因赴宴饮食过量,之后感觉胃脘部胀满疼痛,嗳气,呕吐,呕出物为酸腐食物,得食愈甚,吐后反快,大便溏薄,酸腐秽臭。舌苔厚腻,脉滑实。诊断为呕吐。请思考:

　　1.请结合病史为该患者辨证分型。

　　2.如何从饮食方面对该患者进行辨证施护?

三、饮食护理的基本方法

　　中医护理历来重视食疗。饮食护理并非是无限度地补充营养,而是必须遵循一定的方法,以达到恢复元气,疗疾去病,改善机体功能的目的。

难点:饮食护理的基本方法

　　（一）饮食有节

　　1.饮食要适量 饮食应有节制,食量要因人因证而宜,不可过饥过饱,过饥则气血来源不足,过饱则易伤脾胃之气。进食要有规律,三餐应定时、定量,遵循"早吃好,午吃饱,晚吃少"的原则,切忌饥饱不调,暴饮暴食,以免伤及脾胃。一般日食以三餐为宜,但幼儿(脾胃稚弱)、老人(脾胃虚弱)可适当增加。

　　2.饮食要顺应天地阳气的盛衰 《黄帝内经》曰:"日中而阳气隆,日西而阳气虚。故早饭可饱,午后即宜少食,至晚更必空虚。"中午之前阳气最旺盛,人体的脾胃阳气借助外界的阳气则功能增强,所以需多食,而午后夜间阴气渐渐生长,则人体脾胃的功能也应该处于减少的阶段。现代人的饮食习惯,恰恰与之相违:夜生活和宵夜是现代生活中人们所谓的享受。

　　（二）饮食有方

　　饮食应有正确的方法,进食时宜细嚼慢咽,不可进食过快或没有嚼烂就下咽,食物应软硬恰当,冷热适宜,不要一边进食一边干其他的事情,食后不可即卧,应做散步等轻松的活动,帮助脾胃的运化,晚上临睡前不要进食。饮食不洁可导致胃肠疾病或加重原有病情,食物要新鲜、干净,禁食腐烂、变质、污染的食物及病死的家禽和牲畜。

　　（三）饮食均衡

　　饮食应多样化,合理搭配,谨和五味,不可偏食。《素问·藏气法时论》中说:"五谷为养,五果为助,五畜为益,五菜为充,气味合而服之,补精益气。"这就是说人体的营养来源于粮、肉、菜、果等各类食物,所需的营养成分应多样化。只有做到饮食的多样化和合理搭配才能摄取到人体必需的各种营养,维持气血阴阳的平衡。

（四）饮食禁忌

临床上许多疾病难愈,或愈而复发,不少是与不注意饮食禁忌有关。

1. 疾病忌口 黄疸忌食油腻;温病高热忌食辛辣荤腥;脾虚泄泻,忌食生冷瓜果;肺痨、痔疮、痈疖忌食燥性食物;产后、经期忌食寒凉食物等,均应在饮食护理中加以运用。

2. 服药忌口 应注意食物与药物之间的关系。如服用中药一般忌饮茶,服参类补品,忌食萝卜。还有习惯服蜂蜜忌葱,白术忌桃、李,鳖甲忌苋菜,荆芥忌鲫鱼,天门冬忌鲤鱼,鳝鱼忌犬肉,雀肉忌白木耳等。

（五）饮食卫生

饮食必须清洁,宜新鲜,不食隔夜、腐败酸馊食物。食物最好加热后食用,这样既能杀菌,又易消化。饮食用具应干净卫生,杜绝病从口入。此外,保持良好的进食习惯:进食宜缓、进食宜专致、进食宜乐。加强食后护理,食后漱口、食后摩腹、食后散步。

总之,患者应先食疗后用药。饮食应定时定量定温度,饮食清淡,用食专心致志,细嚼缓咽,食不过饱。

（曾晓英）

自测题

一、单项选择题

1. 情志护理以情胜情,思以（　　）相制。

  A. 悲　　　　　B. 喜　　　　　C. 恐　　　　　D. 怒　　　　　E. 惊

2. 根据病室环境要求,需要光线较暗的患者是（　　）。

  A. 长期卧床的患者　　　　B. 急性热证的患者　　　　C. 风寒证的患者

  D. 阳虚证的患者　　　　　E. 风热证的患者

3. 《理论骈文》说到"七情之病者,看书解闷,听曲消愁,有甚于服药者矣",情志护理中称之为（　　）。

  A. 说理疏导　　　　　　B. 答疑解惑　　　　　　C. 以情胜情

  D. 发泄解郁　　　　　　E. 怡情悦性

4. 情志制约法,方法正确的是（　　）。

  A. "忧伤肺,喜胜忧"　　B. "怒伤肾,悲胜怒"　　C. "喜伤心,忧胜喜"

  D. "恐伤肾,喜胜恐"　　E. "思伤脾,喜胜思"

5. 三国演义有"望梅止渴"的典故,延伸至临床的情志护理属于（　　）。

  A. 说理疏导　　　　　　B. 答疑解惑　　　　　　C. 暗示调理

  D. 发泄解郁　　　　　　E. 以情胜情

6. 产后哺乳期间,饮食宜富于营养、容易消化、补而不腻,不适宜食用（　　）。

A. 温热熟食　　　　　B. 寒凉生冷　　　　　C. 粥

D. 骨头汤类　　　　　E. 牛奶、鸡蛋

7. 洪某,女,30岁,全身浮肿,腰以下为甚,按之凹陷难复,伴有脘闷纳减,尿清便溏,畏寒肢冷,面色萎黄,神倦乏力,苔白滑腻,脉沉缓,辨证为脾阳虚之水肿。饮食调护正确的是( )。

A. 营养丰富,易于消化　　B. 肥甘厚味的油腻食物　　C. 黏滑硬固食物

D. 饮食宜咸　　　　　　　E. 高蛋白质食物

8. "生活有规律,饮食有节制,劳逸相结合"属于( )。

A. 药物预防　　　　　B. 加强锻炼　　　　　C. 起居有常

D. 调节情志　　　　　E. 合理规划

二、问答题

1. 如何进行情志的自我调护? 举1～2个例子进行说明。

2. 何谓饮食护理? 饮食护理的基本原则有哪些?

第十三章 中医用药护理

 学习目标

> 知识目标:掌握中药的服用方法,中药汤剂煎煮法,外用中药护理。
> 能力目标:学会煎药、服药、敷药、药物熏洗护理技能。

案例导学

张某,男,69岁,农民,全身皮肤瘙痒已10余年,近两年加重,冬天加剧,夜间剧痒,影响睡眠,夏季也不能完全缓解,经多种药物治疗,效果不明显,伴头痛眼花,失眠多梦。查体:皮肤干燥,有糠状脱屑,四肢躯干有散在不规则抓痕血痂,沿抓痕有线状色素沉着及皮肤增厚。舌红,苔薄,脉速。请思考:

1.本病的中医诊断是什么?

2.可选用哪些护理方法?

第一节 中药的服用方法

重点:中药服法

口服是中药最常用的给药方法,具有给药方便、易于控制、作用快捷的优点。中药的服药方法是否恰当,对疗效亦有一定影响。

一、给药方法

具体的给药方法应根据具体的药性特点和病情需要来调整和决定。比如,汤剂,一般为每日1剂,分早晚各1次服用;对于儿童则可酌情减半;有的方剂也可煎汤代茶,不拘时服,如玉米须。对于昏迷患者、吞咽困难者,也可用鼻饲法给药。对于呕吐患者,亦可采取冷服、少量频服的方法。对于作用峻烈之品或有毒性的药物,宜少量缓慢服用,中病即止,慎勿过量。

二、给药时间

扶正祛邪的药物,宜在早晨或上午服用,滋阴养血、重镇安神的药物,宜于傍晚或午后服用。

给药时间也可按疾病的部位来确定:病在上焦,宜饭后服;病在下焦,宜饭前服;补益药与泻下药,宜空腹服;安神药宜睡前服;对胃肠有刺激的药物,应饭后服;治疟药宜在发作前2h服。无论饭前或饭后服药,均应略有间隔(如饭前或饭后1 h左右),以免影响疗效。慢性病应按时服,急病、重病则不拘时服。

三、给药温度

中药汤剂一般分为温服、热服和凉服。

温服:将煎好的汤剂放至温度适宜时服用,或将中成药用温开水或温度适宜的酒、药汁等液体送服。一般中药多采用温服。

热服:将煎好的汤剂趁热服下或将中成药用热开水送服。

凉服:将煎好的汤剂放凉后服用或将中成药用凉开水送服。

四、服药后反应

服药后要严密观察服药后的反应,尤其是服用有毒副作用的药物和药性峻烈的药物,更应严密观察服药后有无不良反应。

第二节 中药汤剂煎煮法

中药汤剂是中医常用剂型。中药汤剂煎煮质量直接影响中药药效的发挥,故护理人员必须掌握中药汤剂煎煮方法。

重点:汤剂煎煮要求

一、汤剂煎煮具体要求

(一)煎煮容器

煎煮容器以带盖砂锅、陶罐、搪瓷器皿为宜,因其材质性质稳定,不与药物中所含成分发生化学反应,导热均匀,热力缓和,保温性强,水分蒸发少,且价格低廉,这也是自古沿用至今的原因。忌用铜锅、铁锅、铝锅、锡锅等器具煎煮药物。铜、铁质容器传热快,化学性质不稳定,易氧化,易于与药物发生化学反应而影响疗效,甚至对人体产生毒副作用。铝锅虽化学性质较稳定,但不耐强酸强碱,不是理想的煎药用具。

(二)煎药用水

水质:煎药用水必须以水质洁净、矿物质少为原则。一般来说,除处方有特殊规定外,凡人们在生活上可作为饮用的水均可用来煎煮中药。可选用清澈的泉水、井水、河水及自来水。

水量:传统的加水方法是将药物均匀放入药锅内,看准药物表面的位置,第一煎的加水量以水超过药物表面3~4 cm为准,第二煎的加水量以水超过药物表面2~3 cm为准。另一种加水方法是按平均每克药加水约10 mL计算总水量,一般第一煎将总水量的70%加入,第二煎加入剩余的30%。煎煮花、叶、全草类药物,加水量要适当增多一些;煎煮矿物类、贝壳类药物,加水量可稍减。煎药时应一次将水加足,避免在煎药过程中频频加水。如不慎将药煎煳,应弃去,不可加水再煎后服用。

(三)浸泡

煎煮前浸泡既有利于有效成分的充分溶出,又可缩短煎煮时间,避免因煎煮时间过长导致部分有效成分耗损、破坏过多。煎药前将药物放入砂锅内,加冷水浸泡,以药材浸透为原则。一般情况下,花、叶、草类药物浸泡 20～30 min,根、茎、种子、果实类浸泡 60 min。夏季室温高时,浸泡时间不宜过长,以免腐败变质。

(四)煎药火候

火候是指火力大小与火势急慢。大火、急火称武火;小火、慢火为文火。一般先用武火煎沸,沸后改用文火保持微沸状态。在煎煮过程中,尽量少开锅盖,以免药物成分挥发。

(五)煎药时间

煎药时间主要根据药物和疾病的性质决定。治疗一般疾病的中药煎煮以 2 次为宜,先用武火煮沸,水沸后计算煎煮时间,一般头煎为 20～30 min,二煎 10～15 min。解表药、芳香药或清热药宜用武火,时间宜短,煮沸时间为 10～15 min 即可,以免药性挥发。补益剂以 3 次为宜,头煎为 40～60 min,二煎为 20～30 min,三煎为 10～20 min,使有效成分充分析出。有效成分不易煎出的矿物类、骨角类、贝壳类及补益药,一般宜文火久煎,使有效成分充分溶出。

二、特殊药物的煎法

先煎:有效成分不易煎出的药物,如龟板、鳖甲、龙骨、牡蛎、石膏、磁石、石决明等,或经久煎可以降低毒烈性质的药物,如乌头、附子,先煎 30 min 或更长时间,舌尝无麻味,再放入其他药物同煎。

后下:有效成分因煎煮易挥发、破坏或不耐煎煮的药物,应当后下。如薄荷、沉香、藿香、佩兰、砂仁等气味芳香、含挥发油的药物,应在汤剂煎好前 5～10 min 放入。其他久煎易被破坏有效成分的药物,如钩藤、大黄、鱼腥草等,宜在煎好前10～15 min 放入。

包煎:对花粉、细小种子、含淀粉黏液质多、带毛及粉末类矿石药物,如海金沙、车前子、蒲黄、滑石粉、旋覆花、灶心土等,均应将药物装入白色棉质布袋内,与其他药物同煎,可避免药液混浊及减少对咽喉和消化道的刺激。

另煎:也称另炖,即为保证贵重药中有效成分不被其他药物吸附,应当单独煎煮,其汁液兑入煎好的汤剂中服用。如人参、西洋参、鹿茸、羚羊角等。

烊化:将胶类药物加适量开水溶化后,冲入已煎好的药液或倒入药液中溶化服用的方法。烊化可使胶类药物不黏附于其他药物或药罐上,以免烧焦。如阿胶、饴糖等。

冲服:入水即溶化的固体药物及自然药汁,不必煎煮,用煎好的药汁冲服。如芒硝、竹沥、三七等。一些散剂、小丸、芳香或贵重药物,以研末冲服为宜。

煎汤代水:某些挥发性强、体积大、用量多的药物,如玉米须、金钱草等,可煎汤代水服用。

另外,机器煎药又称"中药代煎",是目前临床上较为常用的煎药方法。

第三节 外用中药护理

一、外用膏药用药护理

膏药敷贴是临床各科常用的外治法。外用膏药种类很多,大体分为硬膏和软膏两类。临床上根据不同病证选用不同的膏药。

(一)适应证

黑膏药多用于痈疡疖毒未溃时及瘰疬、乳核等;狗皮膏药或其他跌打损伤膏药多用于风湿及跌打损伤病证;白膏药多用于外科痈、疡、疖、肿脓已成未溃或已溃脓毒未尽者;红膏药多用于成脓尚未溃破者。

(二)护理方法

(1)贴膏药前,先清洁患部皮肤,剃去患部毛发。

(2)根据病灶的范围,选择大小合适的膏药,剪去膏药四角,并在边缘剪些小裂口。

(3)将膏药加热软化,贴敷患处。红膏药不能直接加热,可隔水加热。

(4)贴好膏药后,可用胶布固定。若在关节处,可用绷带固定。

(5)注意观察皮肤反应,若局部有明显的瘙痒,可取下膏药。若局部出现潮红、丘疹、水疱,为过敏反应,应立即取下膏药,改用油膏剂。

(6)膏药一般1日换1次,厚型膏药可3～5天换1次。

(7)取下膏药后,局部用松节油擦拭干净。

(三)注意事项

(1)根据病变部位选择大小合适的膏药,根据病证或医嘱选用不同功效的膏药。

(2)烘烤膏药以不烫手、不外溢为度。含有麝香、丁香等辛散药的膏药,不宜长时间烘烤,以免降低药效。

(3)贴膏药后,若出现皮肤瘙痒难忍,周围起疹或水疱,应揭下膏药暂停贴敷。

二、熏蒸疗法护理

熏蒸法是利用水煎中草药时,加热蒸发的蒸汽熏蒸患部或局部,达到疏经通络、燥湿散寒、活血止痛、消肿化瘀的功效。蒸法与洗法同时进行,称熏洗法。

(一)适应证与禁忌证

适应证:常用于风寒痹证、中风偏瘫、风寒感冒、跌仆损伤、痛风、痿证、妇科痛经或外阴瘙痒、各种皮肤病及水肿等。

禁忌证:孕妇、月经期妇女,严重出血、心脏病、高血压、结核病、心力衰竭、肾衰竭、动脉瘤、温热感觉障碍患者及病危者。

(二)护理方法

1. 物品准备　熏洗药物、治疗盘、容器(根据熏蒸部位不同选用盆、治疗碗、有孔座椅)、治疗巾,必要时备屏风或中草药熏蒸治疗机。

2. 患者准备　根据熏蒸部位选用合适体位。

3. 全身熏蒸法　在密闭小室内,将所用药物加热煮沸,蒸发气体,让患者裸露(只穿短裤)坐或卧于室中,治疗室的温度从 30～40 ℃ 逐渐增至 40～45 ℃,一般蒸 20～40 min。治疗后使患者安静休息,不要冲洗。

局部熏蒸法:将加热的药液倾入大小适中的容器内,药液占容器的 1/2～2/3。患者患部置于容器中,与药液保持一定距离。用布巾覆于患部。蒸后将患部浸泡于药液中泡洗,称熏洗法。

中药熏洗机熏蒸法:根据熏蒸部位,确定中药配方,经煎煮后倒入熏洗机中,待熏洗机排气后,充分暴露施术部位,进行熏洗。每日 1 次,7～10 天为 1 个疗程。病情较重者可酌情增加熏洗次数。

4. 观察　熏蒸过程中要密切观察患者反应,若患者感到不适,应立即停止熏蒸,协助患者卧床休息。

5. 收尾　操作完毕,协助患者穿衣,安置舒适体位。

(三)注意事项

(1)药汤温度要适宜,根据患者耐受程度调整温度,局部熏洗一般在 50～55 ℃,全身熏洗一般在 37～45 ℃。施行熏蒸疗法时应注意防止烫伤,各种用具易牢固稳妥,热源应当合理,药液不应直接接触皮肤。

(2)冬季熏洗应注意保暖,夏季要避风。

(3)熏洗药禁止内服。

(4)熏洗的器具要保持清洁,以防感染。

(5)如熏洗无效或者病情反而加重,应该停止使用,建议患者改用其他方法。

(6)出现皮疹、瘙痒等过敏症状时应立即停止使用,必要时可外涂抗过敏药膏,口服抗过敏药物;对于烫伤后皮肤局部出现水疱或溃烂患者,应避免抓挠,保护创面或涂烫伤软膏、万花油、红霉素软膏等。

三、中药保留灌肠技术

中药保留灌肠法是自肛门灌入中药药液,保留在直肠或结肠内,通过肠黏膜吸收,达到治疗目的的一种外治方法。

(一)适应证

多用于慢性结肠炎、慢性肾功能衰竭、慢性痢疾、慢性盆腔炎、腹部手术后、高热不退等。

（二）方法

（1）用物准备：治疗盘内备注洗器，药杯或量杯盛中药汤液，肛管，温开水 5～10 mL，弯盘，卫生纸，橡胶布和治疗巾，润滑油，止血钳，便盆，必要时备屏风。

（2）洗手，携用物至患者床旁，解释。

（3）嘱患者先排便。

（4）根据病情选择不同的卧位，垫小垫枕、橡胶单和治疗巾于臀下，使臀部抬高约 10 cm。

（5）戴手套，润滑肛管前段，排气后轻轻插入肛门 15～20 cm，缓慢注入药液，抬高臀部防止药液溢出。

（6）药液注入完毕，再注入温开水 5～10 mL，抬高肛管尾端，使管内溶液全部注完，拔出肛管，擦净肛门，取下手套，嘱患者尽量忍耐，保留药液在 1 h 以上。使药液充分被吸收，达到治疗目的。

（7）整理床单位，清理用物，观察患者反应，并做好记录。

（三）注意事项

（1）保留灌肠以晚上睡眠前灌肠为宜，药液易于保留吸收。

（2）灌肠前了解病变部位，以便选择适当的卧位和插入肛管的深度。

（3）为提高疗效，灌肠前嘱患者先排便，掌握"细、深、少、慢、温、静"的操作原则，即肛管细，插入深，液量少，流速慢，温度适宜，灌肠后静卧。

（4）肛门、直肠、结肠等手术后患者，排便失禁者均不宜做保留灌肠。

四、中药超声雾化吸入

中药超声雾化吸入是应用超声波声能，将药液变成细微的气雾，经由呼吸道吸入，达到治疗目的的治疗方法，其特点是雾量大小可以调节，雾滴小而均匀，药液随着深而慢的吸气被吸入终末支气管及肺泡。雾化器电子部分能产热，对雾化液有加温作用，可使患者吸入气雾时有温暖、舒适感。

（一）适应证与禁忌证

适应证：呼吸道炎症、支气管炎、鼻窦炎、呼吸道分泌物黏稠、胸部手术前后预防呼吸道感染。也可配合人工呼吸机做呼吸道湿化或间歇雾化吸入药物。

禁忌证：严重缺氧、呼吸衰竭患者。

（二）准备用物

治疗车上置超声波雾化器 1 套，中药汤液、水温计、治疗巾等。

（三）方法

（1）检查并关闭超声波雾化器开关，检查超声波性能及各部件的完整性，并将各部件按顺序连接，关闭雾化器所有开关。

（2）水槽中加入冷蒸馏水，要求水位能完全浸没雾化罐底部的透声膜，水量根据使用的超声波雾化器的型号而定。

（3）雾化罐中加入根据医嘱准备的药液并稀释至 30～50 mL，旋紧盖，然后将雾化罐放入水槽内。

（4）携用物至床旁，核对，向患者解释。

（5）协助患者取坐位、半坐位或侧卧位，颌下铺治疗巾。

（6）接通电源，先打开电源开关（根据型号决定是否需要预热，如需要预热，时间一般为 3～5 min），调整定时开关至所需时间，再打开雾化器开关，调节雾量。

（7）根据需要调节雾量，将口含管放入患者口中或戴上面罩。指导患者用嘴吸气，用鼻呼气。治疗时间为 20～30 min。

（8）治疗完毕后，先关雾化开关，再关电源开关。

（9）擦干患者面部，协助患者取舒适卧位。

（10）倒掉水槽内的水并擦干；口含管或面罩放入消毒液中浸泡消毒，消毒后取出冲净、晾干备用。

（四）注意事项

（1）严格执行查对制度，遵守消毒隔离原则。

（2）使用前检查雾化器各部件是否完好，有无松动、脱落等异常情况。

（3）水槽和雾化罐内切忌加温水或热水，水槽内无水时，不可开机，以免损坏机器。水槽内须保持有足够的冷蒸馏水，如发现水温超过 50 ℃ 或水量不足，应关机，更换或加入冷蒸馏水。

（4）水槽底部的晶体换能器和雾化罐底部的透声膜薄而质脆，易破坏，操作中注意不要损坏。

（黄　霞）

自测题

一、单项选择题

1.一些有芳香气味、含挥发油的药物,煎煮时应（　　）。

A.先煎　　　　　　　　B.另煎　　　　　　　　C.后下

D.与他药同煎　　　　　E.包煎

2.中药汤剂的质量与选用的煎药器有密切的关系,最好选用（　　）。

A.铁锅　　　B.瓷罐　　　C.铝锅　　　D.搪瓷锅　　　E.不锈钢锅

3.煎中药时,一般第一煎加水量应淹没药面（　　）。

A.3～4 cm　　B.4～5 cm　　C.5～6 cm　　D.6～7 cm　　E.8～10 cm

4.煎中药前需将中药用凉水浸泡,一般根茎、种子、果实宜浸泡（　　）。

A.20 min　　B.30 min　　C.40 min　　D.50 min　　E.60 min

5.煎药的火候应（　　）。

A.先文后武　　　　　　　B.先武后文　　　　　　　C.直接用武火煮沸

D.直接用文火煮沸　　　　E.文武交替使用

6.下列哪味中药需先煎？（　　）

NOTE

A. 茯苓 B. 白术 C. 石膏 D. 甘草 E. 大黄

7. 下列哪味中药需包煎?( )

A. 旋覆花 B. 陈皮 C. 连翘 D. 甘草 E. 黄芪

8. 煎煮需烊化的中药是( )。

A. 麻黄 B. 大黄 C. 人参 D. 阿胶 E. 红花

9. 凡消导类药物,服用时最好选在( )。

A. 饭后 B. 饭前 C. 睡前

D. 清晨上午 E. 空腹

10. 服截疟药应在疟疾发作前( )。

A. 1~2 h B. 2~4 h C. 3~4 h D. 3~5 h E. 4~6 h

11. 有效清除经口摄入中毒物质,避免毒物吸收最有效的方法是( )。

A. 清洗 B. 洗胃 C. 催吐 D. 导泻 E. 灌肠

12. 有毒中草药料腐蚀肠黏膜时,不能让患者服下的保护剂是( )。

A. 果胶 B. 植物油 C. 牛奶 D. 蛋清 E. 浓茶

二、问答题

1. 熏蒸疗法的适应证与禁忌证有哪些?

2. 中药保留灌肠及超声雾化技术应该注意哪些事项?

第十四章　基本针灸技术

学习目标

> **知识目标**：掌握毫针刺法的概念、适应证、禁忌证、常用进针法、行针手法及注意事项；掌握艾灸的概念、适应证、禁忌证、艾灸分类及注意事项。
> **能力目标**：掌握毫针刺法和艾灸的操作步骤及护理程序。

案例导学

张某，女，55 岁，企业退休职工。素体偏胖，嗜食肥甘，既往有高血压病史一年。主诉：现言语欠清晰，右侧肢体活动无力，右上肢不能活动，右下肢可抬离床面，无饮水呛咳，无吞咽困难，无头痛、头晕，无心慌、胸闷，无视物旋转，饮食及睡眠可，大小便正常。诊见：舌淡红，苔黄腻，脉弦滑。请思考：

试给出本病的针灸处方并简述方义。

第一节　针　刺　法

针刺法，又名针法、刺法，是在中医经络学说理论指导下，利用毫针等针具，运用一定的手法，刺激人体腧穴的一种治疗方法。此法可通过刺激腧穴，激发经络之气，调整脏腑功能，以调和阴阳，疏通经络，行气活血，扶正祛邪，而达到防病治病的目的。临床上常用于止痛、镇静、降低高热、调理脾胃等。

一、毫针刺法概述

毫针为针灸临床使用最多的一种针具。毫针刺法指毫针的持针、进针、行针、补泻、留针及出针等针刺方法的总称。

（一）毫针的规格

1. 毫针的长短　毫针的长短原来以"寸"计算，现在按法定单位毫米（mm）表示，临床上以 25～75 mm 的毫针较为常用（表 14-1）。

表 14-1 毫针的长短规格

规格/寸	0.5	1.0	1.5	2.0	2.5	3.0	3.5	4.0	4.5	5
长度/mm	15	25	40	50	65	75	90	100	115	125

2.毫针的粗细 毫针的粗细,原来用"号数"表示,现在用法定单位毫米(mm)表示,临床上以 0.32～0.38 mm 的毫针最为常用(表 14-2)。

表 14-2 毫针的粗细规格

规格/号数	26	27	28	29	30	31	32
直径/mm	0.45	0.42	0.38	0.34	0.32	0.30	0.28

(二)毫针刺法的常用进针法

1.指切进针法 又称爪切进针法,以押手拇指或食指的指甲掐切腧穴皮肤,刺手持针,针尖紧靠押手指甲缘迅速刺入(图 14-1)。此法适宜于短针进针。

2.夹持进针法 夹持进针法又称骈指进针法,用押手拇、食二指捏消毒干棉球夹住针身下端,露出针尖 1～2 mm,将针尖固定于针刺穴位的皮肤表面,刺手持针柄,使针身垂直,在刺手指力下压时,押手拇、食指同时用力,两手协同将针刺入皮肤(图 14-2)。此法适用于肌肉丰满部位及长针的进针。

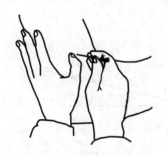

图 14-1 指切进针法

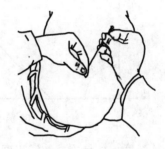

图 14-2 夹持进针法

3.提捏进针法 以押手拇、食二指将针刺部位的皮肤捏起,刺手持针,从捏起的上端刺入(图 14-3)。此法适宜于皮肉浅薄部位的腧穴进针。

4.舒张进针法 用押手拇、食二指将所刺腧穴部位的皮肤向两侧撑开绷紧,刺手持针,使针从押手拇、食二指的中间刺入(图 14-4)。此法适宜于皮肤松软或有皱

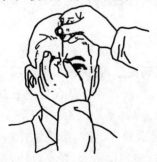

图 14-3 提捏进针法

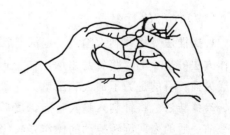

图 14-4 舒张进针法

折部位腧穴的进针。

(三)进针的角度、深度

针刺的角度、深度是毫针刺入皮下后的具体操作要求。在针刺操作过程中,掌握正确的角度、深度是获得针感,实行补泻,发挥针刺效应,提高治疗效果,防止针刺意外发生的重要环节。

1.进针角度 进针时针体与皮肤表面形成的夹角。一般分直刺、斜刺和平刺三种(图 14-5)。

(1)直刺法 将针身与皮肤成 90°左右,垂直刺入皮肤。适用于人体大部分腧穴,尤其是肌肉丰厚部位的腧穴,如四肢、腹部、腰部腧穴。

(2)斜刺法 针身与皮肤表面成 45°左右倾斜刺入。适用于肌肉较浅薄处或内有重要脏器或不宜于直刺、深刺的腧穴,如胸背部、关节部腧穴。

(3)平刺法 又称沿皮刺、横刺。针身与皮肤表面成 15°左右沿皮刺入。适用于头面部、胸背及肌肉浅薄处腧穴。

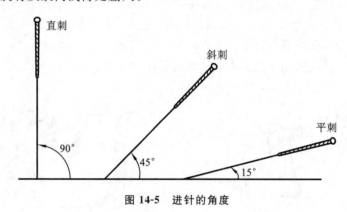

图 14-5 进针的角度

2.进针深度 针身刺入腧穴皮肉的深度。一般根据患者的体质、年龄、病情及针刺部位而定。

(1)体质 体弱形瘦者宜浅刺;体壮肥胖者宜深刺。

(2)年龄 小儿及年老体弱者宜浅刺;中青年身强体壮者宜深刺。

(3)病情 阳证、表证、虚证、新病宜浅刺;阴证、里证、实证、久病宜深刺。

(4)部位 头面和胸背及皮薄肉少处的腧穴宜浅刺;四肢、臀、腹及肌肉丰满处的腧穴宜深刺。

(四)常用的行针手法

1.提插法 将针刺入腧穴一定深度后,将针身提到浅层,再由浅层插到深层的操作方法(图 14-6)。将针身由深层向上退到浅层为提,反之使针从浅层向下刺入深层为插。目的是为了加大刺激量。

2.捻转法 将针刺入腧穴一定深度后,以右手拇指和中、食二指持住针柄,进行一前一后的来回旋转捻动的操作方法(图 14-7)。捻转幅度愈大,频率愈快,刺激量也就愈大,反之刺激量就小,因此,捻转的角度、频率及操作时间,应根据患者的

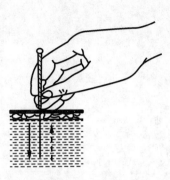

图 14-6 提插法

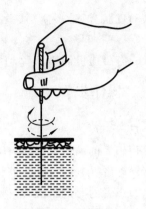

图 14-7 捻转法

体质、病情和腧穴的特征而定。

（五）针刺得气

得气又称针感，是指毫针刺入腧穴一定深度后，施以提插或捻转等行针手法，使针刺部位获得"经气"感应。针下是否得气，可以从两个方面分析判断。一是患者有胀、麻、重等感觉，这种感觉有时沿着一定的方向和部位传导和扩散。少数患者还会出现循经性瞤动、震颤等反应，有的还可见到腧穴部位的循经性皮疹带或红、白线状现象。二是在患者有感觉时，医者的刺手亦能体会到针下沉紧、涩滞或针体颤动等反应。得气是产生针刺治疗作用的关键。

（六）针刺补泻

1. 补法　进针慢而浅，提插轻，捻转幅度小，留针后不捻转，出针后多揉按针孔，多用于虚证。

2. 泻法　进针快而深，提插重，捻转幅度大，留针时间长并反复捻转，出针时不按针孔，多用于实证。

3. 平补平泻　进针深浅适中，刺激强度适宜，提插和捻转的幅度中等，进针和出针用力均匀，适用于一般患者。

（七）适应证及禁忌证

1. 适应证　适用于内、外、妇、儿、五官以及麻醉等各科病证，尤其是各种痛证，如头痛、胁痛、胃脘痛、腹痛、腰痛、痛经、牙痛、咽喉肿痛等。

2. 禁忌证

（1）饥饿、饱食、醉酒、大怒、大惊、过度疲劳、精神紧张者，不宜针刺。体虚者针感不宜过重。

（2）针刺时应避开大血管，并掌握针刺深度，以免损伤深部脏器。

（3）小儿囟门未闭时，囟门附近腧穴不宜针刺。

（4）孕妇下腹部、腰骶部以及三阴交、合谷、至阴等对孕胎反应敏感的腧穴不宜针刺。

重点：禁忌证

(5)皮肤有感染、溃疡、瘢痕,或肿瘤部位,除必要的特殊治疗外,不宜在患处针刺。

(6)有凝血机制障碍者,不宜针刺。

二、操作步骤

(一)评估

(1)患者的病情,根据具体情况选择合适的针刺法。

(2)患者针刺部位的皮肤情况。

(3)患者的心理状况,对操作的认识度。

(4)病室环境。

(二)用物准备

1.毫针的选择　根据受术者的年龄、体质、体形、病情、腧穴部位,选择长短、粗细适宜的针具。如年轻、体壮、肥胖、实证、皮厚肉多的腧穴选粗针、长针;而老幼、体弱、瘦小、虚证、皮薄肉少的穴位选细针、短针。

2.用物准备　治疗盘,0.5%碘伏棉签,无菌干棉球,一次性毫针,棉签,弯盘,必要时备毛毯、屏风等。

(三)操作过程

(1)核对医嘱,备齐用物,携至床旁,做好核对解释,取得合作。

(2)协助患者取合适体位,暴露针刺部位,注意保暖,必要时使用屏风或隔帘。

(3)选好腧穴后,先用拇指按压腧穴,询问患者有无酸麻重胀感觉,以核对腧穴。

(4)术者消毒手指后对患者进针部位消毒,并选取合适的毫针,检查针柄是否松动、针尖是否有钩等。

(5)进针前再次核对患者信息。

(6)根据针刺部位,选择相应的进针方法,正确进针。

(7)得气后调节针感,一般留针 10～20 min,查点针数。

(8)在针刺及留针过程中,密切观察患者有无晕针、滞针等异常情况,如出现意外,应紧急处理。

(9)右手持针柄,根据针刺补泻手法需要捻转提针至皮下并拔针,随即用干棉签轻按针孔片刻以防止出血,最后核查针数,防止遗漏。

(10)操作结束,协助患者穿好衣裤,安置舒适卧位,整理床铺,给予健康教育,清理用物,归还原处,洗手,记录并签名。

(四)评价

(1)取穴的准确度及得气与否。

(2)是否达到预期的效果。

(3)有无针刺意外情况发生。

(4)患者对本操作的认知及耐受程度如何,对操作是否满意。

三、注意事项

（1）治疗室内要经常保持清洁、安静，空气流通，温度适宜，定期进行空气消毒或通风换气。

（2）针刺前做好患者的思想工作，以解除其顾虑。为患者安排舒适的体位，以利于治疗。

（3）患者在饥饿、疲劳、精神高度紧张时，不宜针刺；体质虚弱者不宜针刺过强。

（4）选择恰当针具。

（5）采用正确的进针方法，并注意进针角度和深度。在行针、留针期间，不宜将针身全部刺入皮内。进针、行针的手法不宜过猛过速，以免弯针、断针。

（6）针刺过程中应密切观察患者的反应，如有针刺意外情况发生，应正确、及时处理。

（7）留针时应记录针数，出针时再进行核对，以防将针遗留在患者身上。

（8）使用过的针具，集中放入锐器盒，统一销毁处理。

（9）嘱患者针刺后勿马上洗澡，以防感染。

> 重点：注意事项

第二节 灸 法

一、概述

艾灸法是将艾绒或以艾绒为主要成分制成的艾条或艾炷，点燃后悬置或放置在腧穴或体表部位，进行烧灼、温熨，借灸火的热力以及药物的作用，达到治病、防病和保健目的的一种外治方法。

（一）艾灸法的主治作用和适应证

（1）温经散寒，适用于风寒湿痹和寒邪所致胃脘痛、腹痛、泄泻、痢疾等病证。

（2）消瘀散结，适用于气血凝滞所致的乳痈初起、瘰疬、瘿瘤等病证。

（3）扶阳固脱，适用于虚寒证、寒厥证、虚脱证，以及中气不足、阳气下陷引起的遗尿、脱肛、阴挺、崩漏、带下等病证。

（4）引热外行，适用于某些热性病，如疖肿、带状疱疹、丹毒、甲沟炎等。

（5）防病保健，无病时施灸可防病保健。

（二）禁忌证

（1）实热证、阴虚发热、邪热内炽者禁灸或慎用。

（2）颜面部、心前区、五官、大血管部、关节和肌腱处不可用瘢痕灸；乳头、外生殖器官不宜直接灸，以免烫伤形成瘢痕。

（3）关节活动部位不宜用瘢痕灸。

（4）孕妇的小腹部、腰骶部不宜用瘢痕灸。

（5）一般空腹、过饱、过饥、醉酒、大渴、大惊、大恐、大怒、极度疲劳、对艾灸法恐

> 重点：禁忌证

惧者,应慎灸。

(6)中暑、高血压危象、肺结核晚期大量咯血等不宜使用艾条灸法。

（三）灸法的分类及其运用

根据施灸的用物不同,临床上分为艾炷灸、艾条灸、温针灸、温灸器灸和其他灸法(图 14-8)。

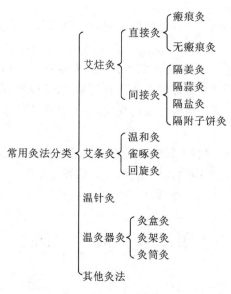

图 14-8　灸法的种类

1. 艾炷灸　用手工或器具将艾绒制作成小圆锥形,称作艾炷(图 14-9)。每燃 1 个艾炷称为 1 壮。将艾炷放在腧穴上施灸称艾炷灸。艾炷灸可分为直接灸和间接灸两类。

1)直接灸　将艾炷直接放在皮肤上施灸的一种方法(图 14-10)。根据对皮肤刺激程度不同,分为无瘢痕灸(非化脓灸)和瘢痕灸(化脓灸)两种。

(1)无瘢痕灸　施灸前先在施术部位涂以少量的凡士林或大蒜汁,然后将艾炷放置其上,从上端点燃,当燃剩 1/2～2/5,患者感到烫时,用镊子将艾炷夹去,换炷再灸。一般灸 3～7 壮,以局部皮肤充血、红晕为度。此法适用于慢性虚寒性疾病,如哮喘、慢性腹泻、风寒湿痹和皮肤疣等。

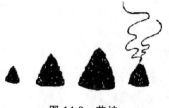

图 14-9　艾炷

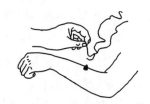

图 14-10　直接灸

(2)瘢痕灸　施灸前先在施术部位涂以少量大蒜汁,然后放置艾炷,从上端点燃,待艾炷燃尽后,除去灰烬,方可换炷,按前法再灸。可灸 7～9 壮。灸毕,在施灸腧穴上贴敷消炎药膏,大约 1 周可化脓,脓液色白清稀,形成灸疮。灸疮 5～6 周愈合,留有瘢痕,故称瘢痕灸。临床上常用于治疗哮喘、慢性胃肠病、瘰疬等。由于这种方法灸后遗有瘢痕,故灸前必须征求患者的同意及合作。

2)间接灸 在艾炷与皮肤之间隔垫某种物品而施灸的一种方法(图 14-11)。将选备好的间隔物置灸处,再把艾炷放在间隔物上,自艾炷尖端点燃。

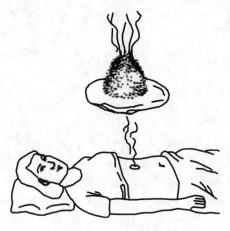

图 14-11 间接灸

(1)隔姜灸 将鲜生姜切成直径 2～3 cm、厚 0.2～0.3 cm 的薄片,中间以针穿刺数孔,上置艾炷,放在应灸的部位,然后点燃施灸,当艾炷燃尽后,可易炷再灸。一般灸 5～10 壮,以皮肤红晕而不起疱为度。此法多用于因寒而致的呕吐、腹痛、泄泻、风寒湿痹和外感表证等。

(2)隔蒜灸 用鲜大蒜头切成 0.3～0.5 cm 的薄片,中间以针穿刺数孔,上置艾炷,放在应灸的腧穴或部位,然后点燃施灸,待艾炷燃尽,易炷再灸。一般灸5～7壮。此法多用于治疗瘰疬、肺结核、腹中积块及未溃疮疡等,有消肿、止痛、拔毒、散结等功效。

(3)隔盐灸 因本法只用于脐部,故又称神阙灸。用纯净干燥的精制食盐填敷于脐部,使其与脐平,上置艾炷施灸,如患者稍感灼痛,即更换艾炷。一般灸 5～9 壮。临床上常用于治疗急性寒性腹痛、吐泻、痢疾、小便不利、中风脱证等。

(4)隔附子饼灸 将附子研成细末,以黄酒调和,制成直径约 3 cm、厚约 0.8 cm 的附子饼,中间以针穿刺数孔,上置艾炷,放在应灸腧穴或部位,点燃施灸。多用于治疗命门火衰而致的阳痿、早泄、遗精、宫寒不孕和疮疡久溃不敛的病证。

2.艾条灸 艾条即用艾绒卷成的圆柱形长条。根据内含药物的有无,分为药艾条和清艾条。施灸时术者手持艾条,将艾条一端点燃,直接悬于施灸部位之上,与之保持一定距离,使热力较温和地作用于施灸部位。施灸的方法分为温和灸、雀啄灸、回旋灸。

(1)温和灸 将艾条的一端点燃,对准应灸部位,距离皮肤 2～3 cm 处进行熏烤(图 14-12),使患者局部有温热感而无灼痛为宜。一般每穴灸 10～15 min,以皮肤红晕为度。

(2)雀啄灸　施灸时,艾条点燃的一端与施灸部位的皮肤并不固定在一定的距离,而是像鸟雀啄食一样,一上一下施灸,以给施灸局部一个变量的刺激(图14-13)。

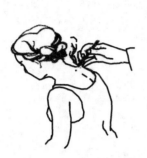

图 14-12　温和灸

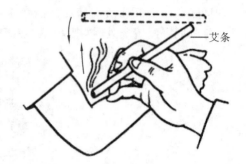

图 14-13　雀啄灸

(3)回旋灸　施灸时,艾条点燃的一端与施灸部位的皮肤虽保持一定的距离,但不固定,而是向左右方向移动或反复旋转地施灸(图14-14)。

3.温针灸　针刺得气后,将针留在适当的深度,在针柄上穿置一段长 1～3 cm 的艾条施灸,或在针尾上搓捏少许艾绒点燃施灸(图14-15),直待燃尽,除去灰烬。每穴每次可施灸 3～5 壮,施灸完毕再将针取出。此法可使艾绒燃烧的热力通过针身传入体内,使其发挥针和灸的作用,多用于痹证、痿证。

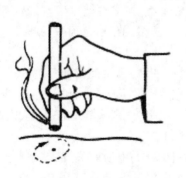

图 14-14　回旋灸

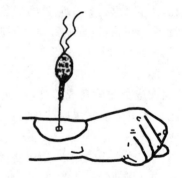

图 14-15　温针灸

4.温灸器灸　温灸器是一种专门用于施灸的器具,用温灸器施灸的方法称温灸器灸。临床上常用的温灸器灸有以下几种。

(1)灸盒灸　将灸盒安放于施灸部位的中央,点燃艾条段或艾绒后,置于灸盒内中下部的铁纱网上,盖上盒盖。灸至患者有温热舒适无灼痛的感觉,皮肤稍有红晕为度。

(2)灸架灸　将艾条点燃后插入灸架顶孔,对准腧穴固定好灸架进行艾灸。

(3)灸筒灸　首先取出灸筒的内筒,装入艾绒后安上外筒,点燃内筒中央部的艾绒,待灸筒外面热烫而艾烟较少时,盖上顶盖。术者在施灸部位垫隔 8～10 层棉布或纱布,将灸筒放置其上,以患者感到舒适、热力足而不烫伤皮肤为宜。

二、操作步骤

(一)评估

(1)患者的病情,根据具体情况选择合适的艾灸法。

(2)患者对操作的认识,心理状态。

(3)患者的局部皮肤情况,选择合适的施灸部位。

(4)环境、温度适宜,保护隐私。

(二)用物准备

治疗盘,治疗卡,艾炷或艾条,火柴或打火机,小口瓶,凡士林,镊子,纱布,弯盘,酌情备浴巾、屏风等。间接灸按需要备姜片、蒜片或细生盐等。

(三)操作过程

(1)核对医嘱,备齐用物,携至床旁,做好核对、解释,取得合作。

(2)协助患者取合理舒适体位,暴露施灸部位,注意遮挡和保暖。

(3)根据病情,确定相应的施灸部位或腧穴。

(4)根据病情,选择合适的灸法,以患者感到温热、局部皮肤稍起红晕为度。

(5)施灸的过程中,随时询问患者有无灼痛感,及时调整距离,防止烧伤。

(6)施灸过程中应及时将艾灰弹入弯盘中,防止灼伤皮肤或烧坏衣物。

(7)施灸完毕,立即熄灭艾火,将艾条插入小口瓶中。用纱布清洁局部皮肤,协助患者着衣,整理床单位,安置舒适体位,酌情通风,进行健康教育。

(8)清理用物,归还原处。洗手,记录并签名。

(四)评价

(1)患者能否理解灸法的目的并主动配合。

(2)施灸部位是否准确,操作是否熟练,体位安排是否合理舒适。

(3)施灸后局部皮肤是否潮红;患者是否觉得温热、舒适,症状是否缓解。

(4)患者是否安全,有无皮肤灼伤、烧伤。

三、注意事项

(1)施灸的顺序一般是先上后下,先阳后阴,壮数先少后多,艾炷先小后大。凡体质强壮者,肌肉丰满处,灸量可大;久病、体弱、年老和小儿患者,皮薄或多筋骨处,灸量宜小。

重点:注意事项

(2)施灸时,患者的体位必须平正、舒适,不能摆动,防止燃烧的艾炷或燃尽的热灰滚落燃损皮肤和衣物。施灸过程中要密切观察患者的病情及对施灸的反应。

(3)施灸时取穴要准,灸穴不宜过多,火力要均匀。

(4)间接灸时,由于姜或蒜对皮肤的刺激容易起疱,须加以注意,可在患者有灼热感时用镊子将姜片或蒜片提起,稍停片刻再放下施灸。

(5)对于小儿和皮肤感觉迟钝的患者,操作时可用手指轻触施灸部皮肤,以测知局部受热程度,防止局部烫伤。

(6)施灸后,局部皮肤出现灼热微红,属正常现象。如果灸后局部起小疱(瘢痕灸除外),注意勿擦破,可自行吸收。大者可按烫伤处理,即局部消毒后,用灭菌针头刺破水疱下缘,将其液体挤干,外涂烫伤膏,并盖上消毒纱布。

(7)瘢痕灸者,在灸疮化脓期间,应避免重体力劳动,戒食辛辣食物,疮面局部勿用手搔抓,以保护痂皮,注意保持局部清洁,防止感染。

(8)及时熄灭艾火,以防复燃,注意安全。

(9)若发生晕灸后应立即停止艾灸,使患者取头低位平卧,注意保暖,轻者一般休息片刻,或饮温开水后即可恢复;重者可掐按人中、内关、足三里即可恢复;严重时按晕厥处理。

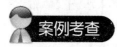

金某,男,14岁,学生。

患者于1日前因饮食不洁而致腹泻,每日7~8次,泻下脓血便,里急后重,肛门灼热,舌红苔黄,脉滑数。给予艾条用固定式熏灸器灸关元。熏灸至 60 min 时,患者感心慌、头晕、恶心呕吐、面色苍白、大汗出、脉细数。当即停灸,针刺双内关穴,留针 20 min 后,心悸减轻,症状消失。请思考:

试用针灸法结合本病的治疗过程进行治则分析。

(李春梅)

自测题

一、单项选择题

1.按照今时骨度分寸规定,肘、腕横纹之间的距离为(   )。

A.9寸   B.10寸   C.11寸   D.12寸   E.12寸5分

2.进针角度类型不包括(   )。

A.直刺   B.斜刺   C.挑刺   D.平刺   E.以上都是

3.根据骨度分寸法,印堂穴至百会穴为(   )。

A.18寸   B.15寸   C.8寸   D.12寸   E.10寸

4.1.5寸毫针针身的长度是(   )。

A.25 mm   B.30 mm   C.35 mm   D.40 mm   E.45 mm

5.艾炷灸中,"壮"是指(   )。

A.施灸时间长短   B.施灸艾炷大小   C.施灸艾炷数目

D.施灸先后顺序   E.施灸选穴数目

6.隔姜灸可用于治疗(   )。

A.寒性呕吐、腹痛   B.哮喘   C.疮疡

D.小儿脐风   E.神经性头痛

7.施灸的正确顺序为(   )。

A.先上后下,先阳后阴   B.先上后下,先阴后阳

C. 先下后上,先阳后阴 　　　　　D. 先下后上,先阴后阳

E. 以上都不是

8. 平补平泻是(　　)。

A. 既有补的成分,又有泻的成分　　B. 以泻为主,兼有补法

C. 以补为主,兼有泻法　　　　　　D. 针刺得气后,均匀地提插捻转

E. 以上都不是

二、问答题

1. 简述针刺的注意事项。

2. 简述合谷、曲池、肩髃的定位、主治和针刺操作。

第十五章 基本推拿技术

 学习目标

知识目标：掌握推拿的基本要求，熟悉推拿的适应证和禁忌证，理解推拿的定义、分类、注意事项。

能力目标：学会推拿基本手法的操作。

案例导学

孙某，男，43岁，公务员。1个月来无明显原因出现腰部酸痛，伴左下肢不适，时轻时重，反复发作，怕冷，背部恶寒。经多方治疗，疗效不显。故来我院求诊。诊见：腰膝酸软无力，背部恶寒，饮食尚可，睡眠不佳，二便正常。舌淡苔薄白，脉沉迟。查体：脊柱外观正常，仰俯活动不受限，腰部无明显压痛、叩击痛，直腿抬高试验（一）。请思考：

1. 本病的中医诊断是什么？
2. 可选用哪些部位进行推拿治疗？

第一节 推拿基本知识

推拿又称按摩，是操作者运用各种手法作用于人体经络、腧穴或特定部位，以防病治病的一种外治方法，是"以人疗人"的方法，属于自然疗法的一种。推拿疗法在我国历史悠久，早在先秦时期，按摩就是主要的治疗和养生保健手段，历代医书上都有关于推拿防治疾病较完整的记载。推拿具有简便、舒适、有效、安全的特性，在治疗、保健方面，尤其对运动系统、神经系统、消化系统为主的疾病有独特的优势。

推拿手法是指以手或肢体其他部位按照特定动作技巧和规范化动作在受治者体表进行各种操作，以达到治疗疾病和保健强身目的的一种临床技能。推拿按摩经济简便，因为它不需要特殊医疗设备，也不受时间、地点、气候条件的限制，随时随地都可实行，且平稳可靠，易学易用。因为这些优点，按摩成为深受广大群众喜爱的养生健身措施。

一、推拿的分类

(一)根据应用目的分类

根据应用目的不同,推拿可分为医疗推拿、保健推拿、康复推拿、运动推拿。

1.医疗推拿 由医生根据患者的病情,在辨证论治原则指导下择用合适的推拿方法治疗各种疾病的方法。

2.保健推拿 通过推拿,或配合以某些肢体活动,达到强身、保健和防治疾病为目的的疗法。

3.康复按摩 以医学康复为目的推拿,运用推拿促进疾病康复的方法。推拿是康复医学中的传统康复手段之一,方便实用,效果较好。

4.运动推拿 运用推拿帮助运动员克服情绪紧张、消除疲劳、调整竞技状态的方法。

(二)根据应用对象分类

根据治疗对象不同,推拿可分为成人推拿、小儿推拿。

1.成人推拿 以成年人为对象的按摩,除小儿推拿以外的各种推拿。

2.小儿推拿 习惯称小儿按摩,适用于 6 岁以下的小儿,有其特定手法和特定腧穴,自成体系。

(三)根据推拿手法特点分类

根据推拿手法特点不同,推拿可分为一指禅法、正骨法、点穴法、气功法、捏筋拍打法等。

1.一指禅法 以一指禅推法为主要手法防治疾病的一种按摩疗法。操作时强调以柔和为贵。动作细腻,劲力含而不露,有绵中裹铁的特点,主要用于治疗内科杂病以及关节疼痛。

2.正骨法 以矫正骨错筋歪等一类骨伤疾病为诊治范围的一种按摩疗法。手法因治疗骨折、脱位和软组织损伤而分为正骨手法和按摩手法,多以摸、接、端、提、按、摩、推、拿八法操作为主。

3.点穴法 又称指针疗法、指压按摩。其手法以手指按、压、点、叩、掐经络腧穴为特点,基本手法为按法,也有爪掐、肘压、叩点等法。点穴按摩感应强、作用快、操作简单,具有较好的止痛作用。适用于各种急慢性疼痛及软组织损伤的治疗。

4.气功法 指医者在按摩手法操作时运用体内之气,通过指掌的"发放"以作用于经络腧穴而防治疾病的按摩疗法。其手法有点、按、揉、震颤等。医者运气至臂,待臂有潮热感时以指掌抵住患者有关经穴不放,以"内动外不动"的方式,布气给患者。或循经布气,或点穴布气,根据病情而定。用于多种疾病的治疗。

5.捏筋拍打法 根据我国古代武术家练功习武过程中常用的点穴和古代导引按摩之术相结合而发展起来的一种按摩疗法,其主要治疗手法是手指捏、抠、拿和拍打,刺激部位多属经脉筋腱,不同于一般的十四经穴,多用于慢性疾病的治疗。

二、推拿适应证和禁忌证

推拿疗法具有非常广泛的适应证,内、外、妇、儿科都能适用,尤其老年病、骨伤科疾病更多应用。在应用推拿疗法之前应首先诊断清楚病情,严格掌握推拿的适应证和禁忌证。

(一)推拿适应证

扭伤、关节脱位、腰肌劳损、肌肉萎缩;偏头痛、三叉神经痛、肋间神经痛、股神经痛、坐骨神经痛、腰背神经痛、四肢关节痛(包括肩、肘、腕、膝、踝、指(趾)关节疼痛);急性或慢性风湿性关节炎、关节滑囊肿痛和关节强直;颜面神经麻痹、颜面肌肉痉挛、腓肠肌痉挛;因风湿而引起的肌肉疼痛;神经性呕吐、消化不良症、习惯性便秘、胃下垂、慢性胃炎;失眠;遗精;妇女痛经;神经官能症;等等。

(二)推拿禁忌证

推拿疗法临床适用范围极广,但也有明确的禁忌证。

(1)诊断不明的急性脊髓损伤或伴有脊髓症状的患者,在未排除脊椎骨折时切忌推拿。出现脑脊髓症状时须排除蛛网膜下腔出血,这也是推拿禁忌证。

(2)各种骨折、骨与关节结核、骨髓炎及化脓性关节疾病、骨肿瘤、严重的老年性骨质疏松症患者,推拿可能引起病理性骨折,肿瘤扩散转移或炎症发展扩散,因此也属于推拿禁忌证。

(3)严重的心、肺、肝、肾功能衰竭的患者或身体过于虚弱者,由于不承受强刺激,因此一般不宜接受推拿治疗。应该采取措施,及时抢救。

(4)各种急性传染病、急性腹膜炎,包括胃及十二指肠溃疡穿孔者禁忌推拿治疗。应考虑手术剖腹探查。急慢性传染病患者,如肝炎、肺结核等。

(5)严重皮肤病患者,水火烫伤患者。避免在有皮肤损伤的部位施手法,但在有压疮的周围施轻手法改善局部血液循环,可使缺血性坏死的创面逐渐愈合。

(6)出血性疾病患者及有出血倾向或有血液病的患者,推拿可能引起局部皮下出血,故不宜推拿治疗。

(7)妇女经期、怀孕期间不宜推拿。妊娠3个月以上的妇女的腹部、臀部、腰骶部,为了防止流产,不宜在这些部位施手法。

(8)恶性肿瘤的患者。

(9)精神病患者不宜推拿治疗。

(10)精神过度紧张者,久病极度虚弱者,极度饥饿、暴饮暴食、剧烈运动之后,均不宜推拿。

三、推拿手法基本要求

"持久"是指手法能够持续运用一定时间,保持动作和力量的连贯性且保持手法的动作结构不变。"有力"是指手法必须具备一定的力量,并根据治疗对象、体质、病证虚实、施治部位和手法性质而变化。"均匀"是指手法动作的节奏、频率、压

重点:推拿禁忌证

重点:推拿手法基本要求

力要产生均匀感,即手法动作要有节律性,用力均匀,操作频率不要时快时慢,用力不能忽轻忽重。"柔和"是指手法动作轻柔灵活及力量缓和,不能用滞劲蛮力或突发暴力,要"轻而不浮,重而不滞"。手法动作变换要自然流畅,不得跳动、碾压、损皮。《医宗金鉴·正骨心法要旨》说:"使患者不知其苦,方称为手法也。""深透"是指手法要掌握作用力的方向,使其直达病所,达到提高临床疗效的目的。

以上要求是密切相关、相辅相成的。持久能使手法逐渐深透有力,均匀协调的动作可使手法更趋柔和,而力量与技巧相结合则使手法既有力又柔和,即所谓"刚柔相兼"。在手法的掌握中,力量是基础,手法技巧是关键,两者必须兼有。

四、推拿介质

推拿时,为了减少对皮肤的摩擦损害,或者为了借助某些药物的辅助作用,可在推拿部位的皮肤上涂些液体、膏剂,或洒些粉末,这种液体、膏剂或粉末通称为推拿介质,也称推拿递质。介质可以是仅仅作为润滑作用的添加剂,也可以兼有药物作用。推拿时应用的介质,在我国有悠久的历史,早在《黄帝内经》时代就有"按之以手,摩或兼以药"的说法。以药物为介质在人体体表的一定部位或腧穴施以手法,药物助手法以提高治疗疾病的效果的一种推拿方法称为膏摩,也称为"药摩法",或称为"药物推拿"。临床运用中,除摩法以外,还可运用于其他手法,如擦法、揉法等也可结合药物施用。由于介质推拿对皮肤的刺激性较小,而且毒副作用较小,所以在小儿推拿中应用尤为广泛。

(一)推拿介质的种类

常用的润滑介质有滑石粉、爽身粉、润肤油等。现在一般把润滑剂和药物的作用相结合,有散剂、丸剂、酒剂、锭剂、膏剂、汤剂等不同的剂型,每种剂型各有不同的特点,如:散剂制作简单,携带方便;丸剂药力持久,吸收缓慢;汤剂处方灵活,可以适用于各种病情需要等。在临床使用时要综合考虑,酌情使用。

1.葱姜汁 由葱白和生姜捣碎取汁使用,也可将葱白和生姜切片,浸泡于75%的酒精中使用,能加强温热散寒作用,常用于冬春季节及小儿虚寒证。

2.白酒 适用于成人推拿(酒精过敏者禁用)。有活血驱风,散寒止痛,通经活络的作用,对发热患者尚有降温作用,一般用于急性扭挫伤,并常用于治疗风寒湿痹和慢性劳损。

3.薄荷酊 用5%薄荷脑5 g,浸入75%酒精100 mL内配制而成,具有温经散寒、清凉解表、清利头目和润滑作用,常用于治疗小儿虚寒性腹泻以及软组织损伤,用于擦法、按揉法,可以加强透热效果。

4.木香水 取少许木香,用开水浸泡,待凉后去渣使用,有行气、活血、止痛作用。常用于急性扭挫伤及肝气郁结导致的两胁疼痛。常用于擦法、揉法。

5.凉水 洁净的自来水或凉开水。有清凉肌肤和退热作用,常用于外感热证。

6.麻油 在使用擦法时局部涂抹少许麻油,可以加强手法的透热作用而提高疗效,常用于刮痧疗法中。

7.蛋清 有清凉去热、化积消食作用。常用于小儿外感发热、消化不良等。

8. 滑石粉 性甘、淡、寒。有清热利窍,渗湿润燥作用。常用于小儿推拿的摩擦类手法和夏季用于出汗部位,可以保护患者的皮肤,有利于手法的施行。

9. 冬青膏 由冬青油、薄荷脑、凡士林和少许麝香配制而成,具有温经散寒和润滑的作用,常用于治疗小儿虚寒性腹泻及软组织损伤。

10. 红花油 骨伤科常用,主要成分有桃仁、红花等,常用于治疗寒痹、痛痹等。

11. 传导油 由玉树油、甘油、松节油、酒精、蒸馏水等配制而成。用时摇匀,有消肿止痛,祛风散寒作用,适用于软组织慢性损伤和痹证。

(二)推拿介质的选择

1. 辨证选择 本法属于中医外治范畴,与其他内治法一样,也要根据中医理论进行辨证分型。在选择介质时,要依据证型的不同选择不同的介质。寒证,要使用由温热散寒作用的介质,如葱姜汁、冬青膏等;热证用具有清凉退热作用的介质,如凉水、医用酒精等;虚证,用具有滋补作用的介质,如药酒等;实证,用具有清泻作用的介质,如蛋清、红花油、传导油等。其他证型可以根据病情的需要酌情制定相应介质,或使用一些中性介质,如滑石粉、爽身粉等。

2. 辨病选择 根据病情的不同、病位的不同,选择不同的介质。软组织损伤,如关节扭伤、腱鞘炎等选用活血化瘀、消肿止痛、透热性强的介质,如红花油、传导油、冬青膏等;小儿肌性斜颈选用润滑性能较强的滑石粉、爽身粉等;小儿发热选用清热性能较强的凉水、酒精、薄荷酊等。

3. 根据年龄选择 对于成年人,一般水剂、油剂、粉剂均可以使用;老年人常用的介质有油剂和酒剂;小儿皮肤娇嫩,所以常用的介质不能刺激性太大,主要选择滑石粉、爽身粉、凉水、酒精、薄荷酊、葱姜汁、蛋清等。

(三)介质推拿操作方法

使用介质推拿,原则有三:一是要方便手法的施行;二是不能损伤皮肤;三要确保疗效。

(1)患者要选取适宜的体位,一是要利于手法的操作,二要令患者感觉舒适。施术部位要充分暴露。

(2)蘸取或挑取适量推拿介质均匀涂抹于施术部位,不能过多或过少。过多则太湿,使手法浮而无力;过少则太燥,使手法滞涩且容易损伤皮肤。

(3)临床介质推拿常用手法为摩法、擦法、推法、揉法、抹法。无论使用何种手法,均要以轻快柔和、平稳着实为原则,不可使用蛮力。

五、推拿注意事项

(1)认真细致 推拿师应认真做好推拿前的一切准备工作,根据患者的病情制定正确的推拿方案,认真细致地操作,主动观察和询问患者的感受,避免粗暴急躁,置患者反应于不顾。身心放松。按摩时除思想应集中外,尤其要心平气和,做到身心放松。经常修剪指甲,不带饰品,以免操作时伤及患者的皮肤。

(2)操作准确 推拿师应掌握熟练的手法技能和常用腧穴的取穴方法,以求取

NOTE

穴准确,手法正确。推拿用力要均匀,动作要柔和有技巧,不可施加暴力、蛮力,不能生硬呆滞。因为过小起不到应有的刺激作用,过大易产生疲劳,且易损伤皮肤。

(3)合理使用推拿介质　为了加强疗效,防止皮肤破损,某些病痛和手法必须使用推拿介质。推拿师应合理使用推拿介质。如在施推拿术时可选用一定的药物做润滑剂,如滑石粉、香油、按摩乳等。

(4)治疗室应通风保暖,治疗时应注意避风,以免引起患者感冒。

(5)此外,在过饥、过饱、酒后、大量运动后或过度疲劳时,一般不予立即实施推拿治疗。

(6)推拿的时间,每次以 20 min 为宜。1 个疗程以 10～15 天为宜,疗程间宜休息 2～3 日。

六、推拿异常情况的处理

如果对推拿方法、部位等不加以注意,也会使患者受到不应有的痛苦或造成施术困难。所以要尽量避免发生意外。一旦手法使用不当,操作时间过长或患者精神紧张等原因,可导致异常情况发生,应及时处理。

难点:推拿异常情况的处理

(一)晕厥

晕厥是一种突发性、短暂性、一过性的意识丧失和昏倒,是由于广泛性脑缺血致大脑皮层由原来常态供氧情况下,迅速陷入缺氧状态而引起的,在短时间可自然恢复。在推拿过程中,如果患者突然感到头晕、恶心,继而面色苍白,四肢发凉,出冷汗,神呆目定,甚至意识丧失而昏倒,可判断为患者发生晕厥。

推拿时发生晕厥,主要可能是患者过于紧张、体质虚弱、处于疲劳或饥饿的情况下,因推拿手法过重或时间过长而引起的。一旦患者出现晕厥,应立即停止推拿,让患者平卧于空气流通处,头部保持低位,经过休息后,一般就会自然恢复。如果患者严重晕厥,可采取掐人中、拿肩井、按合谷及涌泉等方法,促使其苏醒,也可配合针刺等方法。如属于低血糖引起的晕厥,可让受术者喝些糖水。

(二)破皮

在使用擦法时,因操作不当有时可导致受术者皮肤破损,此时应做一些外科处理,且避免在破损处操作,并防止感染。不使用擦法时,不可硬性摩擦。

(三)皮下出血

按摩一般不会出现皮下出血,若患者局部皮肤出现青紫现象,可能是由于推拿手法太重或患者有易出血的疾病。出现皮下出血,应立即停止推拿,一般出血会自行停止,2～3 天后,可在局部进行推拿,也可配合湿敷,使其逐渐消散。

(四)骨折

推拿手法过重或粗暴,患者易发生骨折,对怀疑有骨折的患者,应立即诊治。对小孩、老人推拿时手法不能过重。做关节活动时,手法要由轻到重,活动范围应由小到大(不能超过正常生理幅度),并要注意患者的耐受情况,以免引起骨折。

第二节　常用推拿手法

一、滚法

滚法是由肘关节做周期性的伸屈与前臂旋转运动,带动腕关节的屈伸运动共同完成(图 15-1)。

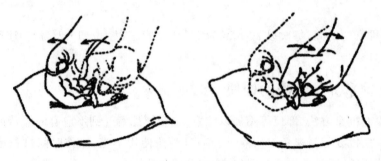

图 15-1　滚法

（一）操作方法

术者手握空拳,用小指、无名指、中指及食指的掌指关节突起处附着于治疗部位或腧穴上。腕关节的伸屈摆动,使掌指关节在治疗部位上做来回滚动。

（二）动作要领

(1)动作灵活、连贯而有节奏性。

(2)腕关节的屈伸交替过渡要自然,伸屈度要控制在 90°之内,不要跳动、摆动。

(3)频率为每分钟 120～160 次。

(4)操作时可采用上身向前以增加手法的作用力。

（三）注意事项

(1)滚法操作时,不宜拖动、跳动或摆动。

(2)滚法移动操作时,移动速度不宜过快,应在施治部位缓慢移动。

(3)动作自然,用力均匀,动作要灵活协调,不能使用蛮力,不宜做擦动的动作。

二、一指禅推法

用拇指指端、螺纹面或桡侧缘着力于治疗部位,以肘关节为支点,前臂做主动摆动,带动拇指关节屈伸的联合动作,即谓一指禅推法(图 15-2)。

（一）操作方法

(1)术者沉肩、垂肘、悬腕、掌虚、指实。

(2)以肘关节为支点,前臂做主动摆动,并带动腕部与拇指做屈伸或不屈伸的摆动。

(3)力度通过拇指端渗透腧穴深处。

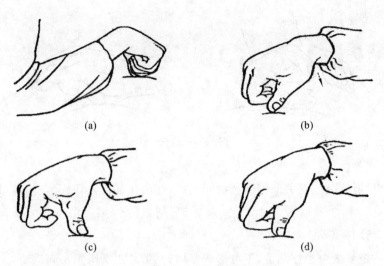

图 15-2 一指禅推法

(二)动作要领

(1)沉肩、垂肘、悬腕、掌虚指实。操作时要沉肩、垂肘、悬腕、掌虚指实、紧推慢移。沉肩,指肩关节放松,肩胛骨自然下沉,以腋下空松,能容纳一拳为宜;垂肘,指肘部下垂,一般体位下肘部宜低于腕部;悬腕,指腕关节悬屈,弓背向上,有如悬吊一般,在腕关节放松的基础上,应尽可能屈曲 90°;掌虚指实,指手法操作时除拇指外,其余手指及手掌部均要做到放松,虚不受力,而拇指则要蓄满功力,以自然压力进行操作;紧推慢移,拇指手法操作时腕部的摆动频率较快,每分钟 120~160 次,但拇指端或罗纹面在施术部位移动却较慢。

(2)摆动要自然、流畅、平稳,不能跳动。

(3)频率为每分钟 140~160 次。

(三)注意事项

(1)姿势端正,心和神宁。姿势端正,有助于一指禅推法的正确把握;心和神宁,则有利于手法操作贯于拇指。

(2)整个动作贯穿一个"松"字,肩、肘、腕、掌、指各部放松,蓄力于掌,发力于指。

(3)掌握好拇指指间关节屈伸与不屈伸两种术式的运用。

(4)操作时注意力不可分散,不要耸肩用力,肘部不可外翘,拇指端或罗纹面与施术部位不要形成摩擦移动或滑动。

三、揉法

揉法是指用鱼际、肘尖部或掌根等部分吸定于治疗部位带动皮下组织做轻柔缓和的环旋运动(图 15-3)。

(一)操作方法

(1)术者取坐位或站于受术者一侧,以肘尖、掌根或大、小鱼际等,按压在治疗

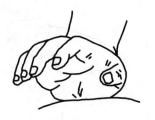
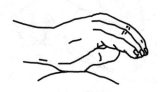

图 15-3　揉法

部位上。

（2）肩、肘、前臂、腕关节等部位协同运动，在治疗部位做环旋运动，并带动深层组织。

（二）动作要领

（1）一定要吸定治疗部位，不可形成摩擦，并带动皮下组织一起运动。

（2）频率为每分钟 120～160 次。

（3）动作柔和，用力由轻到重，幅度由小到大。肘、腕与掌指关节要灵活协调，不可僵硬。

（三）注意事项

（1）动作要灵活，有节律，压力要适中。

（2）要带动皮肤一起揉动，不要在体表形成摩擦移动。

（3）在临床上，揉法与按法既分又合，有时常配合应用，使按中兼揉，揉中兼按。揉法刺激轻柔，为加强刺激，临床上常和按法结合使用而成按揉法。

四、摩法

摩法是指用手掌或指腹着力于治疗部位，以肩关节小幅度环转带动着力面做环形、有节律的平移摩动手法。常见的有指摩法（图 15-4）、掌摩法两种。

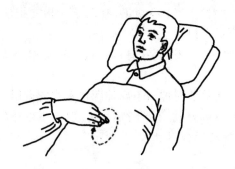

图 15-4　指摩法

（一）操作方法

（1）预备姿势　术者取坐位，沉肩、垂肘，用手指指腹或手掌面轻放于治疗部位或腧穴上。

（2）腕关节微屈，指掌部并拢、自然伸直，将四指的末节指面着力于治疗部位，以肩关节小幅度环转联合肘关节屈伸,带动前臂、腕指在体表做顺时针或逆时针方向环旋摩动。

（二）动作要领

(1)不带动皮下组织,仅与皮肤表面发生摩擦,即"皮动肉不动"。

(2)顺时针方向摩动为补,逆时针方向摩动为泻,但腹部操作时与之相反。

(3)频率每分钟控制在 $100 \sim 120$ 次。

(4)摩动时压力要均匀,动作要轻柔。

（三）注意事项

(1)指摩法力量较轻,主要源于前臂形成摩动的力量,且速度稍快。

(2)摩法应根据病证的虚实确定手法摩动的方向,传统认为"顺摩为补,逆摩为泄"。

(3)操作时注意摩动的速度不宜过快,也不宜过慢;压力不宜过轻,也不宜过重。《圣济总录》说:"摩法不宜急,不宜缓,不宜轻,不宜重,以中和之意取之。"

五、擦法

用鱼际或掌等贴附于体表治疗部位,做直线来回摩擦使热能渗透深层组织的手法称为擦法(图 15-5、图 15-6)。

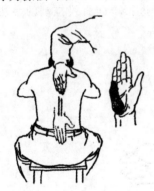
图 15-5 侧擦法

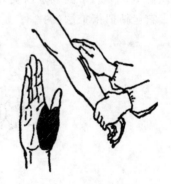
图 15-6 大鱼际擦法

（一）操作方法

(1)术者多取站势,沉肩、垂肘,腕关节伸直,使前臂与手掌近似相平。

(2)以小鱼际、大鱼际、全掌或手指,着力于治疗部位。

(3)以肩关节为支点,前臂做主动屈伸,带动着力部位在体表做均匀的直线往返摩擦移动。

(4)产生一定的热量并渗透深层组织。

（二）动作要领

(1)操作必须直线往返,不可歪斜。

(2)动作要连续不断,来回往返的距离要拉长。

(3)压力要均匀适中,压力太大,易使表皮过热,擦破皮肤。压力过轻,则又不易影响到组织深层。

(4)可以使用适量润滑剂或介质(麻油、冬青膏),既可以保护皮肤防止破皮,又可以使擦的热量深透,提高手法治疗的效应。

(5)术者不可屏气,保持呼吸自然。

(6)频率控制在每分钟100次左右。

(三)注意事项

(1)室内应注意保暖,以免患者身体暴露后着凉。

(2)擦法是在体表直接摩擦,为保护皮肤,防止擦破,所以在施术前治疗部位要涂抹少量油类润滑剂。

(3)擦法一般在其他手法之后操作。擦法操作完毕,不可再于所擦之处使用其他手法,以免皮肤破损。擦法之后可辅以湿热敷,能加强疗效。

(4)术者要把指甲修剪平整,防止戳破皮肤。

(5)压力不可过大,也不可过小,擦法操作时,压力过大,则手法重滞且易擦破皮肤;如压力过小,则不易生热。

六、推法

以拇指、手掌、拳面以及肘尖着力于治疗部位,进行单向直线推动的手法称为推法。它包括拇指推法(图15-7)、掌推法、肘推法等。

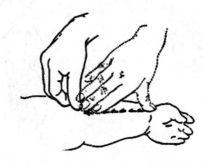

图15-7　拇指推法

(一)操作方法

(1)术者可取弓步,以拇指、手掌、拳面以及肘尖着力于治疗部位。

(2)术者用拇指指面着力于治疗部位,做大拇指内收运动,其余四指并拢前按以助力,按肌纤维平行方向或经络循行方向做直线推进,为拇指推法。

(3)以全掌或掌根着力于治疗部位者,为掌推法。

(4)术者屈肘关节,以肘尖着力于治疗部位者,为肘推法。

(二)动作要领

(1)压力应均匀适中。压力过重易引起皮肤折叠而发生破损,过轻则起不到治疗效果。

(2)着力部位应紧贴体表,做单向直线移动,不可歪斜。

(3)用力深沉平稳,频率为每分钟50次左右。

(4)可在施术部位上先涂抹少许介质(冬青膏、凡士林、麻油),使皮肤保持一定的滑润度,防止破皮。

(6)操作时,术者自然呼吸,气沉丹田,不要屏气。

(三)注意事项

(1)推进的速度不可过快,压力不可过重或过轻,身体要随着推法移动而移动。

(2)不可推破皮肤,为防止推破皮肤,可使用冬青膏、滑石粉及红花油等进行润滑。

(3)施术者呼吸要均匀,不要屏气发力。

七、搓法

用双手掌面夹住施术部位,相对用力做协调的交替快速搓揉,同时上下往返移动,称搓法(图15-8)。

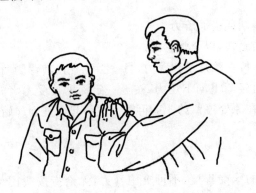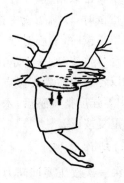

图 15-8　搓法

(一)操作方法

(1)术者可马步站立,以双手掌面夹住一定的治疗部位。

(2)以手臂主动施力,方向相反,上下往返地快速搓揉移动。

(二)动作要领

(1)双手用力对称,不宜夹得太紧或太松,以能搓动肢体为度。

(2)术者动作要灵活自如,腕关节充分放松。

(3)"快搓慢移",即搓揉动作要快,上下移动要慢。

(三)注意事项

(1)治疗部位不宜夹得太紧,施力不可过重。夹搓时如果夹得太紧或搓揉时压力过大,会造成手法呆滞。

(2)该法有较好的放松肌肉的作用,常作为推拿结束手法使用。

八、按法

以指、掌、肘尖或身体其他部位着力,由轻渐重地反复用力深按治疗部位的手法,称按法。可分为指按法与掌按法等(图 15-9)。

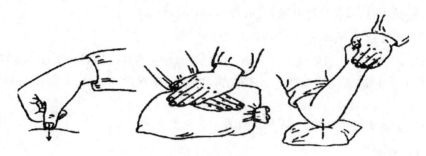

图 15-9　各类按法

(一)操作方法

(1)术者常取站位。

(2)指按时,以拇指或中指指端或指面着力。

(3)单掌按时,掌心对准主治腧穴,以全掌着力。

(4)双掌叠按时,一手掌在下按在治疗部位着力,另一手掌叠在其背侧助力。

(5)以各着力面为支撑点,由轻渐重向下用力,按至一定深度使受术者穴下产生轻或中等强度得气感后,术手在原处停留约 5 s,再缓慢地抬起恢复到起始位置。

(6)重复按压。

(二)动作要领

(1)第一次按压要询问力量的承受程度,不可突施暴力,无论指按法还是掌按法,其用力原则均是由轻而重,并保持一段时间,"按而留之",持续 35 s,使患处产生酸胀感,再由重而轻。

(2)按压的方向应与治疗面相垂直。

(3)用力要由轻到重,由浅而深。

(4)按压时,可伸直肘关节或身体前倾,借助自身重力来施加压力,可使作用力强而省力。

(三)注意事项

(1)须选择恰当的姿势,以利于手法效果的发挥,且可增加按压的力量。根据施术面积大小,选用不同的按法。

(2)指按法接触面积较小,刺激较强,常在按后施以揉法,有按一揉三之说,即重按一下,轻揉三下,形成有规律的按后予揉的连续操作手法。

(3)按法因刺激较强,要明确诊断,不可突施暴力,以免造成骨折,尤其是患有骨质疏松症的老年患者。在结束操作时,要逐渐撤力,注意不可突然终止压力。

九、捏法

用拇指与食、中、无名指指面相对用力,将治疗部位的皮肤连同皮下组织夹持提起,并向前捻搓的一种手法,称为捏法(图 15-10)。

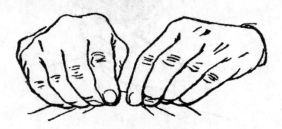

图 15-10 捏法

(一)操作方法

(1)术者多取站位。

(2)两指捏时用拇指与屈曲的食指桡侧面相对用力,四指捏时用拇指与食、中、无名指指面相对用力。

(3)用拇指与四指相对用力,将治疗部位的皮肤连同皮下组织夹持提起,并向前沿经穴及肌肉走行方向捻搓,一捏一放,反复操作。

(二)动作要领

(1)勿用指端用力掐按,以免损伤皮肤。

(2)夹持时,指面相对用力要适中,且不可拧转。要持续用力 3～5 s,使患处产生酸胀感。

(三)注意事项

(1)操作时要注意指间的距离(应靠近点),不可用指甲掐压肌肤。

(2)捏挤的动作灵活、均匀而有节律。移动应顺着肌肉的外形轮廓循序而上或而下。为加强刺激可捏三提一。

十、拿法

用拇指与其余四指相对用力,夹持、提起治疗部位,进行提捏或揉捏的手法,称拿法(图 15-11)。

(一)操作方法

(1)术者多取站位。

(2)以拇指与其余四指着力。

(3)术者夹持住治疗部位的筋腱或条索,然后提起,并同时捻搓揉捏数次,然后放松,如此反复操作。

(二)动作要领

(1)腕部要尽量放松。

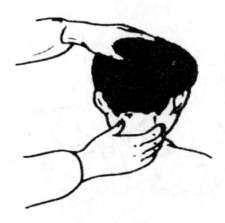

图 15-11　拿法

(2)保持动作柔和、灵活、协调并富于节律。

(3)提拿的劲力要深重,提拿深层组织,不要仅夹持表皮,更不能用指甲着力抠掐治疗部位。

(4)用力要由轻到重,再由重到轻。

(5)可顺其筋索、经络走行方向边拿边缓慢移动。

(三)注意事项

(1)捏提中宜含有揉动之力,实则拿法为一复合手法,含有捏、提、揉这三种成分。

(2)操作时不可用指端、爪甲内扣,不可突然用力或使用暴力。拿法应注意动作协调,富有节奏,不可死板僵硬。

十一、拍法

用虚掌拍打体表的一种方法,称拍法(图 15-12)。

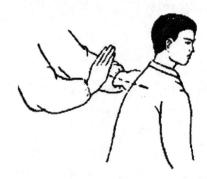

图 15-12　拍法

(一)操作方法

(1)受术者取卧位或坐位,术者取坐位或站位。

(2)五指并拢,掌指关节微屈,拇指盖住拳眼,使掌心空虚。

（3）腕关节放松，前臂主动运动，上下挥臂平稳而有节奏地用虚掌拍击施术部位。

（4）两手操作时，应有节奏地交替拍打。

（二）动作要领

（1）拍击时不能摆动，动作平稳。

（2）整个掌、指周边同时接触体表，声音清脆而无疼痛。

（3）直接接触皮肤拍打时，以皮肤轻度充血发红为度。

（4）要有节奏感，力量越大，速度越慢。

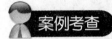 案例考查

赵某，女，26岁，北京市某大学学生。患腰腿痛已1年，反复发作，开始因剧烈疼痛，曾到某医院住院，CT检查腰5骶1椎间盘突出0.7 cm，医生建议手术治疗，因不愿手术，经保守治疗后好转，但始终腰痛、腿麻，强能忍受，生活能自理。近几天，因参加体育运动——跑步，不到30 min，就感到下腰剧痛，向右下肢放射，立即回床休息，疼痛仍未能缓解，于2004年6月10日来院治疗。检查所见患者向左侧身，步态蹒跚，自诉：右腿串痛，腰无力，如姿势改变，疼痛加剧，不敢弯腰和转身。检查：腰5右侧压痛，并向臀部放射，外观右侧腰部和右臀肌萎缩，下肢股四头肌和小腿三头肌，与左侧相比萎缩程度分别为1 cm和0.8 cm；皮肤颜色较左肢苍白，触诊右下肢温度较左肢低，髌腱反射和踝腱反射减弱，未引出病理体征，肌张力下降，直腿抬高试验30°阳性，直腿抬高屈踝试验阳性。X线照片：正位示向左侧弯10°，第5腰椎椎体旋转；侧位片腰5骶1椎间隙变窄，椎曲变小，弓顶距离0.5 cm。请思考：

1.本病的中医诊断是什么？

2.如何对本病进行推拿治疗（包括取穴、手法、基本操作）？

十二、抖法

用双手握住患者的上肢或下肢远端，用力做连续的小幅度的上下颤动的手法称为抖法（图15-13、图15-14）。

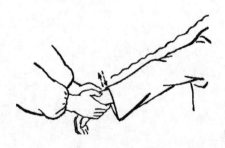

图 15-13　抖上肢

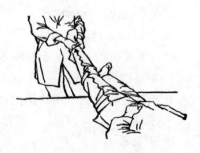

图 15-14　抖下肢

（一）操作方法

(1)受术者取仰卧位,术者站在其一侧,用双手握住其患肢小腿下端或手腕部。

(2)抖下肢法操作时,先将其牵引至自然伸直并抬离床面约30°处,再小幅快速地抖动。

(3)抖上肢法,先将其上肢向外微微展开约30°处,再小幅快速地抖动。

（二）动作要领

(1)动作要连续、轻松。操作时肩部应放松,取弓步位或摆好姿势。

(2)固定患肢的双手不要捏得太紧,否则使动作滞涩。

(3)被抖动的肢体要自然伸直、放松,使其处于充分放松状态,不要将抖动的肢体牵拉得太紧。

(4)颤动的幅度要小,频率要快。

（三）注意事项

(1)操作时术者呼吸自然,不可屏气,操作频率由中速到快速。

(2)受术者应注意配合放松,以免耗气。受术者肩、肘、腕有习惯性脱位者禁用,腰部疼痛较重,活动受限,肌肉不能放松者禁用。

（胡鸿雁）

 自测题

一、单项选择题

1.抖法的操作要求是（ ）。

A.颤动幅度要大,频率要快　　B.颤动幅度要大,频率要慢

C.颤动幅度要小,频率要慢　　D.颤动幅度要小,频率要快

E.不要求颤动幅度及频率

2.下述哪项对擦法的叙述是错误的？（ ）

A.擦法是一种温热的刺激　　B.擦时术者要屏住气

C.擦时常涂以介质　　D.擦法可温经通络

E.擦法可分为横擦和直擦

3.关于拍法,正确的是（ ）。

A.逐渐用力达渗透为止　　B.腕关节紧绷

C.平稳而又有节奏地拍打施术部位　　D.手指自然伸直

E.主要适用于头部

4.擦法在临床上常用的部位是（ ）。

A.肩背部　　B.腰臀部　　C.四肢部

D.颈项部　　E.以上都是

5.一指禅推法的操作频率是每分钟（ ）。

A.100～150次　　B.140～160次　　C.140～180次

D. 160~200 次   E. 90 次

6. 不适合推拿治疗的临床疾病为(   )。

A. 落枕   B. 类风湿关节炎   C. 头痛

D. 骨结核   E. 失眠

7. "捏-提-揉"符合下列哪种推拿手法的操作要点?(   )

A. 捏法   B. 推法   C. 拿法   D. 搓法   E. 揉法

8. 用双手掌面或小鱼际夹住患者肢体的一定部位,相对用力做快速搓揉并做上下往返运动的是(   )。

A. 搓法   B. 捻法   C. 摇法   D. 揉法   E. 捏法

二、问答题

1. 推拿的基本要求是什么?

2. 推拿应该注意哪些事项?

各章单项选择题参考答案

第一章

1. A 2. D 3. B 4. C 5. C 6. A 7. D 8. B 9. A 10. C

第二章

1. C 2. D 3. C 4. D 5. D 6. B 7. A 8. C 9. D

第三章

1. D 2. C 3. C 4. B 5. D 6. D 7. C 8. D

第四章

1. C 2. A 3. D 4. C 5. C 6. E 7. A 8. B

第五章

1. C 2. A 3. C 4. C 5. B 6. D 7. B

第六章

1. C 2. C 3. D 4. E 5. D 6. C 7. A 8. B 9. E 10. C

第七章

1. C 2. E 3. D 4. C 5. A 6. B 7. E 8. D 9. B 10. A 11. C 12. E

13. D 14. C 15. E 16. B 17. D 18. D 19. B 20. A

第八章

1. D 2. C 3. C 4. C 5. B 6. D 7. A 8. D

第九章

1. A 2. B 3. A 4. A 5. A 6. A

第十章

1. C 2. D 3. D 4. B 5. A 6. C 7. B 8. A

第十一章

1. C 2. D 3. C 4. D 5. A 6. D 7. C 8. B

第十二章

1. D 2. B 3. C 4. A 5. C 6. B 7. A 8. C

第十三章

1. C 2. B 3. A 4. E 5. B 6. C 7. A 8. D 9. E 10. A 11. C 12. A

NOTE

第十四章

1. D　2. C　3. C　4. D　5. C　6. A　7. A　8. D

第十五章

1. D　2. B　3. C　4. E　5. B　6. D　7. C　8. A

参 考 文 献

[1] 潘年松.中医学[M].4 版.北京:人民卫生出版社,2013.

[2] 简亚平,方洁.中医学[M].北京:中国医药科技出版社,2012.

[3] 杨永庆,韩新荣.中医护理[M].武汉:华中科技大学出版社,2013.

[4] 贾春华.中医护理学[M].2 版.北京:人民卫生出版社,2013.

[5] 杨燕玲.中医护理技术[M].北京:北京出版社,2009.

[6] 胡鸿雁,田朝晖.中医护理 [M].北京:中国医药科技出版社,2015.

[7] 许济群.方剂学[M].上海:上海科学技术出版社,1995.

[8] 郭瑞华.中医饮食调护[M].北京:人民卫生出版社,2006.

[9] 梁繁荣.针灸学[M].上海:上海科学技术出版社,2006.

[10] 游久全.中华中医养生[M].北京:科学技术文献出版社,2014.

[11] 刘智斌,牛为民.临床推拿治疗学[M].北京:人民军医出版社,2008.